心脏病

食疗用药

看这本就够了

◎ 戴德银　代升平　刘　蓉　主编

化学工业出版社
·北京·

内容简介

《心脏病食疗用药看这本就够了》一书详细介绍了心脏的结构和生理功能，心脏病的病因，心脏病临床分类、心脏病相关检查、心脏病患者的保健以及冠心病、高血压、心力衰竭、心律失常、肺心病和风心病的食疗与用药。包括中西药治疗、药膳调养、饮食原则和食谱主辅料、烹饪与服法、功效、适用人群和搭配等。全书共收录治疗心脏病的中西成药制剂100余种，药膳和食疗食谱300余个，所选中药均为安全、易得的药食两用之品，烹饪方法简便。本书内容丰富，新颖实用，可操作性强，适合基层医师、心脏病患者及其家属阅读参考。

图书在版编目（CIP）数据

心脏病食疗用药看这本就够了/戴德银，代升平，刘蓉主编.—北京：化学工业出版社，2022.3
ISBN 978-7-122-40644-6

Ⅰ.①心…　Ⅱ.①戴…②代…③刘…　Ⅲ.①心脏病–食物疗法　Ⅳ.①R259.410.5

中国版本图书馆CIP数据核字（2022）第021696号

责任编辑：李少华　　　　　　　　　　　装帧设计：张　辉
责任校对：宋　夏

出版发行：化学工业出版社（北京市东城区青年湖南街13号　邮政编码100011）
印　　装：天津画中画印刷有限公司
710 mm×1000mm　1/16　印张13¼　字数248千字　2022年5月北京第1版第1次印刷

购书咨询：010-64518888　　　　　　　　售后服务：010-64518899
网　　址：http://www.cip.com.cn
凡购买本书，如有缺损质量问题，本社销售中心负责调换。

定　　价：48.00元

本书编写人员名单

主　　编　　戴德银　代升平　刘　蓉

副 主 编　　林芸竹　韩　璐　李　漪

编写人员　　戴德银　代升平　何恩福　韩　璐

　　　　　　胡晓允　贺利敏　敬新蓉　康晓熙

　　　　　　岳伦莉　刘　蓉　刘　羽　刘小娟

　　　　　　刘春梅　李　漪　李　铣　罗利琴

　　　　　　林芸竹　闵　敏　钱亚玲　唐文艳

　　　　　　曾小莉　陈芳英　谢智凡　罗　莉

　　　　　　廖　皓　周　雪　王昕阳

主　　审　　张伶俐　田卫卫

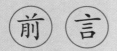 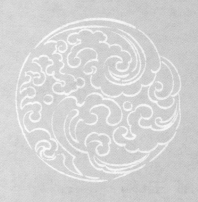

前　言

随着我国经济实力和人民生活水平的提高，"富贵病"发病率呈逐年上升趋势，诸如高脂血症、高血压病、糖尿病、冠心病、癌症、肥胖症等发病率明显升高，现已成为我国的常见病多发病，严重地危害着人民的健康。目前的高住院率主要就是由心脑血管疾病和癌症引起的，防治心脑血管疾病已刻不容缓！心脏病不仅多发于60岁以上的老年人，近年来也常见于年富力强的壮年人。

人类一直在同疾病斗争。就心脏病而言，"不治已病治未病"，防重于治。包括心脏病在内的许多疾病，都与不科学的饮食习惯密切相关，心血管为什么会出问题？本书或许能帮助您找到所需要的答案。

本书收集整理了《中华人民共和国药典》《临床用药须知》及《基本医疗保险和工伤保险药品目录》上有关防治心脏病的中西药物约200种，其疗效相对安全、有效、合理、经济、可控，方便患者查询和选用。

本书面向全国心脏病患者(亲属)、社区健康卫生服务工作者，厂矿企业和广大农村基层医务工作者，重点论述了心脏病常识及冠心病、高血压、心力衰竭、心律失常、肺心病和风心病的食疗与用药指导。防治心脏病提倡从青少年（甚至孕妇）开始，适当限制食盐(钠)、动物性脂肪和内脏的摄入量，适当增加富含膳食纤维、维生素的蔬菜、水果，节制饮酒，戒烟；保持正常体重(超重和肥胖者应减轻体重)；保持心胸开阔，讲究心理卫生等。至于心脏病用药，这是一个非常专业的医学领域，患者必须在有经验的专科医师指导下才能服用。无论是中老年人还是青少年，甚至包括儿童和孕妇，不管是健康人群、亚健康人群，还是病人，均应长期坚持适度运动，科学均衡营养饮食，保持积极乐观的心态，构建良好的生活环境，即使是已接受药物治疗的各种心脏病患者亦不可松懈，应做到持之以恒。

但愿本书的出版发行能为心脏病防治工作发挥一点作用，希望广大读者喜欢本书，并及时批评指正！

戴德银

2021 年 8 月于成都

目 录

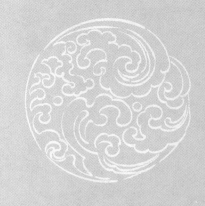

第九章　心律失常食疗与用药 139

第一章　心脏的结构和生理功能

一、心脏外形与主要结构

心脏外形近似圆锥形，前后略扁，大小与本人的拳头相当。心脏是一个空腔器官，其内部分为4个腔。上部两腔为心房，由房中隔分为左心房和右心房；下部两腔为心室，由室中隔分为左心室和右心室。左右心房之间、左右心室之间互不相通，而心房与心室之间有房室口相通。

二、心率

每分钟心搏次数称为心率。心率有个体差异，因年龄、性别及其他生理情况而有所不同。6个月以内婴儿心率为每分钟120～140次，6个月～2岁小儿为每分钟120～130次，2～6岁小儿为每分钟80～120次，6～12岁儿童为每分钟80～90次，12～14岁为每分钟70～80次，15岁以上及成人为每分钟60～85次。运动员、强体力劳动者心肌收缩力强，每次心脏搏出血量多，其心率多为每分钟50～60次，甚至仅每分钟40多次。

三、心脏的血管

心脏由左、右冠状动脉来滋养。正常人心脏在出生时，同一冠状动脉分支之间、左右冠状动脉之间均有吻合。吻合的存在为侧支循环的建立提供了可能性。但动脉干阻塞以后能否建立起有效的侧支循环，还受很多因素的影响，如闭塞发展的快慢、闭塞部位的远近、患者年龄大小等。例如吻合管的长度和直径随人年龄而增长，至18～20岁达成人长度和大小。血管狭窄和局部缺血可促进侧支循环的建立。青年人吻合血管还未很好发育，动脉阻塞较易发生心肌梗死。

四、血压及其影响因素

血压是指血液在血管中流动时对血管壁的侧压力（膨胀力）。心室收缩射血时动脉压所达到的最高值称为收缩压。正常人为100～140毫米汞柱[①][小儿正常收缩压（毫米汞柱）=80+年龄×2]。正常人收缩压为100～130毫米汞柱；40岁以上的人，年龄每增加10岁，收缩压增加3～5毫米汞柱。心室舒张末期血压下降所达到的最低值称为舒张压，正常成人为60～80毫米汞柱。收缩压与舒张压之差为脉压。

疼痛或情绪十分紧张时，反射性地使心率加快，血管收缩，血压升高。剧烈运动时，感受器将兴奋传入中枢，使心率加快和血压上升。压迫眼球、刺激呼吸道和牵拉内脏等刺激，均反射性地抑制心率，舒张血管，导致血压下降。

正常人平卧位时，正中静脉压为60～100毫米水柱，门静脉压为100～120毫米水柱。胸腔大静脉或右心房内的压力又称中心静脉压（CVP），可反映静脉回流与心脏功能情况。正常CVP为60～120毫米水柱。CVP取决于心脏射血能力与静脉回流速度。心脏射血功能好或静脉回流速度慢，CVP低。CVP过低则表示血容量不足或回流障碍（包括微循环障碍）。

---

① 1毫米汞柱≈0.133千帕。

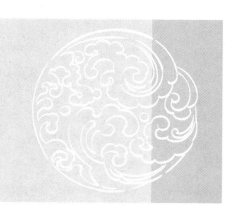

第二章　心脏病的病因

一、先天性心脏病的病因

先天性心脏病为心脏及大血管在胚胎期发育异常所致，常由妊娠早期母亲被风疹病毒等感染、营养不良、子宫受到物理及化学（包括药物）因素影响和遗传因素等引起。病变可累及心脏各组织和大血管，以瓣膜损害为主。

二、后天性心脏病的病因

后天性心脏病为出生后心脏受到外来因素或机体内在因素作用而致病。经临床观察，导致心血管疾病事件发生的原因主要有：长期大量吸烟、过量饮酒或酗酒、暴饮暴食、血压剧升或用力大便、心脏肥大、过度肥胖尤其腹型肥胖、情绪过度激动、重体力活动、睡眠障碍、生活或工作无规律经常熬夜等。从循证医学研究而言，后天性心脏病病因至少10种以上。

1.动脉粥样硬化和冠状动脉粥样硬化

动脉粥样硬化是动脉壁脂质沉积、钙化斑形成等引起的血管壁增厚、变硬、管腔狭窄的病变及斑块形成（极严重者血管腔几乎堵塞，发生心肌梗死）。冠状动脉粥样硬化引起心肌供血障碍时，称为冠心病，或缺血性心脏病。冠心病可由多种因素综合作用引起，如肥胖、食盐摄入过量、不合理的膳食结构［如吃精米精面多，粗粮杂粮少；吃新鲜蔬菜、水果少，吃动物性肉食（内脏）、禽蛋等油腻食品多；吃动物性脂肪多，吃富含不饱和脂肪酸的食用植物油少等］。吸烟、中度以上饮酒或长期酗酒，尤其是体重超重者饮酒发生冠心病的危险性更大。此外，缺乏体育运动、精神压力大、抑郁焦虑、情绪低落、遗传性因素等均与冠心病的发生发展有关。

2.高血压

其致病因素与动脉粥样硬化基本相同，还包括多种因素引起的全身小动脉长期痉挛。显著而持久的血压增高，可影响心脏而产生高血压性心脏病。某些药物或疾病（如嗜铬细胞瘤、甲状腺疾病等）也可引起高血压。新近发现，高血压尚与空气污染、维生素D缺乏和高同型半胱氨酸有关。

3.风湿热

风湿热累及心脏所致的心脏病称为风湿性心脏病（风心病）。急性期可引起心内膜、心肌和心包炎症，称为风湿性心肌炎。其慢性期主要导致瓣膜狭窄和（或）关闭不全。瓣膜损伤以二尖瓣和主动脉瓣最常见，称为风湿性心瓣膜病。

4.肺、肺血管或胸腔病变

肺、肺血管或胸腔疾病如肺气肿、肺纤维化、肺动脉栓塞、原发性肺动脉高压、胸廓畸形等引起肺循环阻力增高而导致的心脏病，统称为肺源性心脏病（肺心病）。

5.感染因素

病毒、细菌、真菌、立克次体、寄生虫等感染侵犯心脏而导致的心脏病，称为感染性心脏病，包括心内膜炎、心肌炎、心包炎等。

6.中毒

药物（如抗癌药多柔比星）、毒物或化学制剂（如锑剂）中毒所致心脏病和治疗心脏病（洋地黄类中毒）的药物中毒亦可导致心肌炎或心脏损害等。

7.其他病因

包括内分泌疾病、血液病、营养不良、代谢障碍、肾小球肾炎、结缔组织病（如系统性红斑狼疮、类风湿关节炎等风湿性疾病）和神经肌肉疾病（如进行性肌营养不良、假肥大性肌营养不良等）引起的心脏病，放射病、高原心脏病或其他物理因素所致的心肌损伤，遗传性疾病中的心脏病变，心脏肿瘤及原因不明的心肌病等。

长期反复感冒，或感冒长期不愈者应警惕心肌炎。而年轻人患心肌炎病情更严重。防治心肌炎应注意四点：①避免贪凉露宿，注意饮食卫生，预防肠道和呼吸道感染，尽可能避免病毒性传染病。②避免感冒，尤其是20岁左右的年轻人感冒后应及时治愈，感冒后要多喝水，均衡营养，劳逸结合，不熬夜，不过劳和剧烈运动。③如果感冒症状持续两周以上，并伴有心悸、气短、胸闷或憋气等，一定要及时就诊，对症正确治疗。④确诊心肌炎后需坚持治疗和休息。

第三章 心脏病临床分类

在临床上，心脏病大致可分为以下几大类。

一、冠状动脉粥样硬化性心脏病

冠状动脉粥样硬化性心脏病简称冠心病或缺血性心脏病，是由于冠状动脉粥样硬化性病变引起的血管腔狭窄或闭塞（占95%），最终导致心肌缺血、心肌缺氧的疾病，少见病因为炎症、痉挛、栓塞等。冠心病多发于40岁以上中老年人，位居全国居民死因第2位。多与居民不合理的膳食结构、活动少、精神压力大等因素有关。临床上有以下几种分类：
　①隐匿型冠状动脉粥样硬化性心脏病；
　②心绞痛；
　③心肌梗死；
　④缺血性心肌病；
　⑤心脏猝死；
　⑥冠状动脉综合征。

二、高血压病

中国高血压防治指南修订委员会2009年修改了中国高血压防治指南，新指南中将正常血压定为＜120/80毫米汞柱（注：1毫米汞柱=0.13332千帕），正常血压和血压升高之间的"灰色"区域定为"正常高值"。两次非同日血压≥140/90毫米汞柱，即可临床诊断为高血压病。

三、充血性心力衰竭

充血性心力衰竭包括急性充血性心力衰竭和慢性充血性心力衰竭。本书重点介绍慢性充血性心力衰竭（心衰），本病是以左心室、右心室或双室功能障碍及神经体液调节改变为特征的一类复杂的临床综合征，往往由各种疾病引起心肌功能障碍，导致心脏泵出的血液不能满足外周组织和器官代谢需要，通常表现为乏力和运动耐力下降，体液潴留和生存时间缩短。它是各种心血管疾病的终末阶段。

四、心律失常

心律失常是指心律起源部位、心搏频率与节律以及冲动传导异常的病理现象。目前至少有三种分类方法：①按起源分为窦性心律失常、房性心律失常、交界性心律失常、室性心律失常；②按心率快慢分为缓慢性心律失常和快速性心律失常；③按循环障碍严重程度和预后分为良性心律失常和恶性心律失常。快速性心律失常又分为过早搏动（早搏）和心动过速。

心律失常可见于各种类型的器质性心脏病，其中以冠心病、心肌病、风湿性心脏病较多见，心力衰竭和心肌梗死时心律失常的发生率更高。在健康和亚健康人群，神经功能失调者也常出现心律失常。心律失常的预后与病因、诱因、演变趋势、血流动力学等因素相关。无器质性心脏病的各种心律失常如房性和室性期前收缩、室上性心动过速、心房颤动大多预后良好；低血钾、Q-T间期延长综合征时出现的室性期前收缩有可能演变成室性心动过速或室颤，预后不佳；预激综合征合并快速房颤时不仅可导致严重的血流动力学异常，还可能诱发室颤。室性快速性心律失常合并完全性房室传导阻滞、病态窦房结综合征时，可因诱发循环功能障碍而危及生命。

五、肺源性心脏病

肺源性心脏病（肺心病）有急性和慢性之分，原发性肺动脉高压和慢性高血压性肺源性心脏病在临床较常见。据流行病学调查，肺心病患者多居住在东北、华北、西北及日照时间不足又过于潮湿的西南地区，同时，吸烟人群患病率较高，并随年龄的增长而增多，90%以上患病年龄在40岁以上。所有可引起肺循环阻力增高的肺部、胸廓或肺动脉的慢性病变均可引起本病。其中以慢性支气管炎并发阻塞性肺气肿最为多见，占80%～90%；其次为支气管哮喘、支气管扩张、重症肺结核等。慢性肺心病多由慢性广泛性肺胸部疾病发展所致，呼吸和循环系统症状常混杂出现。

六、风湿性心脏病

风湿性心脏病简称风心病。风心病是目前病因明确而且可以有效预防的一种心脏病，同时又是目前危害青少年和壮年最常见的心脏瓣膜病。该病是风湿性炎症过程中所致的瓣膜损害，多发于40岁以下人群。临床风心病常见瓣膜损害，主要累及心内膜、心包、心肌。风心病有急性风心病和慢性风心病之分。慢性风湿性心瓣膜病至少95%以上累及二尖瓣，其中单纯二尖瓣病变占75%～90%，而表现为狭窄者占二尖瓣病变的半数以上。风心病迄今仍是主动脉瓣关闭不全最主要的病因，在我国占主动脉瓣关闭不全的60%～80%，常伴有不同程度的主动脉瓣狭窄。风心病单纯累及三尖瓣或肺动脉瓣的很少见。风心病引起瓣膜黏液样变性和老年病人的膜钙化在我国日渐增多。

七、其他

其他常见的心脏疾病尚包括心脏瓣膜病、心功能不全、先天性心脏病、心肌病等，由于食疗与药物治疗对这些疾病的效果甚微，为节约篇幅，本书从略。

第四章　心脏病相关检查

　　如今临床上心脏病检查的方法越来越多，如心电图、超声心动图、心肌核素显像、冠脉造影等。根据病情选择不同的检查方法，对于心脏病的诊断和防控非常重要。然而，面对五花八门的心脏检查，对于心脏病患者本人及其亲属来说，是否感到茫然不知所措？下面介绍的心脏病相关检查，将有助于患者本人和亲属了解什么时候测血压？什么时候做心电图？什么时候做超声心动图等常规检查？什么时候又需要做冠脉造影、心肌核素显像检查等复杂项目，以及相关注意事项等。

一、测脉搏（心率）、血压

　　心脏病患者就诊时，接诊医生（护士）一般要测量患者的脉搏和血压。最简便的检测仪器有计时表（手表）、汞柱式血压计、电子血压计。电子血压计对安静的被测试者可同时测出脉搏和血压；汞柱式血压计只能测血压，另需手摸脉搏并数出1分钟内的心搏数。在一般情况下，人体的心搏（心率）和脉搏相一致。正常人在安静时每分钟心搏数和脉搏数在60～100次，平均70次左右；听诊心率每分钟低于60次者为心动过缓，每分钟在100～150次或更高者为心动过速。窦性心动过缓指成年人每分钟心率低于60次，见于老年人、运动员、长期体力劳动者、药物作用、迷走神经张力过高、颅内压升高、甲状腺功能减退症、病态窦房结综合征、严重房室传导阻滞等。窦性心动过速指成年人每分钟心率超过100次，儿童每分钟心率超过150次。多见于运动、兴奋、紧张、激动时，也见于器质性心脏病，如心力衰竭及其他疾病（贫血、甲状腺功能亢进症等）。

　　正常人的血压随内外环境变化在一定的范围内波动。中国高血压防治指南修订委员会2021年对正常血压、正常高值和高血压的界定见第三章。

二、心电图检查

心电图是检测心脏基本生理的一项检查，包括心脏活动情况、搏动的快慢、节律是否整齐等。通过心电图检查，能对心脏问题有一个基本、初步的判断。体形偏瘦的成年人可出现左心室高电压；如果是高血压患者出现左心室高电压及左心室肥大，则提示心脏已受到损害（应引起重视和正确处置）。40岁以上的人每年体检时查一次心电图是很有必要的。

三、Holter 24小时连续动态心电图检查

做一次心电图往往难以捕捉到有效的诊断依据，这种情况下医生通常会建议患者做Holter 24小时连续动态心电图检查。进行该检查的目的在于：①有助于发现隐匿性心律失常，监测快速性心律失常，观察缓慢性心律失常，了解疾病规律，评价抗心律失常药物的疗效。②发现猝死的潜在危险因素。心源性猝死最常见的原因是室性心动过速（室速）和心室颤动（室颤），发生前常有心电（图）活动不稳的室性心律失常。24小时连续动态心电图可及时全面地发现猝死危险因素，有利于有效而及时地施行防控对策。③协助判断出现间歇性胸闷、心悸、眩晕、黑蒙或晕厥是否为心源性。④对缺血性心脏病的检出率高，还可进行定位诊断，尤其是症状不典型的心肌缺血。⑤可帮助医生了解体内安装的心脏起搏器、除颤器（仪）的工作情况。

四、超声心动图检查

超声心动图是用超声波显示心脏结构并评价心功能状态的检查方法。它对先天性心脏病、风心病、冠心病、病毒性心肌炎等心脏问题基本能够确诊。它通过动态观察心脏的活动情况，对房室间隔缺损、瓣膜狭窄与关闭不全等具有较大诊断价值，对大部分心脏病诊断的准确性高、重复性强、方法简单且无伤害，受到临床普遍欢迎。超声心动图可用于诊断的疾病有：①心脏瓣膜病，如二尖瓣狭窄和/或关闭不全、二尖瓣脱垂、三尖瓣和主动脉瓣狭窄和/或关闭不全等；②心肌病变，如心肌梗死，特别是室壁瘤的发现，以心室扩张为主的扩张型心肌病，以心壁增厚为主的肥厚型心肌病；③先天性心脏病，可观察到房室间隔缺损、大血管转位和血液分流的情况；④其他疾病，如心包增厚和心包积液，心脏内和心旁的肿瘤，如心内黏液瘤、心肌肿瘤、纵隔肿瘤等。

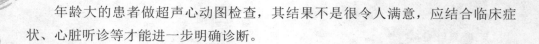

年龄大的患者做超声心动图检查，其结果不是很令人满意，应结合临床症状、心脏听诊等才能进一步明确诊断。

五、运动负荷试验

这是一种通过运动增加心脏负荷而诱发心肌缺血，从而出现缺血性心电图改变的试验方法。许多冠心病患者尽管冠状动脉扩张的最大储备能力已下降，但通常安静休息状态时冠状动脉血流量尚可维持正常。通过运动给心脏加大负荷，增加心肌耗氧量，可诱发心肌缺血，从而获得阳性结果。故本法在临床广泛用于协助确诊冠心病，对无症状者筛查有无隐性冠心病，估计冠心病冠状动脉狭窄程度，筛选高危患者以便进行介入或手术治疗。

该法虽简便实用，但不排除假阳性和假阴性的可能。因为每个人的体能和体质差异较大，如平时爱运动与否、体力活动强度、体力耐受程度等均影响结果判断，故需结合其他检查来作出诊断。

对1个月内的急性心肌梗死患者，以及不稳定型心绞痛、急性心肌炎、急性心内膜炎、心力衰竭、严重主动脉瓣狭窄、严重房室传导阻滞等不宜做激烈运动的患者，不宜做运动负荷试验，以免发生意外。

六、核素显像检查

放射性核素心肌灌注显像（ECT）是一项相对简单、安全、无创伤的检查方法。检查前要做过敏试验，阴性者首先需要注射某种核素或核素标记物。检查时患者平静地仰卧于ECT检查床上，然后做心脏的平面显像及心肌断层显像。该检查适用于诊断以下疾病。

① 冠心病：有较高的敏感性、特异性和准确性。当患者出现胸闷、胸痛、心悸等症状，或心电图出现不典型异常改变时，可及早进行核素心肌灌注显像，确定是否有冠心病心肌缺血存在。冠状动脉内核素心肌灌注显像的显像效果高于其他心脏检查方法，可获得冠状动脉血管及微血管水平的高分辨率的心肌灌注图像，图像清晰，可为冠状动脉的血流动力学研究提供更完整、更准确的资料。

② 心肌炎：可判定心肌损害的范围及程度。

③ 室壁瘤：室壁瘤是急性心肌梗死的严重并发症，发生率为4%～30%，多发生于心尖和前壁。通过核素显像检查可明确诊断。

④ 心肌病：包括扩张型心肌病、肥厚型心肌病、缺血型心肌病等。核素显像检查可判断心腔大小、室壁厚度、室壁活动度及心脏功能。

⑤ 急性心肌梗死：心肌梗死灶显像可用于胸痛4～6小时的急性心肌梗死的早期诊断，部分可于发病后12～48小时诊断。

⑥ 小儿川崎病：核素显像可了解患儿出现缺血性心脏病或心肌梗死的病变情况。

七、冠脉造影检查

冠脉造影检查为目前冠心病诊断的"金标准"，准确率能达到99%。冠脉造影是了解冠脉系统有无缺血的一种比较确切和直观的检查。做冠脉造影时，医生把一根细长的导管通过大腿或者手腕中的动脉，轻柔地送到病人的冠状动脉开口处，向里面注入少量造影剂，再经X射线机投影，把心脏血管图像直观、清晰地显现在荧光屏上。这样，医生就知道了冠状动脉到底有无病变及病变程度，以及需要怎样的治疗。该检查为微创检查术，需医患双方签署知情同意书，以免发生医患纠纷。

八、冠脉CTA检查

与前述冠脉造影术相比，其最大优点是相对简便、快速、无创和安全。以64排螺旋CT为例，扫描时间仅为10秒钟。患者检查之前要空腹，检查时只需仰卧屏气配合，基本没有什么不适。由于价格相对较高，且属放射性检查，医生有责任告诉患者相关知识（最好签署知情同意书）。在检查之前，心率较快的患者要在医生的指导下将心率控制在70次以下（双源CT检查适用于心率快的患者，不必控制心率）。检查当日务必测定心率，并保持空腹。检查时医生首先会在患者胸前贴电极片，接上心电设备（类似于心电图），然后进行屏气训练，最后在肘静脉上留置输液管，以便注入造影剂。接下来开始扫描，造影剂注射进入体内时，患者可能会感觉身体发热和口干，这些属于正常反应，不必惊慌。扫描结束后，压迫止血15分钟后，患者即可离开，等候检查结果。

冠脉CTA检查对冠心病的敏感性和特异性分别达到80%和90%以上，与冠脉造影检查诊断的准确率比较接近。冠脉CTA诊断冠心病的阴性预测值很高，可基本排除患冠心病的可能性，因此它对于冠心病的普查具有重要意义。

此外，冠脉CTA检查能够直接观察冠脉内壁上附着的斑块，通过测量斑块

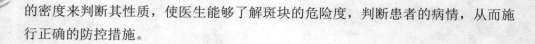

的密度来判断其性质，使医生能够了解斑块的危险度，判断患者的病情，从而施行正确的防控措施。

九、生物标志物

尤其是N末端B型利钠肽原NT-proBNP能有效助力心衰诊疗。

第五章　心脏病患者的保健

合理营养治疗是生活方式干预心脏病的开始，戒烟限酒是生活方式干预心脏病的原则，运动和心理调节有助于心脏康复。

一、心脏病食疗保健

（一）合理膳食

《黄帝内经》指出，上古之人，"尽终其天年，度百岁乃去"的经验之一，就是"饮食有节"，即饮食要定时定量，不暴饮暴食，不过饥过饱，不过多吃零食。民间谚语说："早晨吃好，中午吃饱，晚上吃少。"这是人们长期生活经验的总结。在食物种类调配上要合理，均衡营养，控制总热量，保持理想体重，控制每日胆固醇的摄入量；减少每日猪、牛、羊、禽类等肉类尤其是内脏及饱和脂肪酸多的动物油和棕榈油等油脂的摄入量，适当增加植物油（花生油、芝麻油、豆油、玉米油、葵花籽油等）摄入，使每日全部脂肪提供的热量不超过每日机体所需总热量的30%。每日摄入脂肪约25g，盐2～5g，限酒25ml以内；保证每日膳食中必需的矿物质碘、锌、铁、硒等微量元素，常量元素如钙、镁等的供给；多食无害化绿色蔬菜、新鲜水果，以供给机体充足的维生素；提倡多食鱼类（尤其是海鱼和海藻、海带）和豆类及其制品，以供给机体足量的优质蛋白；忌烟限酒（每日饮用纯酒量≤24克，相当于38度白酒两小杯，或小瓶装啤酒1～1.5瓶）；饮食口味宜清淡，低盐少钠。

在食物选择和搭配方面，可常食脱脂奶或低脂类奶制品、豆类及其制品；可定时随意进食五谷杂粮、粗粮、无害化绿色蔬菜制作的各种普食，包括普通稻米、麦面粉、荞麦、玉米、山药、土豆（马铃薯）、红薯（甘薯）、芋头，蔬菜包括洋葱、大蒜、薤头（薤白）、菜花、白菜、萝卜、莴笋、生菜、韭菜、芹菜、苜蓿芽、木耳、香菇、蘑菇、海带、紫菜、冬瓜、南瓜、绿豆芽、扁豆及香蕉、熟山楂、苹果、梨、桃等水果；适当进食瘦猪肉、牛肉、禽肉（去油脂、皮）、鱼类（尤其是海鱼）、海产品（海带）、蛋类；少食或忌食动物脂肪、肥肉、脑、骨髓、内脏、蛋黄（蟹黄）、鱼子、软体动物及贝壳类、糖、酒、巧克力等；戒烟。药膳调养方面，除本书相关疾病有介绍外，还可家庭制作海带黄豆汤、芹菜大枣汤、荷香山楂汤、杞菊汤、蜂蜜玉米羹、果菜粥、海带粥、紫皮大蒜粥、洋葱粥、薤葱粥（糊）、红枣首乌粥、柠檬蜜饮（茶）等。食疗降脂降压，贵在坚持，日久才见效。

（二）辅助防治心脏病的部分食物简介

1. 日常蔬菜

（1）**大蒜及蒜苗、蒜薹** 为百合科植物，以紫皮大蒜和独蒜（独头大蒜）为佳，有抗菌、消炎及驱肠道寄生虫的作用，并且有健胃、镇静、镇咳、祛痰、强壮等作用，对防治感冒和胃肠道细菌性传染病等有较好效果。近年来用于降血脂，辅助防治高血压病、慢性气管炎、顽固性哮喘等也有效。

（2）**洋葱** 为百合科植物洋葱的鳞茎，多年生草本，具有强烈香气。洋葱含前列腺素A，能舒张血管，降低血压；含有二烯丙基二硫化物及少量硫氨酸，既降血脂，又抗动脉硬化。常食洋葱，能抑制高脂肪饮食引起的血浆胆固醇升高，并使纤维蛋白溶解活性下降，故对冠心病及动脉粥样硬化、高脂血症的防治有良效（需常食）。洋葱尚能提高胃肠道平滑肌张力，增加腺体分泌，所以对肠无力症及非痢疾性肠炎有效。此外，洋葱对金黄色葡萄球菌、白喉杆菌、滴虫有抑制和杀灭作用；因含黄酮类天然化学抗氧化剂，所以具有保护心脏的功效，故常吃洋葱可减少心脑血管疾病的发生率；常食苹果、饮茶，有协同保护心脏之效。

（3）**韭菜、韭菜根、韭菜子** 为百合科植物韭菜的叶、根和种子。韭菜温中、行气、散血、解毒；韭菜根温中、行气、散瘀；韭菜子补肝肾、暖腰膝、壮阳固精，治阳痿、遗精。常食韭菜为主的菜肴可防治胸痹（冠心病）、噎膈、反胃、吐血、衄血、尿血、痢疾、消渴、痔漏、脱肛。

（4）**葱叶、葱白、葱汁、葱花、葱实、葱须** 均有解表发汗、通阳解毒、抗菌杀虫的功效。《海上集验方》认为葱花能"治脾心痛"。现发现葱富含硫化丙烯、多糖、硒、葱蒜辣素、维生素C、维生素B_1、维生素B_2、胡萝卜素，以及钙、铁、镁、磷等矿物质和微量元素。有辅助防癌、抗癌和保护心脏之效。

（5）**芹菜** 系指市售伞形科蔬菜旱芹，有强烈香气。已公认其具有降压作用；此外，尚有镇静、安定、抗惊厥、收缩子宫、利尿等作用。在保健食疗中常用于辅助治疗高血压及降低血清胆固醇、治疗乳糜尿等。

（6）荠菜 它具有较广泛的药理作用，在心血管系统方面，主要有降血压、止血的功效，这种降血压作用不能被阿托品拮抗。

（7）薤白 俗称薤、薤头、苦薤，它具有理气、宽胸、通阳、散结和消肿等功效，用于胸痹心痛彻背、脘痞不舒、干呕、泻痢后重、疮疖。民间用薤白、瓜蒌仁各9克，半夏4.5克，水煎去渣取汁，以少许黄酒冲入温服，饮汁食薤白，分2次服用，对冠心病、心绞痛有效。

（8）马铃薯 又名土豆、洋（阳）芋，有补气、健脾、消炎之效。近年发现马铃薯有稳定血压、减肥、保持血管弹性、排钠保钾等作用，对高血压患者非常有利。马铃薯还含有大量淀粉及蛋白质、B族维生素、维生素C、烟酸、赖氨酸、铁、锌、铜、钙、钾、磷等，适宜于肾炎、高血压患者控制症状和康复。马铃薯中还含有黏液蛋白，可使人体心血管内壁免于脂肪沉积，保持血管弹性，有利于预防动脉硬化；马铃薯为低脂低热能食物，能有效去除体内多余脂肪，常食马铃薯为主的普食，可有效降低发生脑卒中（中风）的危险性，且无任何副作用。

（9）甘薯 又名红苕、地瓜、白薯、红薯、山芋等，富含丰富的维生素、膳食纤维、矿物质和微量元素，是公认的保健和抗癌食品，有补中益气、健脾暖胃、生津止渴、强肾阴、止心悸之效，作主食或菜肴均宜。

（10）山药 功效滋养强壮、化食降脂、敛汗止泻，治疗心悸时，可与多种荤素菜肴搭配。

（11）菠菜 为大众蔬菜（藜科植物），富含维生素A、B族维生素、维生素C、铁和锌等元素、叶绿素、草酸。有利五脏、通血脉、下气调中、止渴、润肠之效；尚有促进胰腺分泌、助消化的作用。可与猪血、猪肝或禽血、禽肝搭配烹制成佳肴，有净化血液、生血、养血、润燥敛阴、保肝、明目等功效；由于草酸含量较大，在酸性条件下易与钙结合生成不溶性草酸钙，引起泌尿系统结石，但草酸钙在碱性条件下易分解溶解，所以吃菠菜前先焯水，再搭配一些碱性食物，如水果、海带等，对心血管疾病更有益。

（12）茄子 为大众蔬菜（茄科植物），又名落苏，有白色、紫色、青色等，形状有圆形、梨形、长条形等；含胡芦巴碱、水苏碱等多种生物碱和B族维生素、维生素C、烟酸、胡萝卜素、蛋白质、脂肪。它具有散血止痛、收敛止血、利尿解毒的作用，既可单独蒸熟凉拌食用，又可与低脂的肉类、虾米搭配成佳肴，发挥活血化瘀、消肿止痛的功效，是营养不良性水肿、肥胖症、动脉粥样硬化、高血压患者的家常菜肴之一。

（13）茭白 有利尿消渴、解酒毒、解热毒之效。常与旱芹烹制成菜肴，对高血压、便秘、心胸烦热患者有良效。它与番茄（西红柿）同食，其清热、利尿、降压和解毒作用更明显；与食用菌搭配，则是心脑血管病、肺心病、消化不良患者的佳肴。

（14）**嫩竹笋**　有冬笋、春笋、鞭笋、箭竹笋等，均可食用。竹笋富含膳食纤维及植物蛋白、氨基酸、胡萝卜素、钙、磷、铁及少量脂肪、糖类。竹笋有消肿利尿、清肺化痰、促胃肠正常蠕动之效。虫蛀竹笋称为"虫笋"，为有效的利尿药，适用于腹水、脚气足肿、急性肾性水肿、喘咳、糖尿病、消渴烦热等。嫩竹笋常与低脂禽肉搭配烹制成佳肴，或煮熟后凉拌食用。

（15）**萝卜**　为大众菜，有白皮、红（紫）皮、青皮红心及长形、圆形等不同品种，功效相近。药膳以红（紫）皮白肉心辣萝卜为佳。萝卜含葡萄糖氢化果胶、腺嘌呤、精氨酸、组氨酸、胆碱、胡芦巴碱、莱菔碱、B族维生素、维生素C、淀粉酶、氧化酶及催化酶等，既可单用凉拌生食，又可配菜食用。它有健胃消食、止咳化痰、顺气利尿、清热解毒之效，是心脏病患者家常菜肴之一。萝卜尚含纤维木质素、钼元素，辅助抗癌效果明显，故烤鱼、烤肉宜与萝卜搭配食用。

（16）**胡萝卜**　为大众菜，又名黄萝卜、丁香萝卜。它富含胡萝卜素（维生素A原），尚含较多的维生素C和果胶酸钙等，以及挥发油（蒎烯、左旋柠檬烯、胡萝卜醇及细辛醛等）。胡萝卜所含果胶酸钙与胆汁酸结合后从大便中排出，有较好的降低血中胆固醇水平的作用，不但营养丰富，抗氧化力强，而且可健胃助消化，护肝养心，是心脏病患者的家常菜肴之一。

（17）**冬瓜**　含有各种维生素、钾及人体需要的矿物质和微量元素，具有消除体内多余脂肪和清热利尿作用。与碱性食物如海带等同食，对祛脂降压、美容减肥有良好效果。与芦笋搭配具有清热解毒、降脂降压、利尿消肿之效，常食对高血压、高血脂、水肿、糖尿病、肥胖症患者均有较好的保健作用。

（18）**南瓜**　异名饭瓜、番瓜（属葫芦科植物），品种多，形状和颜色各异，是一种低糖、低热量、富含维生素（尤其是胡萝卜素和B族维生素、维生素C）、膳食纤维和矿物质（微量元素）的营养食物，具有良好的降脂、利尿、通便、补益五脏之效；可与肉类、赤小豆、绿豆、大枣等搭配或同食，有减肥、润肤、健身之效，是心脏病、糖尿病患者常用菜肴之一。

（19）**丝瓜**　异名天萝、布瓜（属葫芦科攀援植物），嫩瓜做菜、老瓜入药。其富含生物碱、B族维生素、维生素C、膳食纤维和矿物质，有祛风化痰、凉血解毒、利尿降压之效。丝瓜与毛豆（青豆，未成熟的大豆）搭配食用，具有降低胆固醇、维持血管和肌肉正常功能、健体强身、清热利尿、消除疲劳之效；暑热烦躁不安、精神不佳者尤宜食用。

（20）**苦瓜**　有清暑涤热、明目清心及辅助降血糖、血脂之效，与嫩玉米搭配尤适宜于糖尿病伴高血压患者；若与猪肝或禽肝合炒，常食有辅助抗癌的功效，是辅助防治高血压伴消化道恶性肿瘤、肝癌的佳肴。

（21）**莲、藕**　莲的各部分名称不同，均可食用或药用。富含糖类、黏液蛋白、膳食纤维、钾、磷、钙、镁、铁、锌、硒、铜、锰、矿物质（微量元素）和多种维生素（维生素C、B族维生素、维生素E等）；可与多种食物搭配烹制成佳肴，是包括心脏病患者在内的大众保健佳品。荷叶、荷梗、荷叶蒂、荷花蕊（莲须）、莲蓬、莲子（莲米）、莲心（莲子的胚芽）含有多种有效成分，如生物碱等，并具有多种生物效应；其中莲子为滋养食品，有镇静安神之效；莲心则有降压强心的作用；莲须收敛镇静；藕节止血；莲蓬、荷叶、荷梗有止血、止泻功效。

（22）菱　含淀粉、葡萄糖、黏液蛋白、B族维生素、维生素C等，有止消渴、解酒毒之效。为大众保健食品，适用于食管癌、胃癌及动脉血管瘤患者。

（23）荸荠　又名马蹄、地栗、乌芋、白地果等。可食用部位每100克含钾量高达707毫克，尚含糖类、黏液蛋白及镁、钙、铁、磷、锌、硒、锰等矿物质（微量元素），是低钾血症患者的保健食品，常食可解热毒、除胸中实热、利尿、降血压，并有抑制铜绿假单胞菌、利尿通淋之效。荸荠、海蜇头（洗去盐分）各60～120克煮（炖）汤（即"雪羹汤"），一日2～3次分服，有降压化痰作用；民间将荸荠与海藻、海带炖汤服食治疗原发性高血压，效果好。

（24）番茄　又名西红柿，既含抗氧化剂胡萝卜素和番茄红素，又含抗血栓成分黄酮类，还富含对心血管系统有益的钾（每100克含钾量为163毫克）。脂溶性的胡萝卜素和番茄红素不仅可预防冠心病复发，还可使心肌梗死概率降低近50%，且能防止低密度脂蛋白堵塞血管。番茄红素在红透了的西红柿，尤其是其皮中的含量最高，必须经油脂烹调才能自然释放出来。为便于人体吸收利用，洗净的番茄连皮切片，用食用植物油翻炒一下后加水烧开，打入鸡蛋一个，做成番茄蛋汤，常食可降低冠心病等心脏病发生的危险。

（25）莴笋（莴苣）　可食部位为嫩茎和菜叶，鲜嫩莴笋叶、生菜叶的营养成分比嫩茎含量高，丢弃莴笋叶只吃嫩茎是一种浪费。莴笋利五脏，与蒜苗搭配，可顺气通脉，防治高血压，缓解动脉粥样硬化，明目洁齿。

（26）甘蓝　又名卷心菜、洋白菜、圆白菜、莲花白、包心菜，为十字花科蔬菜，含有萝卜硫素、异硫氰酸酯等抗癌成分及维生素、矿物质（微量元素）、膳食纤维等，是肿瘤、消化道溃疡病、动脉血管瘤、动脉粥样硬化、肝炎、胆囊炎、胆石症患者常食菜肴之一。芥蓝功效与甘蓝相近，从略。

（27）白菜　属十字花科蔬菜，古称菘，又名卷心白菜、黄芽菜等，市售品主要分山东大白菜（佛山白）和小白菜两大类，品种多达500多种。青菜帮（瓢儿白）亦属白菜之列，小白菜的综合营养成分含量比大白菜高。白菜亦含有抗癌物质、膳食纤维、矿物质（微量元素）、维生素，是包括心脏病患者在内的大众保健蔬菜之一。常与豆腐、肉类搭配制成菜肴。

（28）菜薹　又名菜心，包括白菜薹、红菜薹、紫菜薹、黑（青）油菜薹等，除含有白菜、甘蓝的有效成分外，其钾、镁、磷、锌、铁、硒、铜、钼、锰等矿物质（微量元素）的含量相对较高，适宜心脏病患者长期服食。

（29）茼蒿　又名蓬蒿菜，属菊科植物。取鲜嫩茼蒿100～200克凉拌做菜或取汁内服，适用于高血压症见烦热头晕、睡眠不佳者，有凉血养心、润肺消炎之效。

（30）其他绿色蔬菜　包括花菜（白、绿两种）、蕹菜（空心菜）、苋菜（紫、青二色）、芦笋（石刁柏、龙须菜）、芥菜、盖菜、大头菜等均含有较丰富的维生素、矿物质（微量元素）和膳食纤维，均可经常交替搭配食用，对心脏病患者健康有益。

2.野菜类

（1）清明菜　又名佛耳草、鼠曲草、寒食菜等。南方民间常在清明前后采集嫩苗煮熟，揉入米粉中做成糕团（四川俗称"艾粑"），香糯适口，有扩张外周血管、治疗消化性溃疡、祛痰、镇咳、镇痛之效。

（2）刺儿菜　为大蓟、小蓟幼苗，有降压、消炎、止血、清热解毒作用。幼苗做成凉拌菜肴，夏季采集晒干切段，取15克水煎代茶饮，均有防治高血压之效。

（3）竹叶菜　又名鸭跖草、竹节菜，属鸭跖草科植物，有清热解毒、强心利尿之效。幼苗做成凉拌菜食用，适用于心脏病、高血压患者发生急性热病、高热烦渴、咽喉肿痛、上呼吸道感染及尿路感染等急性炎症时的辅助食疗。

（4）罗布麻　又名茶菜花、泽漆麻，在新疆野生于盐碱地，民间常采其嫩叶加工代茶，也是中药降压类药"复方罗布麻颗粒（片）"的主要成分，罗布麻根和叶还有强心作用。罗布麻叶、钩藤各3～6克，大枣4枚，水煎服，每日1剂，分2次服用，适用于高血压，头痛（胀）失眠者。

（5）马兰头　又名路边菊或田边菊、鸡儿肠、泥鳅串等，为菊科植物，有清热止血、抗菌消炎之效。将幼苗凉拌食用；或取干品30克、生地黄15克，如便秘加生大黄6～9克，水煎，分2次服，适用于高血压伴眼底出血、眼睛胀痛、青光眼患者。

（6）藜　又名灰条菜，为藜科植物，有祛风解毒之效。嫩苗50克凉拌食用，或取干品15～18克水煎代茶，对高血压、脑卒中有预防和治疗的功效。

（7）苜蓿　又名金花菜，以嫩叶和幼苗做菜食用。含有植物蛋白、糖类、膳食纤维、胡萝卜素、维生素A、B族维生素、维生素C、维生素D、维生素E、维生素K；富含钾、钙、磷、钠、镁、铁、锌、硒、锰等矿物质及微量元素。常食对心脏病、动脉血管瘤患者和大众保健均有益。

（8）甘薯叶　又名白薯叶、苕叶尖，民间常摘苕藤嫩尖做菜食用。甘薯叶含有极为丰富的维生素A及胡萝卜素，以及钾、钙、磷、镁、钠、铁、锌、铜、锰、植物蛋白、糖类等，是心脏病患者的家常保健菜肴之一。

（9）**睡莲根**　又名子午莲，如藕但小，可供食用，并作药用。其含淀粉、膳食纤维、B族维生素、维生素C等；有消暑、清肺、安神、解酒之效。高血压患者在饮酒前后服用睡莲根汤（煎汁），可明显减轻乙醇引起的不良反应，对心烦不眠者亦有较好的疗效。

（10）**其他野菜**　含有防治心脏病有效成分的野生蔬菜还有枸杞芽（菜）、荠菜（野荠）、香椿芽、蒲公英幼苗、独行菜、地肤幼苗（益明、扫帚苗）、轮叶党参等，应在当地专科医师、药师或营养师指导下应用。

3.食用菌类

"吃四条腿（指畜、兽肉）的不如吃两条腿（指禽肉）的，吃两条腿的不如吃一条腿（指蘑菇）的"。这句话很有道理。食用菌是公认的健康食品。常见食用菌（菌，蕈）有香菇（香蕈）、猴头蘑、竹荪、松蘑（松茸）、草菇、平菇、鸡腿菇、鸡枞、黑木耳、白木耳（银耳）、口蘑、花菇、茶树菇、灵芝等。其有效营养成分为多糖和多肽类，能降低血清脂质（甘油三酯和胆固醇等）、降低血压，增强人体对癌细胞的抵抗能力，有一定的防癌、抗癌作用；经常食用蘑菇，可使体内高密度脂蛋白呈相对增加趋势，可延缓或缓解动脉硬化。

菌类食品之所以是心脏病、高血压、动脉粥样硬化症等心脑血管疾病和癌症患者的保健食品，是由于它富含蛋白质、脂肪酸、香菇多糖、膳食纤维、糖类、维生素、矿物质和微量元素等对人体有益的成分，可与多种食物搭配，故也是大众保健佳品。食用菌可与多种食物搭配制作成佳肴。如黑木耳烧豆腐降脂降压；黑木耳烩莴笋降脂降压、健胃；白蘑菇（口蘑）炒（烩）鸡蛋健脾、抗癌、延寿；金针菇焖豆腐、凤尾菇烩萝卜降脂降压、减肥、护肤美容、延缓动脉粥样硬化；白蘑菇、香蕈烧猪蹄既抗癌，又可防治心脏病、肝炎、肝硬化；金针菇烩绿豆芽防治胃肠炎、降脂降压；凤尾菇炒韭菜生血、降血脂；蘑菇骨头汤适宜心脏病、糖尿病患者保健；黑木耳腰花适用于肾性高血压患者保健；黑木耳骨头汤抗动脉粥样硬化；蘑菇扁豆骨头汤抗动脉粥样硬化；黑木耳大枣汤治疗血虚型心脏病；蘑菇烧腐竹、千张、豆腐等降脂、降压、抗动脉粥样硬化，是心脏病、糖尿病、青光眼患者和大众的保健佳肴，坚持长期服食，效果更好。

4.水果、坚果类

美国科学家经过20多年研究发现，多吃坚果和花生酱能使罹患心脏病的概率降低近一半。以28克坚果或16克花生酱为一份计，哈佛大学医学研究人员观察6000多例患有2型（非胰岛素依赖型）糖尿病的女性发现，每周至少食用5份坚果或花生酱，心脏病发作或卒中概率降低44%。我国居民常食猕猴桃、香蕉、山楂、柑、橘、橙、苹果等鲜果对心脏病也有益。

（1）**猕猴桃**　以中华猕猴桃、毛花猕猴桃为佳，其果实个大多汁，味甜美，有香蕉味。富含维生素C、维生素E、钾、钙、镁、硒等对机体有益的多种维生素、矿物质（微量元素）、膳食纤维（猕猴桃果胶）等，具有抗氧化、抗衰老和抗癌多种效应；每天吃一个鲜猕猴桃可以满足一个人24小时维生素C和维生素E的需要量，不仅可防止或清除体内的亚硝胺（致癌物质），还可降低血中胆固醇和甘油三酯水平，因而可辅助防治高血压、动脉粥样硬化、冠心病等心脑血管疾病和消化道肿瘤等。此外，猕猴桃有干扰黑色素生成的功效，常食可帮助消除皮肤上的色素斑。

（2）香蕉　具有清热、润肠、解毒的功效，不但营养丰富、含钾高，而且具有防癌、抗癌、防治高血压和提神之效，对于癌症伴高血压病、便秘的患者，常食香蕉（每天1根香蕉）是有益的。

（3）山楂　为蔷薇科植物山楂或野山楂的果实。它具有消食积、散瘀血、驱绦虫的功效。山楂煎汤口服，不但增强消化酶的功能，促进肉类消化，而且有降血压、降血脂、强心、扩张血管等作用，现已广泛用于动脉粥样硬化和高血压病；尚对痢疾杆菌和铜绿假单胞菌有明显抑制作用。

（4）柑、橘、橙　富含维生素C等多种对人体有益的成分，具有顺气化痰、清热生津、健脾开胃和强抗氧化作用。陈皮（橘皮）的维生素C和胡萝卜素含量比果肉还高，所含的挥发油更能促进胃肠蠕动，促进脂肪及脂溶性有害物质的排泄，降低血中胆固醇；其黄酮类物质能增加冠状动脉血流量、增强微血管韧性，并有消炎利胆的作用。心脏病患者感冒时作呕胸闷，取陈皮老姜熬粥有治疗之效；热咳，痰稠浊并伴口干者最宜吃柑、橘、橙，既祛痰下气又清热生津；咳嗽痰多，可将鲜橙连皮煮、调冰糖做成药膳食疗；但寒咳（咽喉发痒者）忌吃，以免喉咙愈吃愈痒。橘络有通络、理气、化痰、利血脉之效，吃柑橘时，将内果皮形成的囊瓣和中果皮带筋一起吃，对心肺疾病患者有益。

（5）葡萄及其制品　包括葡萄鲜果（红玫瑰葡萄、巨峰葡萄、玫瑰香葡萄）、新疆葡萄干、各种葡萄汁和果酒。除含有较高的维生素C、维生素E、钾、钙、镁、铁、锌、硒外，还含有一种白藜芦醇，这是一种既降低胆固醇又抑制血小板聚集的天然物质，每日适量服食，可防治或缓解高脂血症。

（6）苹果　全世界的主要果品之一，国内市售品多达数十种。以黄元帅苹果含钾量最高（184毫克/100克），不仅富含各种维生素、矿物质（微量元素）、果胶等可溶性纤维，还含有抗氧化、抗癌物质，并对心血管疾病具有良好防治效果。经临床观察发现心脏病伴有癌症患者，每天坚持吃一个苹果，可提高其生活、生存质量；但对于重症高血压患者，过量吃苹果（每天两三个以上），则有可能使血压升高；凡脾胃虚弱者也不宜多吃，过多摄入果皮中所含的丹宁酸，反而可引起腹痛。

（7）木瓜　又名海棠梨（属蔷薇科植物），含大量苹果酸、酒石酸、枸橼酸、维生素C、维生素A、黄酮类、鞣质。主治湿痹脚气，有清热解毒、疏肝止痛之功，适用于风湿性心脏病、风湿筋骨疼痛等。可与牛奶搭配食用，瓜香扑鼻，浓香爽口；与玉米笋同食助消化，清理肠胃，促胃肠蠕动，对消化不良、冠心病、风心病、慢性肾炎、糖尿病等有辅助疗效。

（8）桑葚　又名桑果。为桑树上结的一种聚合果。鲜红酸桑葚富含维生素E，尚含有较多的矿物质（微量元素）和果胶；味甘性寒，具有补肝益肾、生津止渴、润肠通便、明耳目、乌须发的作用。适用于肾性高血压、心脏病患者伴有习惯性便秘、老年人血虚便秘、贫血、脱发、须发早白、失眠患者食用。高含量维生素E可清除导致人体衰老的自由基，抗动脉粥样硬化效果好。

（9）菠萝蜜　含钾、镁、磷、钙、钠、铁、锌、硒、锰、铜等多种矿物质（微量元素）和各种维生素、果胶、菠萝蛋白酶等。生吃或取汁饮用，可养心润肺、生津祛痰、止渴除烦，适宜心慌、心悸者食用。

（10）鳄梨　富含钾，适宜服用利尿降压药的高血压患者伴心悸、无力者服食；肺心病伴咳嗽者，将鳄梨配贝母、冰糖制成药膳则效果较好。

（11）樱桃　所含矿物质（微量元素）、果胶及维生素类比例恰当，是心脑血管疾病患者的天然药食，并有助于肾脏排毒，有调中益脾效果。

（12）黑枣　亦称乌枣，是典型的高钾低钠水果，有助于肾脏排毒，为药膳中缓和滋养佳品，枣仁安神镇静。取黑枣10枚，配乌梅肉9克、桑叶12克、浮小麦15克，煎服，用于肺心病表虚自汗者效果好。

（13）其他果、瓜　适用于心脏病患者四季服食的水果还有各种梨（市售品20多种）、红果（山里红、大山楂）、海棠果（楸子）、沙果、酸刺（阳公果）、各种桃（10多种）、李子、杏、酸梅（乌梅）、枣类（20多种）、石榴、柿子、沙棘、无花果、芭蕉、刺梨（茨梨、木梨子）、桂圆（龙眼）、芒果、椰子、杨梅（树梅、山杨梅）、阳桃、枇杷、橄榄（青果）等；瓜类尚可食用白金瓜、白兰瓜、哈密瓜、黄河蜜瓜、金塔寺瓜、灵蜜瓜、丝瓜、甜瓜（香瓜）、西瓜、佛手瓜等，限于篇幅，不再赘述，可根据当地供应情况，随意选购，生食或烹饪成佳肴食用。

5.中草药

（1）茵陈　为菊科植物。嫩苗可做菜肴，有效成分为挥发油如β-蒎烯、茵陈酮、叶酸及香豆精类，具有清肝利胆、抗菌、抑制病毒、促肝细胞再生及辅助降压之效。例如，取茵陈、大蓟各15克，水煎服，可辅助治疗高血压、肾炎、肝硬化。

（2）玉米须　为玉米花柱（蕊须），已确认有利尿降压作用，但不作用于肾脏，尚有利胆、止血、消炎之效。单用或配伍常用于治疗尿路感染、胆道炎性疾

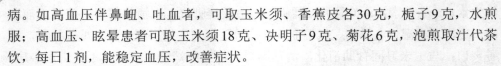

病。如高血压伴鼻衄、吐血者，可取玉米须、香蕉皮各30克，栀子9克，水煎服；高血压、眩晕患者可取玉米须18克、决明子9克，菊花6克，泡煎取汁代茶饮，每日1剂，能稳定血压，改善症状。

（3）**山茱萸** 又名蜀酸枣、肉枣、枣皮。有补益肝肾、收敛固涩之效。现代药理学研究发现，山茱萸可防治化疗和放疗所致白细胞下降，抑制志贺痢疾杆菌、金黄色葡萄球菌感染的效果良好。单用或配伍可用于高血压伴有尿路感染者。

（4）**浮小麦、淮小麦** 中药材分淮小麦、浮小麦两种，均为禾本科栽培作物。浮小麦为淘洗时轻浮瘪瘦的麦粒。仲景甘麦大枣汤系用淮小麦，有养心神、敛虚汗之效，可防治心律失常、怔忡不安、神经性心悸、失眠。

（5）**葛根** 又名鹿藿，属豆科植物，药用野生葛藤的肥大块根富含淀粉，可磨取淀粉，供食用。药用有效成分为异黄酮类化合物、黄酮苷、葛根素；葛根黄酮的主要成分为葛根素和大豆黄酮苷（黄酮苷元）；葛叶含腺嘌呤、氨基酸。葛根黄酮能增加冠状动脉血流量，降低心肌耗氧量，对脑血管有一定的扩张作用，对垂体后叶素引起的急性心肌缺血有保护作用，且对脑血管和外周血管均有扩张作用；尚可缓解高血压、肢体麻木症状和糖尿病消渴症状等。中医主治头痛、发热、项背拘急，还可用于解酒、除烦，如高血压伴有兴奋、烦躁、头痛、口渴等症状者，可用生葛根15～18克，钩藤6～9克，水煎，一日2次分服。冠心病，心前区闷痛、放射至肩背痛者，可取生葛根15～18克，丹参18克，茯苓9克，甘草6克，水煎，一日2～3次分服。

（6）**何首乌** 为蓼科植物何首乌的干燥块根。含有淀粉；大黄酚、大黄素、大黄酸等多种蒽醌类；多种矿物质和微量元素。生何首乌润肠，解疮毒；制何首乌补肝肾，益精血，壮筋骨。生何首乌用于肠燥便秘、痈疽、淋巴结结核；制何首乌用于头晕耳鸣、头发早白、腰膝酸软、肢体麻木、高脂血症、高血压、动脉粥样硬化。首乌藤亦称夜交藤，有镇静安神之效，配伍用于心脏病伴失眠、神经衰弱者。

（7）**党参** 为桔梗科植物党参的干燥根。有明党参、潞党参、川党参等数种，以条粗壮、质细润、气味浓、嚼之无渣者为佳。具有益气补脾作用，用于气短心悸、体倦乏力、食少便溏。取明党参、怀牛膝各15克，水煎服，可缓解高血压症状。猪肾1个，配党参10克、当归8克炖服，适用于精损肾亏所致心悸气短、腰膝酸痛、失眠、自汗等症。

（8）**黄精** 为百合科植物，含烟酸、醌类、淀粉、糖类、强心苷等。能补脾益肺，益气养阴，滋养强壮；可控制尿糖和血糖，降低血压，抑制皮肤真菌。取黄精9克，罗布麻叶4.5克，水煎代茶，持续常服，可缓解高血压、神经衰弱、头晕失眠症状。

（9）**天麻** 为兰科植物天麻的干燥块茎，以个大、质坚实、略透明、有纵皱纹、色黄白、断面半透明、无空心者为佳。有平肝息风、祛风定惊之功能。用于头晕目眩、肢体麻木、小儿惊风、癫痫、高血压病、耳源性眩晕。以鲤鱼为主料，配天麻、川芎、茯苓则有平肝息风、定惊止痛、行气活血的功效。可用于高血压伴神经衰弱、虚火头痛、黑矇肢麻等症。

（10）**杜仲**　为杜仲科植物杜仲的干燥树皮，以皮厚、内表面色暗紫者为佳。有补肝肾、强筋骨、安胎、降血压等功效。用于肾虚腰痛、腰膝无力、胎动不安、先兆流产、高血压病等。

（11）**当归**　为伞形科植物当归的干燥根，以主根粗长、油润、外皮色棕黄、断面色黄白、气味浓厚者为佳。有补血活血和调经止痛的功效。当归分头、身、尾三部分，以归尾活血化瘀作用较强，用于心脑血管疾病时多用归尾，入肝、心、脾经。

（12）**三七**　为五加科植物三七的干燥根，主产于云南、广西。以田州产者为良，故俗名为田七。生品散瘀、止痛、消肿、止血，用于咯血、吐血、胸腹刺痛、崩漏、跌仆肿痛、外伤止血；熟品补血和血，用于失血、贫血。三七单用或配伍常用于治疗心脑血管疾病。药材以体重、质坚、表面光滑、断面色灰绿或黄绿者为佳。《本草纲目拾遗》称："人参补气第一，三七补血第一，味同而功亦等，故亦称人参三七，为中药之最珍贵者。"有"金不换"之称。

（13）**川芎**　为伞形科植物川芎的干燥根茎，以个大、质坚实、断面色黄白、油性大、香气浓者为佳。有活血行气、祛风止痛的功效。以川芎为君药的川芎茶调散可治感冒头痛、高血压头痛；以川芎为君药的通天口服液实为前方加减而成，亦有活血化瘀、祛风止痛之效，治疗瘀血阻滞、风邪上扰所致的头痛、偏头痛、高血压晕眩等症。

（14）**丹参**　为唇形科植物丹参的干燥根茎，以条粗壮、色紫红者为佳。有祛瘀止痛、活血调经、养心除烦的功效。用于月经不调、经闭、宫外孕、肝脾肿大、心绞痛、心烦不眠、疮疡肿毒等。丹参注射液和香丹注射液均以丹参为主药，是活血化瘀、通脉养心的良药，为心脏病急症发作时静脉滴注的常用中药制剂之一，待症状缓解后则改用"冠心丹参滴丸"内服。防治心脏病时，以丹参为主药配伍的中成药、方剂、药膳很多，见后述。

（15）**人参**　为五加科植物人参的根，入脾、肺、心经，有大补元气、复脉固脱、补脾益肺、生津、安神的功效。主治体虚欲脱、肢冷脉微、脾虚食少、肺虚喘咳、津伤口渴、内热消渴、久病虚羸、惊悸失眠、阳痿宫冷、心力衰竭、心源性休克等。人参药材以生长年代长、生长好、支头粗者为佳。野生的称为"野山参"，栽培的称为"园参"或"种参"。新园参洗净晒干称为"生晒参"；经水烫、糖水浸而后干燥的称为"白参"或"糖参"。选粗壮大根蒸熟并晒干后称为"红参"。支根晒干后称为"皮尾参"。就园参而言，白参优于糖参，生晒参优于皮尾参。血压不太高的患者可用红参；高血压、糖尿病、癌症患者宜用白参；小儿消化不良可用糖参。剂量应遵医嘱，不宜过大。心脏病用人参的中成药、方剂和药膳见后述。

（16）黄芪　有补气固表、利尿托毒、排脓敛疮生肌之效；药理实验证实，黄芪具有提高机体免疫功能的作用。对正常心脏有加强其收缩力的作用，对因中毒或疲劳而衰竭的心脏，其强心作用更加显著。它能扩张血管，改善皮肤血液循环和营养状况，降低血压；可保护肝脏，防止肝糖原减少；具有双向调节和辅助抗癌作用。

二、饮酒与心脏健康

大量的流行病学研究证明，如果成人每天饮入的纯乙醇不超过24克［相当于540毫升啤酒，200毫升果（糖）酒，或60毫升约40度的白酒］，则对人体造成的危害性较小。故世界卫生组织（WHO）对饮酒的建议如下。

男性：每天不超过2小瓶啤酒或50克白酒（1小杯），每周饮酒不超过5天，每周酒量不超过10小瓶啤酒或250克白酒。

女性：每天不超过1小瓶啤酒，每周饮酒不超过5天，每周酒量不超过5小瓶啤酒。

平时少饮酒可以暖肠胃、御风寒、活血通络、增加食欲。现代科学研究证明，啤酒含麦芽糖、葡萄糖、少量氨基酸和B族维生素等，素有"液体面包"之称。啤酒的原料啤酒花味微苦，有健胃消食、清热利湿、抗细菌和病毒的作用。啤酒中的二氧化碳进入胃内后又排出体外时，能将体内一部分热量散发出来，使人有凉爽的感觉。葡萄酒也含有多种维生素、花青素（抗氧化物质），特别是含有丰富的维生素B_{12}；适度饮用干红葡萄酒有补血、润肤养颜作用，对心脏病和癌症等也有一定预防作用，《中国药典》中收载了数十种药酒，规范了各种药酒的功能主治、用法用量、注意事项等，均须在有经验的专科医师、药师指导下服用。

每个人的健康饮酒量是有所不同的，有的人沾酒即面红耳赤，喝酒即醉；体内乙醛脱氢酶活性强、含量大的个体，一次饮用高浓度白酒500克甚至1000克（2斤）也醉不倒；但一般成年男子在1天之内饮用38度白酒两小杯，或58度白酒1小杯助兴，对身体的危害性相对较小，甚至还会起到活血、扩张血管、降血压和短暂性的暖身御寒作用。对心脏病患者和健康人群而言，适度饮酒对健康是有益的。

就饮酒方式而言，单纯饮酒而不进食菜肴，或同时饮用多种不同的酒（高、中、低度白酒，各种果酒或啤酒）容易诱发酒精性肝病、心脏血管疾病。饮酒前进食一定量菜肴，可延迟胃排空，减缓小肠对乙醇的吸收，降低乙醇入血浓度。在饮用38～60度的中高度白酒时，先吃些下酒菜，喝一些热汤，尤其是饮酒后立即喝几大口热汤，既减轻了乙醇对胃肠（口腔）黏膜的刺激，稀释了乙醇浓度，又延缓了小肠对乙醇的吸收；若在赴宴前先冲服两袋蒙脱石粉（思密达、高岭土粉），既可保护胃肠黏膜，使其免于烈性酒损伤，又可吸收约40%的乙醇（不进入血液），还不伤敬酒者的面子，维持其乐融融的热闹场面。发生醉酒、酒精中毒应立即急救、解酒。

长期饮酒过量或嗜酒对健康非常有害。酒中含有的乙醇能损害口腔和胃肠黏膜。长期嗜酒会造成慢性酒精中毒，诱发胃肠炎、胰腺炎、胃和十二指肠溃疡、酒精性肝炎和肝硬化；心血管也会发生病变，如心肌功能减退、血管硬化和高血压等。长期嗜酒会降低呼吸道的防御能力，容易诱发气管炎、肺结核等；还容易引起神经衰弱、智力迟钝、记忆力减退、视物模糊和工作能力下降等。此外，喉癌、食管癌、胃癌和肝癌也与长期过量饮酒、醉酒密切相关。

由于饮酒对健康利少弊多，因此提倡在安全剂量范围内节制饮酒。可偶尔饮少量的啤酒及干红葡萄酒、广柑酒等果酒或黄酒等。但不要过量饮酒。如偶尔饮酒精度数高的烈性酒，更要少量细品慢饮。不要空腹饮酒以免酒精直接刺激胃黏膜并过快地被吸收入血。啤酒的酒精度数较低，容易多饮而发胖。为防止"啤酒肚"须减量饮用，每饮2杯啤酒应减少50克主食。高血压、肝病、肾病等患者宜忌酒，胃溃疡和肥胖者应戒酒。

三、吸烟与心脑血管疾病

1.烟草烟雾有害物质多

据分析检测，烟草烟雾含有4000多种化学物质，其中250多种为有害物质，且有10多种是致癌物质。烟雾中的有害物质会损伤血管内皮，增加血液黏稠度，促进血栓形成，还会引起氧化应激和炎症反应，诱发和加剧冠心病、脑血管病、心脏性猝死、外周血管疾病、主动脉瘤、肺癌等的发生和发展。

2.吸烟让冠心病提前10年

福建省高血压研究所吴可贵的研究成果表明，主动吸烟的危害极大，它使人的平均寿命缩短10年，会使冠心病的患病时间提前10年，并会使冠心病的危险性增加2倍；使脑卒中的相对危险性增加50%。

3.吸烟史和吸烟量以及被动吸烟均与疾病危险性相关

吸烟对人体的损害，与每天吸烟的支数以及是否并存其他心血管疾病的危险因素密切相关。被动吸烟的危害也很大。被动吸烟的危害与每天吸1～9支烟卷相似。被动吸烟使急性心肌梗死发病危险增加25%。

4. 戒烟有利于身体健康

据调研统计，60岁、50岁、40岁和30岁时戒烟分别可赢得3年、6年、9年和10年的预期寿命。戒烟可使冠心病的远期死亡风险率降低36%。戒烟1年后脑卒中再发危险降低20%，戒烟5年后脑卒中再发危险可降低到与不吸烟者相同。戒烟还可使吸烟且合并代谢综合征者心脑血管病发病风险降低37%。所以，戒烟可减少心脑血管疾病和并发症的发生，有利于身体健康。

四、饮茶有益于心脏病

人们通常饮用的茶叶，为山茶科植物的芽叶。商品名有普洱茶、沱茶、铁观音、龙井茶、花茶、绿茶、苦丁茶等。茶叶的药理作用主要由其含有的黄嘌呤衍生物（咖啡因及茶碱）所产生，对中枢神经系统、循环系统、平滑肌和横纹肌等均有作用：如咖啡因、茶碱直接兴奋心脏，扩张冠状血管而改善冠脉血流，对末梢血管有直接扩张作用而降血压；咖啡因能兴奋高级神经中枢，使人精神兴奋，思维活跃，消除疲劳，但饮浓茶过量会致失眠、心悸、头痛、耳鸣、眼花。

茶叶中的茶碱、黄嘌呤有利尿作用，对治疗心血管疾病有益；茶叶中含维生素C、维生素E等，对预防动脉硬化有益；茶叶中的挥发油和油酸有助于消化、分解脂质，故有降低血脂作用。有研究证明，经常喝茶能改善动脉功能，从而减少心脏病发作的危险；心脏病患者的血管弹性下降，血管内壁受压后往往无法迅速松弛，结果使血流量减少，血压升高。波士顿大学的研究人员让50名心脏病动脉硬化的患者在第一个月内每天喝4杯茶（每杯约250克），在下个月每天喝4杯水，结果是，在喝茶的那一个月，志愿者的血管压力反应正常，而喝水的那一个月，血管对压力的反应却无任何变化。

由上所述，适量每天饮茶，对心脏病患者是有益的。但应忌饮浓茶过量，以免发生失眠和心悸；对有活动性消化道溃疡病的患者，由于咖啡因引起的胃分泌增多，会抑制溃疡面的愈合。红茶含咖啡因比绿茶更多。通常保健饮（食）茶用量为每天10克，沸水冲泡饮用，亦可配伍或入丸、散剂。

五、运动与心脏健康

经常进行规律、适度的运动（锻炼），对心血管系统功能有良好的作用。运动可以使心肌增厚并富有弹性，心肌力量增强且不易疲劳，心脏的质量和体积增加，所以运动员心脏比一般人大。规律而适度运动还可减轻精神紧张，提高心理适应能力，改善神经系统的调节功能，增加冠脉血流，改善末梢血液循环和新陈代谢功能，增加细胞的有氧代谢，使ATP（三磷酸腺苷）合成增加，纤溶酶的活性提高，这就延缓了动脉粥样硬化的进展，防止血栓形成，从而有效地预防或缓解冠心病、高血压病等疾病的发生和发展，对血脂、血糖、血液黏稠度和血管硬化等诸多心血管危险因素产生积极影响。

数脉搏、凭感觉，这是衡量适合自己运动量的最简易有效的方法。运动量太小对锻炼效果不大；而运动量过大，又没有规律性，则身体健康反而会受影响。就心脏病患者而言，通过运动前、中、后数脉搏掌握运动量，是最简便易行的方法。测定脉搏的具体操作方法是：可分别在早晨起床前（或锻炼前）、锻炼中和锻炼后1小时左右进行，以便进行对比。分别选择相对固定的时间，记录1分钟的脉搏数。以运动后每分钟脉搏数增加不超过20次，每日脉搏较平稳一致为宜。也可以通过主观感觉来衡量运动量是否合适。主观感觉一般包括运动前、运动中和运动后的感觉。①运动量合适时，工作、学习和劳动中感到精力充沛，很想参加运动，锻炼后有极轻微疲劳感觉，但不影响正常的睡眠和食欲等；可有肌肉酸痛感，休息后到次日晨可消失。身体状况越好，疲劳消除就越快。②当运动量过大时，次晨就会感到委靡不振，浑身无力，甚至有头晕、胸闷等现象。运动锻炼后常感到极度疲劳，睡不好，吃不香，对运动锻炼有厌倦感，不想再活动。因此，有益于健康的运动必须规律而适度，循序渐进，心脏病患者还应定期复查。

六、心理健康与心脏病

在现实生活中，有的人身体稍有不适就赶紧跑医院，却检查不出什么毛病，这种人谓之"健康的病人"；另一种人身体虽然得了病，但看上去却像正常人一样，工作、学习、娱乐活动或体育运动等什么都不耽误。把治疗疾病当作一件平常事，这种人则谓之"带病的健康人"。心理压力大会影响健康。"健康的病人"可能在郁郁寡欢中真得了病，而"带病的健康人"则可能因为快乐变成一个真正的健康人。遇事想得开，心胸开阔，心理健康的心脏病患者预后良好。

当得知自己被诊断为心脏病时，有的人抱有侥幸心理，怀疑医生搞错了；特别是没有明显临床症状，或者症状偶尔发生，不影响日常生活、工作的人，不把医生的诊断当回事，不及时医治，延误了疾病的治疗，这是患者的否认心理作怪。

有的心脏病患者，不相信医生的科学指导，反而对"灵丹妙药""祖传秘方"以及非医务人员的不科学建议坚信不疑，这是患者的偏信心理。

有的心脏病患者过分强调自己的"病人"角色，对医生、护士、家属高度依赖，在治疗和康复过程中，不主动、不重视自我调理和心理调整，不发挥主观能动性，拖延了疾病的康复时间。

有的心脏病患者，固执己见，自以为是，干预诊断、治疗、康复方案，这种人敏感多疑，一旦违反其意志或稍不如意就发脾气，不配合正确的康复治疗。

更多的心脏病患者，是在得知自己患有心脏病后紧张害怕，悲观失望，自暴自弃，把自己看成是多余的人，对治疗和康复缺乏信心。

人的心理变化直接影响心脏疾病的康复，紧张、恐惧、争吵、暴怒等强烈刺激，可产生一系列神经-内分泌反应。这些反应可以通过内分泌途径作用于心血管系统，使心率加快，血压升高，周围血管收缩，血液黏稠度升高，使心脏损害进一步加重。据临床观察，冠状动脉平滑肌对情绪反应敏感。情绪激动时，冠状动脉收缩，使心肌血供减少，产生心绞痛，甚至心肌梗死。

心脏病患者怎样才能做到心理健康呢？

信心和勇气　树立战胜疾病的信心和勇气，是心脏病患者心理健康最基本的要素。

学知识，想得开　人生一世，难免生病。确诊为心脏病后，患者应积极学习相关知识，扩大知识面，看问题从大处着眼，避免小题大做。

转移注意力　不要老想着自己的病，把精力投入到工作和生活中，包括培养业余爱好，如打门球、栽花种草、养鱼、养宠物、学习棋牌或书画、歌咏诗词，或进行球类、骑车等自己适宜的各种文体活动。如对某人某事不高兴，可采取回避的方式，不看不想，到郊外旅游，看看自然风光，怒气就会在不知不觉中消散了。

不怨天尤人　生了病不要认为是生活对自己不公平。要把疾病看成是人生道路的一道坎。人生的路本身就不平坦，生了某种病，只不过是多了一道坎而已。在日常生活或工作中，保持一种平静、轻松愉快的心情，不斤斤计较，特别是对一些鸡毛蒜皮的琐碎事，更不能耿耿于怀，念念不忘。

第六章 冠状动脉粥样硬化性心脏病食疗与用药

冠状动脉粥样硬化性心脏病简称冠心病。曾称为冠状动脉性心脏病或缺血性心脏病。冠心病是因冠状动脉粥样硬化使管腔狭窄或阻塞，导致心肌缺血、缺氧而引起的心脏病，为动脉粥样硬化导致器官病变的常见类型。由于冠状动脉的完全阻塞常为血栓所致，故亦称为冠状动脉粥样硬化性血栓性心脏病。男性多于女性，且以脑力劳动者较多，40岁以上者多见，也可见于少数青年人。

一、冠心病的病因与发病机制

冠心病的病因虽尚未完全清楚，但公认为是冠状动脉粥样硬化所致。动脉粥样硬化的形成是动脉壁细胞、细胞外基质、血液成分（特别是单核细胞、血小板及低密度脂蛋白、极低密度脂蛋白）、局部血流动力学、环境污染及遗传、系统炎症、维生素D缺乏、长期吸烟等多因素参与的结果。

此外，动脉粥样硬化相关的重要危险因子为：血脂蛋白异常、高血压、糖尿病、肥胖与超重、体力活动减少、高龄和男性。

冠状动脉粥样硬化性心脏病的另一重要发病原因是高脂、高蛋白饮食，营养失衡。现在物质丰富，人民生活水平提高，吃五谷杂粮等主食和无害化绿色蔬菜制成的菜肴少了，吃高蛋白、高脂肪和高热量的"洋快餐"、零食和丰盛而精细的"佳肴"多了，导致血管内膜脂质堆积，脂褐素斑块形成并黏附于血管管壁上，最终导致血管内膜增厚，脂质沉积形成动脉粥样硬化。血小板在损伤的内皮表面黏附、聚集，导致内皮细胞进一步损伤，并可促发凝血过程，形成血栓，使血流减慢甚至完全阻塞冠脉管腔。

冠状动脉容易发生粥样硬化，可能是该动脉内膜和部分中膜的血供由管腔直接供给，血中的氧和营养物质直接透入内膜和中膜，因而高脂（蛋白）饮食被吸收入血的脂质亦易于透入；又因该动脉与主动脉夹角几乎呈直角（90度），其近端及主要分支的近端受到的血流冲击力大，因而冠状动脉容易受到损伤。

二、冠心病临床类型

世界卫生组织（WHO）就将冠心病分为以下五型。

（1）隐匿型或无症状性冠心病　无症状，但有心肌缺血的心电图改变或放射性核素心肌显像改变。心肌无组织形态改变。

（2）心绞痛　有发作性胸骨后疼痛，为一时性心肌供血不足所引起。心肌多无组织形态改变。

（3）心肌梗死　症状严重，为冠状动脉阻塞，心肌急性缺血坏死而引起。

（4）缺血性心肌病　长期心肌缺血所致的心肌逐渐纤维化。过去称为心肌纤维化或心肌硬化，表现为心脏增大、心力衰竭和（或）心律失常。

（5）猝死　突然心搏骤停而死亡，多为心脏局部发生电生理紊乱而引起严重心律失常所致。

近年临床上又提出两种综合征的分类。

（1）急性冠状动脉综合征（ACS）　包括不稳定型心绞痛（OA）、非ST段抬高型心肌梗死（NSTEMI）和ST段抬高型心肌梗死（STEMI）。它们有共同的病理基础，是不稳定的粥样斑块发生变化，如斑块内出血使之迅速增大，斑块破裂或表面破损，局部血小板聚集而形成血栓，血管发生痉挛等，引起冠脉不全或完全性阻塞所致。如遇有循环系统或斑块内部血流动力学改变、冠脉痉挛、涡流或狭窄远端血流不稳定等外在因素的作用，可使斑块的纤维帽与正常血管内膜交界处破裂。斑块纤维帽钙化时，其顺应性降低，也易破裂。斑块破裂后如血栓未完全阻塞冠脉，则引起不稳定型心绞痛，最终可能发展至完全阻塞而致心肌梗死。本病常见于老年男性，绝经期后妇女、吸烟者、高血压、糖尿病、高脂血症、腹型肥胖及有早发冠心病家族史者。患者多有发作性胸痛、胸闷等症状，可导致心律失常，心力衰竭，甚至猝死。在患者迅速出现胸痛等表现时，需就地急救。

（2）慢性心肌缺血综合征　与急性冠状动脉综合征相对应，隐匿型冠心病、稳定型心绞痛和缺血性心肌病等被列为慢性心肌缺血综合征的范畴。

三、冠心病诊断标准和方法

可根据临床表现和各项实验室检查资料诊断冠心病，其中最肯定的客观诊断依据是心肌有缺血表现，同时证明患者有冠状动脉粥样硬化性阻塞性病变。

心电图检查是诊断心肌缺血最常用的无创性方法，包括静息、动态或负荷试验的心电图检查。对不能进行运动试验的患者还可用药物负荷试验，包括双嘧达莫（潘生丁）、腺苷、多巴酚丁胺试验和异丙肾上腺素静脉滴注观察分析心电图变化；麦角新碱诱发试验用于诊断冠状动脉痉挛。

放射性核素心脏显像是无创性或微创性检查，主要包括心肌灌注显像、心肌代谢显像、核素心室显像等，用于发现是否有心肌缺血改变。

超声心动图检查可通过观察心室壁运动有无异常、心腔形态的改变、心室的射血分数等来判断心肌缺血与否；也可与运动或药物如双嘧达莫、腺苷、多巴酚丁胺等负荷试验结合应用，观察并分析心肌血流灌注情况、冠脉血流储备情况、管腔狭窄及冠状动脉内壁的病变情况及生理功能等。

磁共振显像可同时获得心脏解剖、心肌灌注与代谢、心室功能及冠状动脉成像的信息。

冠状动脉造影是显示冠状动脉粥样硬化病变最有价值的微创性检测手段。

四、隐匿型冠心病防治与西药应用

（一）防治动脉粥样硬化

为防止粥样硬化斑块加重，争取粥样斑块消退，促进冠状动脉侧支循环的建立，对于静息时心电图、放射性核素心肌显像或超声心动图已有明显心肌缺血改变者，宜适当减轻工作；对症选用硝酸酯类、β-受体阻滞药、钙拮抗药等治疗；定期进行健康体检和就诊、随诊。

（二）西药治疗

硝酸酯类、钙拮抗药和β-受体阻滞药均可减少或消除无症状性心肌缺血性发作，联合用药（各剂量相应减少）的效果更好。

1.硝酸酯类

均为《中华人民共和国药典》和《国家基本医疗保险和工伤保险药品目录》收载品种，用药安全有效、相对价廉、可控，简介如下。

（1）**硝酸甘油** 成人常用量：①含于舌下，1次0.25～0.5毫克，按需5分钟后再用，1日不超过2毫克。②敷贴剂：作用时间长，近24小时。直接贴于前胸或后背。③气雾剂：向口腔舌下黏膜喷射1～2次，相当于硝酸甘油0.5～1.0毫克。④口颊片：1次0.1毫克，放置于口颊尖牙龈上，1日3～4次；必要时可增至1次2.5毫克。⑤静脉注射给药，遵医嘱。

（2）**硝酸异山梨酯** 成人常用量：①片剂，舌下给药或口服1次5～10毫

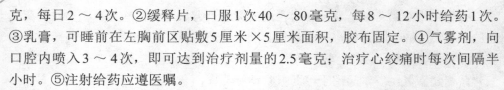

克，每日2～4次。②缓释片，口服1次40～80毫克，每8～12小时给药1次。③乳膏，可睡前在左胸前区贴敷5厘米×5厘米面积，胶布固定。④气雾剂，向口腔内喷入3～4次，即可达到治疗剂量的2.5毫克；治疗心绞痛时每次间隔半小时。⑤注射给药应遵医嘱。

（3）**单硝酸异山梨酯**　成人常用量：①片剂，口服1次20～40毫克，1日2～3次。②胶囊剂，口服1次10～20毫克，1日2次。③缓释胶囊50毫克，或缓释片60毫克，每日早饭后服1次。④注射剂滴速控制很重要，须遵医嘱。

2.β-受体阻滞药

为使静息心率降至每分钟55～60次，可选用阿替洛尔、美托洛尔、普萘洛尔、阿罗洛尔、比索洛尔、卡维地洛、拉贝洛尔、索他洛尔等，为了减少药物可能产生的不良反应，临床多用美托洛尔、比索洛尔、阿替洛尔和普萘洛尔，其他亦可应用。

（1）**阿罗洛尔**　临床用于治疗高血压、心绞痛、室上性快速性心律失常。成人常用量10毫克，1日2次；剂量可按需要调整至1日30毫克，分2次口服。临床用其盐酸盐。

（2）**噻吗洛尔**　临床用于高血压、冠心病以及心绞痛和心肌梗死后的治疗，预防偏头痛。用于冠心病：1次2.5毫克，1日口服2次；可渐增至1日20毫克。治疗其他疾病须遵医嘱。

（3）**卡维地洛**　可阻断α-受体及β-受体，无内在活性。高浓度时尚具钙拮抗作用，其阻断β-受体的作用较强，为拉贝洛尔的33倍，为普萘洛尔的3倍。可扩张血管、减少外周阻力和降低血压，对输出量及心律影响不大。用于原发性高血压和心绞痛：成人常用量初次剂量为12.5毫克，1日口服1次；2天后可增至25毫克，1日服1次；以后可根据需要逐渐增加剂量至1日50毫克，分1～2次服下。对于有症状的慢性充血性心力衰竭，剂量必须个体化，推荐开始2周剂量为3.12毫克，1日2次；若耐受良好，可间隔2周后将剂量增至6.25毫克，1日2次；然后每次12.5毫克，1日2次，再到1次25毫克，1日2次；或按病情遵医嘱；一般需长期用药，同时避免突然停药；若停药超过2周，再次用药应从1次3.125毫克、1日2次开始，然后按上述推荐方法增加剂量。

3.钙拮抗药

钙拮抗药在临床上多用于治疗心脑血管疾病，如心律失常、高血压、心肌缺血性疾病（冠心病、心绞痛）、脑血管疾病、慢性心功能不全等。如硝苯地平在预防和治疗冠心病心绞痛，特别是变异型心绞痛和冠状动脉痉挛所致心绞痛的疗效优于β-受体阻滞药，对各型高血压、充血性心力衰竭亦有较好疗效，可减少或消除无症状性心肌缺血的发生；与前述硝酸酯类、β-受体阻滞药联用（应酌情减少联用药物的剂量），疗效增加，不良反应相应减少。

（1）**硝苯地平**　又名硝苯吡啶、心痛定、利心平、欣乐平、益心平、拜心同等。普通片一次口服5～10毫克，一日服15～30毫克。急用时可舌下含服；对慢性心力衰竭，每6小时服20毫克。咽喉喷药每次1.5～2毫克（喷3～4次）。控释、缓释剂等应仔细看说明书，咨询专科医生。

（2）**左氨氯地平**　用于高血压、稳定型心绞痛患者，尤其是对硝酸酯类和β-受体阻滞药无效者，初始剂量为2.5毫克，每日1次；根据病情可增加至每日1次，不超过5毫克。

（3）**氨氯地平**　药理及应用与左氨氯地平完全相同，只是服用量是前者的2倍，即开始每日1次服5毫克，最大每日1次服10毫克。其优点是对血管的选择性更强，可舒张冠状血管和全身血管，增加冠脉血流量，降低血压，作用产生缓慢，但作用时间长，一般连续服药（每天服1次）7天后达稳态血药浓度而平稳降血压；口服后吸收迅速，生物利用度达52%～88%，大部分经肝代谢，一次服药的半衰期约30小时。肝功能不全者应慎用。

钙拮抗药的主要不良反应一般能耐受。较少的不良反应是头痛、水肿、疲劳、失眠、恶心、腹痛、面红、心悸和头晕；极少见的不良反应是瘙痒、皮疹、呼吸困难、无力、肌肉痉挛和消化不良；罕见心肌梗死、胸痛不良反应。因这类药物在肝内代谢，凡肝功能不全者应慎用，应仔细阅读说明书，咨询专科医生。

五、心绞痛防治与西药应用

据临床观察，心绞痛患者发病时常无明显痛感，却多有"烧灼感"、胸口压迫感、紧缩感或胀闷感等不适症状，且多在静态时发生，以胸骨中上段之后或位于左侧心前区，范围约有手掌大小，多无明确界限，心电图正常不能排除心绞痛。心绞痛发作时，可通过内脏神经放射到上肢、颈部、后背、腹部等，临床表现复杂多样，须经心内科确诊治疗。

（一）饮食调养

1.合理膳食原则

控制热量，保持理想体重；减少每日胆固醇（如蛋黄、禽类和猪牛羊内脏等）的摄入量；减少猪、牛、羊和禽类动物油脂（脂肪）的摄入量，尽量用富含不饱和脂肪酸的食用植物油，如芝麻油、花生油、大豆油、玉米油、葵花籽油、亚麻油烹饪菜肴，将油脂（脂肪）每日提供的热量控制在30%以内（每人每天摄入食用油不超过25克）；保证必需的矿物质（无机盐）和微量元素，包括钾、镁、钙、锌、铁、碘、磷、硒等；多食蔬菜、水果，保证各种维生素供给充足；提倡多食鱼类（海鱼更佳）和豆类及豆制品，供给必需的蛋白质；戒烟限酒，每日饮纯酒精不超过25克；戒高脂肪、高胆固醇饮食；饮食要均衡营养，低钠少盐。

2. 食物选择

可多食脱脂奶和低脂类奶制品、豆类及其制品；常食各种谷类，尤其是粗粮、薯类、蔬菜（洋葱、大蒜、花菜、苜蓿、木耳、食用菌、紫菜、海带等），以及冬瓜、苦瓜、南瓜、萝卜、白菜、绿豆芽、扁豆、生山楂、水果、茶叶等；适量进食畜兽类瘦肉、禽肉（去油、皮）、鱼类和海产品、蛋类；少食或忌食动物脂肪、肥肉、脑花、骨髓、内脏、蛋黄、鱼子、糖、酒、巧克力等。

（二）稳定型心绞痛的一般治疗

发作时立刻停止活动，一般休息后症状即可消除。平时应尽量避免各种诱发因素，如过度的体力活动、情绪激动、饱餐等，冬天注意保暖。注意饮食调养，避免过饱、油腻饮食，禁烟酒；调节日常生活与工作量，注意自我心理调节，减轻精神负担；适量活动以不发生胸痛症状为度，积极正确地防治高血压、高脂血症、糖尿病、贫血、甲状腺功能亢进等相关疾病，对症用药。

（三）不稳定型心绞痛的急救措施

不稳定型心绞痛是严重的、具有潜在危险性的疾病，随时可发展成急性心肌梗死，宜住院并立即进行抗心肌缺血治疗。患者应立即卧床休息，消除紧张情绪和焦虑，保持环境安静，可用小剂量的镇静药和（或）抗焦虑药，约50%患者可减轻或缓解静息时心绞痛。心疼痛发作期伴有发绀者应吸入纯氧，维持血氧饱和度在90%以上。积极治疗可能引起心肌耗氧量过度增加的疾病，如感染、发热、甲状腺功能亢进、贫血、心律失常和原有心力衰竭的加重。控制肺部感染、急性胃肠功能紊乱、严重心律失常等。可连续监测心电图、心动图，多次测定血清心肌酶（CK-MB）和肌钙蛋白，以排除心肌梗死。

（四）西药治疗

较重的发作，可应用快速起效的硝酸酯类药物以扩张冠状动脉、周围血管，降低血管阻力并促进血液循环，减少静脉回心血量，降低心室容量、心腔内压、心排血量和血压，减轻心脏前后负荷和心肌的需氧量，从而缓解心绞痛。

心绞痛发作时可选用硝酸酯类，如硝酸甘油、硝酸异山梨酯（消心痛）、单硝酸异山梨酯（异乐定、安心脉、长效心痛治-20、鲁南欣康、可力新）、亚硝酸异戊酯（气雾剂）等。

缓解期除注意饮食和心理调养外，可选用长期使用的长效的抗心绞痛药物，以防止心绞痛发作；可单独选用、交替应用和/或联合应用下列药物：硝酸酯类，如硝酸甘油、硝酸异山梨酯、单硝酸异山梨酯；β-受体阻滞药，如普萘洛尔（心得安）、美托洛尔、比索洛尔；钙拮抗药，如维拉帕米（异搏定）、硝苯地平（心痛定）、地尔硫䓬（恬尔心）、氨氯地平（络活喜、压士达）、左氨氯地平（施慧达）、非洛地平（波依定）等，以及中药对症治疗。

治疗变异型心绞痛以钙拮抗药的疗效最好。此类药物可与硝酸酯类同服，其中硝苯地平还可与β-受体阻滞药同服，但维拉帕米（异搏定）或地尔硫䓬（硫氮唑酮、恬尔心、合心爽）与β-受体阻滞药合用，可能有过度抑制心脏的危险，停用本类药物时也宜逐渐减量，然后停服，以免发生冠状动脉痉挛。以上各类药物临床应用举例如下（其余应仔细阅读说明书，咨询专科有经验的医师或药师）。

1. 硝酸酯类

（1）**硝酸甘油**　治疗或预防心绞痛，也可作为扩张血管药用于治疗充血性心力衰竭；注射剂可用于治疗高血压。防治心绞痛可用0.25～0.5毫克（或0.3～0.6毫克）片剂，于舌下含化，可迅速为唾液溶解而吸收入血，1～2秒钟即开始起作用，半小时后作用消失，有92%的患者有效，其中76%的患者在3秒钟内见效。延迟见效、完全无效时提示患者并无冠心病，或冠心病很严重，也可能是药物失效或未溶解。如属后者，可嘱患者嚼碎后继续含化。此外，长期反复应用可产生耐药性而使药效降低，停用10天以上可恢复疗效。贴敷剂、气雾剂、口颊片用法用量请参见"隐匿型冠心病"，注射剂须在专科医师指导下应用。

（2）**硝酸异山梨酯**　参见"隐匿型冠心病"。

（3）**单硝酸异山梨酯**　参见"隐匿型冠心病"。

（4）**亚硝酸异戊酯**　为极易气化的液体，盛于小安瓿内，每安瓿0.2毫升，作用快而短。使用时掰断（或用纱布、手巾包裹折断），立即置于鼻孔处吸入，10～15分钟开始起效，几分钟内作用消失。其疗效与硝酸甘油相同，降压作用更明显，应慎用。

（5）**戊四硝酯**　口服10～30毫克，1日3～4次，服药后1～1.5小时起效，持续缓解心绞痛时间长达4～5小时。

2. β-受体阻滞药

参见"隐匿型冠心病"。

（1）**普萘洛尔**　又名心得安，兼有α-受体阻滞作用。口服5～10毫克，1日3～4次，可酌情增加剂量，1日最大剂量100～200毫克。

（2）**美托洛尔**　又名倍他乐克，口服12.5～25毫克，1日2次。必要时可增量，须遵医嘱。

（3）**阿替洛尔**　口服12.5～25毫克，1日2次。

（4）醋丁洛尔　用于心绞痛时，1日口服剂量400毫克，于早餐时一次服下或于1日内分为2次服用，可根据情况增至1次300毫克，1日3次。肾功能低下者宜减量，老年人1日剂量不宜超过800毫克。

（5）纳多洛尔　又名萘羟心安、康加多尔，开始口服40毫克，1日1次，可酌情增至1日80～320毫克，或遵医嘱。

β-受体阻滞药可与硝酸酯类合用，但要注意以下几个方面：

① 二者呈协同作用，初始剂量宜偏小，以免引起低血压；

② 停用β-受体阻滞药时应逐步减量，以免突然停药而诱发心肌梗死；

③ 支气管哮喘及心动过缓者不宜用β-受体阻滞药；

④ 剂量应逐渐增加直至发挥最大疗效，但应注意个体差异和个体化用药。

3.钙拮抗药

常用药物有尼群地平、维拉帕米、硝苯地平（见"隐匿型冠心病"）、氨氯地平、左氨氯地平等，临床应用简介如下。

（1）维拉帕米　又名异搏定、戊脉定、异搏停。用于抗心律失常及抗心绞痛，对阵发性室上性心动过速最有效，对房室交界区心动过速疗效也佳，尚可用于心房颤动、心房扑动、房性早搏；口服1次40～120毫克，1日3～4次；维持剂量1次40毫克，1日3次。有静脉注射用药体征者，用25%～50%葡萄糖注射液稀释后缓慢静脉注射或静脉滴注，按0.07～0.15毫克/千克体重给药，症状控制后改为口服片剂维持疗效。

（2）尼群地平　用于冠心病及高血压（尤其是同时患有这两种疾病的患者），亦可用于心力衰竭，成人一次口服10毫克，1日30毫克；或遵医嘱。

（3）伊拉地平　又名导脉顺、易拉地平。用于高血压、冠心病和心绞痛，口服1次2.5毫克，1日2次；必要时可将剂量递增至1次5毫克，1日2次。

（4）贝尼地平　用于治疗高血压和心绞痛，开始口服，1日1次，于早饭后服2～4毫克，可按需要增至1日1次8毫克。

4.抗心律失常药

冠心病、心绞痛、高血压常见室上性或室性异位搏动、室上性或室性心动过速、预激综合征、电转复律后室颤发作等。心律失常在临床上较常见，因而抗心律失常药亦可酌情选用胺碘酮、美西律、普罗帕酮、普鲁卡因胺、阿普林定、安他唑啉、丙吡胺、莫雷西嗪、托西溴苄铵等，需仔细阅读说明书，个体化用药。

（1）莫雷西嗪　又名吗拉西嗪、乙吗噻嗪、安脉静。对冠心病、心绞痛、高血压等患者的心律失常具有显著疗效，而且不良反应小，耐受性好，适用于治疗房性和室性早搏、阵发性心动过速、心房颤动或心房扑动。口服首次剂量300毫克，维持量每日600毫克，一般每次200～300毫克，1日服3次。若有肌内注射或静脉注射给药的体征者，须在专科医师指导下用药。

应用莫雷西嗪的个别患者可出现恶心、瘙痒、头晕、头痛等。肌内注射有局部疼痛，静脉注射有短暂眩晕和血压下降。严重传导阻滞、严重低血压及肝肾功能不全者忌用。

（2）普罗帕酮　又名心律平。对冠心病、高血压所致心律失常有较好疗效。口服1次100～200毫克，1日3～4次。治疗量1日300～900毫克，分4～6次服用。维持量1日300～600毫克，分2～4次服用。由于其局部麻醉作用，宜在饭后与饮料同时吞服，不得嚼碎。注射用药须遵医嘱。

（3）胺碘酮　原名安律酮，抗心绞痛药，具有选择性扩张冠脉作用，能增加冠脉血流量，有降低心肌耗氧量及抗心律失常的作用，还用于慢性冠脉功能不全。口服1次100～200毫克，1日1～4次；或开始1次0.2克，1日3次，饭后服，3天后改用维持量，1日0.2克，1日1～2次。不良反应主要有食欲不振、恶心、腹胀、便秘等胃肠道反应，偶见角膜色素沉着、皮疹、皮肤色素沉着，停药后可自行消失。房室传导阻滞、心动过缓、甲状腺功能障碍及碘过敏者禁用。

5.抗血小板聚集药

临床应用举例如下。

（1）阿司匹林　可抑制血小板在动脉粥样硬化斑块上的聚集，防止血栓形成，同时也通过抑制血栓素A_2（TXA_2）形成，抑制TXA_2所致的血管痉挛。成人每日口服50～100毫克，最大剂量1日服用量150毫克。消化性溃疡患者忌用。

（2）双嘧达莫　对冠脉血管有较强的扩张作用，可显著增加冠脉血流量，但临床疗效评价不一。主要利用其抗血小板聚集作用，与阿司匹林共同用于短暂性脑缺血发作（TIA）和缺血性脑血管意外患者预防脑卒中发作（二级预防）、冠心病的治疗。口服1次50毫克，1日3次。与银杏叶提取物配制而成的银杏达莫制剂，可试用。

（3）氯吡格雷　抗血小板聚集，可用于冠心病、动脉粥样硬化性疾病（心肌梗死、脑卒中、外周血管疾病）患者，口服1日1次，1次75毫克，或遵医嘱。

（4）奥扎格雷　抑制TXA_2合成酶，抗血小板聚集和解除血管痉挛。一般用生理盐水或葡萄糖注射液稀释后静脉滴注，1日1次，1日80毫克。或遵医嘱。

（5）噻氯匹啶　又名抵克力得、力抗栓。对二磷酸腺苷（ADP）诱导的血小板聚集有较强的抑制作用。一般口服其片剂0.25克（1片），1日2次。

（6）西洛他唑　为磷酸二酯酶抑制药，一般口服50～100毫克，1日2次。或遵医嘱。

（7）替格瑞洛（倍林达，替卡格雷）　为新型血小板聚集抑制剂。临床疗效优于氯吡格雷。按180毫克负荷剂量给药0.5小时后平均血小板聚集抑制率达41%，给药2～4小时后可达89%，且此作用可保持2～8小时。重症首日一次

180毫克，以后90毫克/d；可与阿司匹林每日1次75～100毫克合用。宜个体化增减剂量。

6.血管舒张药

血管舒张药亦可用于治疗冠心病心绞痛，简介如下。

（1）**曲美他嗪** 又名冠脉舒、心康宁、万爽力。为作用较强的抗心绞痛药，其起效较硝酸甘油慢，但作用时间较长。临床适用于冠脉功能不全、心绞痛、陈旧性心肌梗死等。对伴有严重心功能不全者可与洋地黄并用。一般口服1次2～6毫克，1日3次，饭后服；总剂量每日不超过18毫克。维持量1次1毫克，1日3次。静脉滴注须遵医嘱。

（2）**川芎嗪** 适用于闭塞性血管疾病、脑血栓形成、脉管炎、冠心病、心绞痛。一般口服盐酸川芎嗪片50～100毫克（1～2片），1日3次，1个月为1个疗程。注射用须遵医嘱。

（3）**阿魏酸钠** 疗效与川芎嗪相近，遵医嘱。

六、心肌梗死防治与西药应用

（一）饮食调养

心肌梗死饮食调养与"心绞痛"相同。冠心病患者长期口服阿司匹林等抗血小板药和他汀类调脂药，有预防心肌梗死和/或再梗死的作用。普及有关心肌梗死的知识（宣传），可使患者及其家属及早意识到心肌梗死的危害，避免延误就诊。防治心梗应从狙击体内代谢综合征（MS）开始，适当运动，合理饮食，均衡营养，控制体重指数＜25，男性腰围＜90厘米，女性腰围在85厘米以内，尽可能使血压、血糖和血脂、尿酸等临床检查值达标。

（二）早期发现，早期治疗

及早发现，及早住院治疗，并加强住院前的就地处理，以保护和维持心脏功能，挽救濒死的心肌，防止梗死面积扩大，缩小心肌缺血范围，及时处理严重心律失常、泵衰竭和各种并发症，防止猝死，使患者转危为安，并保持尽可能多的有功能的心肌。就地处理包括吸氧、对症急救（暂时少搬动）、监护和休息。待病情稳定后容许转送时，迅速转送医院继续治疗。

（三）西药治疗

1.镇痛药

用盐酸哌替啶（度冷丁）注射液50毫克或100毫克肌内注射，亦可用盐酸吗啡注射液5～10毫克皮下注射，每4～6小时可重复应用，最好与硫酸阿托品注射液（0.5毫克皮下注射或肌内注射）联合应用。疼痛较轻者可用罂粟碱30～60毫克肌内注射。亦可试用硝酸甘油0.3毫克，或硝酸异山梨酯（消心痛）5～10毫克舌下含服。

2.溶栓药

尽早进行冠状动脉内溶栓或经静脉药物溶栓以恢复心肌血液灌注，挽救濒死的心肌或缩小心肌梗死的范围，保护心室功能，并消除疼痛。静脉溶栓适应证包括：心肌梗死发病在12小时以内；相邻两个肢导联ST段抬高超过0.05毫伏或胸导联ST段抬高超过0.1毫伏；年龄≤75岁，无近期活动性出血、脑卒中、出血倾向、糖尿病视网膜病变、严重高血压（≥180/110毫米汞柱[①]）和严重肝功能障碍等禁忌证者。静脉溶栓药可选用尿激酶或链激酶100万～150万单位，先用灭菌注射用水适量溶解，然后用注射用生理盐水或葡萄糖注射液50～100毫升稀释后静脉滴注，并在0.5～1小时内滴完。应用溶栓药前，可先肌内注射异丙嗪25毫克，静脉注射地塞米松2.5～5毫克或氢化可的松25～50毫克，可预防出血倾向、感冒样寒战、发热等不良反应的发生。

3.极化液疗法

氯化钾1.5克，普通胰岛素8单位（对合并有高血压者有时还可加25%硫酸镁10毫升）加入10%葡萄糖注射液500毫升中，静脉滴注，滴速以患者能耐受为度，1日1～2次，7～14天为1个疗程。可促进心肌利用和代谢葡萄糖，使钾离子进入细胞内，恢复细胞膜的极化状态，以利于心脏的正常收缩，减少心律失常。

4.冠心病心肌梗死临床用药

（1）右旋糖酐-40氯化钠注射液　每瓶含右旋糖酐-40 10克（100毫升）；25克（250毫升）；50克（500毫升）；6克（100毫升）；15克（250毫升）；30克（500毫升）；均含氯化钠0.9%。用于急性心肌梗死，脑血栓患者应缓慢静脉滴注，每次250～500毫升，成人和儿童每日不超过20毫升/千克体重；抗休克时滴速为20～40毫升/分钟，在15～30分钟注入500毫升（应以患者耐受为度）；疗程视病情而定，通常每日或隔日1次，7～14天为1个疗程。

（2）阿司匹林　用于急性心肌梗死、不稳定性心绞痛未服过阿司匹林者。起始剂量1日150～300毫克；由于个体差异大，文献资料每日1次剂量40～300毫克或0.08～0.325克不等，其目的均以尽快发挥抗血小板聚集为度，以后宜减量至每日75～150毫克，或遵医嘱对症调整用药剂量。有报告称，与双嘧达莫

---

① 1毫米汞柱≈0.133千帕。

（潘生丁）合用效果略好一些。

（3）**氯吡格雷**　用于新近心肌梗死、缺血性脑卒中和确诊为外周动脉病患者，每日1次口服75毫克，疗程遵医嘱。

（4）**磺吡酮**　多用于缺血性心脏病，能显著减少新近发生心肌梗死患者在第1年内的心源性死亡率（猝死，死于心肌梗死及心力衰竭）。尚可用于防止瓣膜性心脏病的动脉栓塞并发症及预防手术后静脉血栓形成的反复复作（如与抗凝药合用效果更佳）；对于脑血管疾病及预防血液透析患者血栓发生也有效。一般1次口服0.2克，1日3～4次，也可与阿司匹林合用。

此外，尚可选用双嘧达莫、奥扎格雷、曲克芦丁（维脑路通、维生素P_4）、噻氯匹定、西洛他唑等，限于篇幅从略，请仔细阅读药品说明书并遵医嘱用。

5.心肌梗死后心律失常用药

参阅"心律失常"。

6.控制心肌梗死引起休克用药

如中心静脉压低，在5～10厘米水柱①之间，肺动脉楔压在6～12毫米汞柱以下，心排出量低，提示血容量不足，可输注右旋糖酐-40或5%或10%葡萄糖注射液，输液后如中心静脉压上升至18厘米水柱，肺动脉楔压至15～18毫米汞柱，则应停止输液。

若补充血容量后血压仍不上升，而肺动脉楔压和心排出量正常时，提示周围血管张力不足，可选用以下血管收缩药。

（1）**多巴胺**　为抗休克的血管活性药及改善心脑血管循环药。成人宜取多巴胺10～30毫克加入5%葡萄糖注射液100毫升中静脉滴注；也可与间羟胺0.5～5毫克同时分开静脉滴注。

（2）**多巴酚丁胺**　以20～25毫克溶于5%葡萄糖注射液100毫升中，以2.5～10微克/（千克·分钟）的剂量静脉滴注，作用与多巴胺相类似，但增加心排出量的作用较强，增快心率的作用较轻，无明显扩张肾小管的作用。

（3）**间羟胺**　又名阿拉明，主要激动α受体，升压效果比去甲肾上腺素弱，但较持久，有中等程度加强心肌收缩的作用，无局部刺激，供皮下注射、肌内注射及静脉注射。可增加脑及冠状动脉的血流量，肌内注射后5分钟血压升高，可维持1.5～4小时之久。静脉滴注1～2分钟内即可显效。适用于各种休克及手术时低血压。在一般用量下，不致引起心律失常，因此也可用于心肌梗死性休克。常用量：肌内注射，1次10～20毫克；静脉滴注，1次10～40毫克，稀释后缓慢滴注，如以15～100毫克加入0.9%氯化钠注射液或5%～10%葡萄糖注射液250～500毫升中静脉滴注，每分钟20～30滴，用量及滴速随血压情况而

---

① 1厘米水柱≈0.098千帕。

定。极量：静脉滴注，1次100毫克（每分钟0.2～0.4毫克）。本品对长期应用胍乙啶或利血平者疗效不佳。

（4）**去甲肾上腺素** 又名新福林、苯肾上腺素。作用与间羟胺相同，但起效较快、作用较强而短暂，对长期应用胍乙啶或利血平者仍有效。常用量：肌内注射，1次2～5毫克；静脉滴注，1次10～20毫克。稀释后缓慢滴注。极量：肌内注射，一次10毫克；静脉滴注，每分钟0.1毫克。本品渗出血管外易引起局部损伤及坏死，如同时加入2.5～5毫克酚妥拉明可减轻局部血管收缩作用；急救时以0.5～1毫克（1～2毫克重酒石酸盐）加入5%葡萄糖注射液100毫升中静脉滴注。

若经上述处理，血压仍不上升，而肺动脉楔压增高，心排出量低，或周围血管显著收缩，以致四肢厥冷，并有发绀时，在血流动力学严密监测下谨慎选用以下血管扩张药：硝酸甘油，50～100微克/分钟；或硝酸异山梨酯（消心痛），每次2.5～10毫克舌下含服，或30～100微克/分钟静脉滴注；或硝普钠，15～400微克/分钟静脉滴注；或酚妥拉明，0.25～1毫克/分钟静脉滴注等。滴速以患者能耐受为宜。

7.治疗心力衰竭用药

主要是治疗左心室衰竭，以应用吗啡或盐酸哌替啶（度冷丁）与利尿药为主。减轻左心负荷可选用血管扩张药或用多巴酚丁胺10微克/（千克·分钟）静脉滴注治疗等。血管紧张素转换酶抑制药（如贝拉普利、雷米普利等）或血管紧张素Ⅱ受体拮抗药（如替米沙坦、厄贝沙坦等）减轻心力衰竭，阻止症状恶化，减少对利尿药及正性肌力药的需求，应尽早应用。加用β-受体阻滞药如阿替洛尔、美托洛尔等可以明显改善临床症状、血流动力学异常并提高运动耐量，提高患者远期生存率。心肌梗死发生24小时后，应尽量避免应用洋地黄制剂，有右心肌梗死的患者，应慎用利尿药。

8.其他对症治疗用药

包括纠正酸中毒、纠正电解质紊乱、避免脑缺血、保护肾功能、抗血小板聚集、调血脂稳定斑块；尚可联用促心肌代谢的药物，如维生素C 3～4克、辅酶A 50～100单位、肌苷酸钠200～600毫克、细胞色素C 30毫克、维生素B_6 50～100毫克等加入5%或10%葡萄糖注射液500毫升中缓慢静脉滴注，1日1次，2周为1个疗程；辅酶Q_{10} 150～300毫克分次口服，1, 6-二磷酸果糖10克稀释后静脉滴注，15分钟滴完，1日2次，疗程为1周。右旋糖酐-40、右旋糖酐-10或淀粉代血浆250～500毫升静脉滴注，1日1次，2周为1个疗程，可减轻红细胞聚集，降低血液黏度，有助于改善微循环灌注。

七、缺血性心肌病防治与西药应用

治疗心力衰竭应用利尿药和正性肌力药。强心苷宜采用作用快和排泄快的药物。

1.强心苷类

（1）**去乙酰毛花苷** 又名毛花强心丙、西地兰-D。静脉注射1次0.4～0.8毫克，用25%～50%葡萄糖注射液稀释后缓慢注射，全效量1～1.6毫克，于24小时内分次注射。儿童每日20～40微克/千克体重，分1～2次给药，然后改用口服毛花苷丙维持治疗。

（2）**毒毛花苷K** 静脉注射，首剂0.125～0.25毫克，加入等渗5%葡萄糖注射液20～40毫升内缓慢注入，时间不少于5分钟，1～2小时后重复1次，总量每天0.25～0.5毫克。病情好转后，可改用洋地黄苷口服制剂，给予适当的全效量。

（3）**毛花苷C** 又名西地兰。缓慢全效量：口服1次0.5毫克，1日4次。维持量：一般口服1次0.5毫克，1日2次。静脉注射用药须遵医嘱。

（4）**地高辛** 成人口服1～1.5毫克，于24小时内分2～4次服用（临床多数患者服0.125毫克，即半片，1日1～3次）；小儿2岁以下0.06～0.08毫克/千克体重，2岁以上0.04～0.06毫克/千克体重。静脉注射遵医嘱。

2.血管紧张素转换酶抑制药

贝那普利或雷米普利、福辛普利及β-受体阻滞药如卡维地洛、阿替洛尔可降低病死率、改善心功能，用前仔细阅读药品说明书，在有经验的专科医生指导下服用。

3.手术治疗

有临床指征和具备条件时，可考虑永久性人工心脏起搏器；施行心室减容术、动力心肌成形术、心脏移植手术等。

八、猝死防治与西药应用

1.预防用药

心脏病猝死中一半以上为冠心病所致。一级预防可选用：β-受体阻滞药、血管紧张素转换酶抑制药、调脂药、阿司匹林、多不饱和脂肪酸［多烯磷脂酰胆碱（易善复）］、抗心律失常药（胺碘酮）、血管紧张素Ⅱ受体拮抗药（如替米沙坦、厄贝沙坦等），须遵医嘱用。

2.心肺复苏用药

能量合剂（复方三磷酸腺苷-辅酶A-胰岛素注射剂）、胺碘酮、阿托品、β-受体阻滞药、氯化钙、地尔硫䓬、多巴胺、多巴酚丁胺、肾上腺素、利多卡因、门冬氨酸钾镁、吗啡、硝普钠、普鲁卡因胺、维拉帕米、血管加压素等，需临床对症灵活选用。

九、中医辨证论治冠心病

中医认为冠心病属"厥心痛""真心痛"（《黄帝内经》）和"胸痹"（《金匮要略》）范畴，认为是心气不足，心阳不振，以致寒凝气滞，瘀血和痰浊阻碍心脉，影响气血运行所致。以胸骨后、心前区出现发作性或持续性疼痛，或憋闷感，疼痛常放射到颈、臂或上腹部为特征。有时伴有四肢厥冷、青紫、脉微细。

1.病因病理

冠心病多因平素体弱，或过食肥甘、运动少或七情内伤所致。发病于胸膺部，为阳气升发之处。若胸阳不振，脾阳不运，以致寒凝血瘀，痰浊内生。痰浊和瘀血内阻心脉而发生心前区疼痛，甚至因气血不通，阴阳不相顺接而出现昏厥。本病以胸阳不振，气血失和，运行不畅，瘀血内阻为主要矛盾，而且与肝、脾、肾三脏有密切关系。

2.辨证施治

（1）胸阳不振，心脉闭阻 主症为胸闷憋气，阵发性心痛，心悸，气短，面色苍白，倦怠无力，畏寒肢冷，或自汗出，夜寐不宁，食欲不振，小便清长，大便稀薄，舌淡胖嫩，苔白润或腻，脉沉缓或结代。故宜温助心阳，宣通脉络。可选用瓜蒌薤白桂枝汤加减：瓜蒌30克，薤白15克，橘红15克，丹参15克，桂枝10克，干姜10克，党参15克，甘草7克。剂量可随症加减，水煎服，每日服1剂。若胸闷甚者，加配厚朴7克；胸痛甚者，可送服苏合香丸半丸至一丸。

（2）气滞血瘀，心络受阻 主症为阵发性心胸刺痛，痛引肩背，胸闷气短，舌质暗，舌边尖有瘀点，脉沉涩或沉结。故宜行气活血，化瘀通络。可选用血府逐瘀汤加减：川芎7克，生地黄12～15克，当归10克，赤芍10克，桃仁12～15克，红花10克，枳壳7克，桔梗7克，柴胡3～5克，牛膝7克，甘草7克。水煎服，每日1剂。

（3）脾虚聚痰，阻遏心络 主症为体多肥胖，嗜睡身倦，咳嗽痰稀，胸闷发憋作痛，头蒙如裹，心悸不宁，舌苔白厚或腻。脉滑或弦滑。故宜健脾化痰，除湿养心。可选用导痰汤加味：姜半夏12～15克，茯苓12～15克，瓜蒌18克，

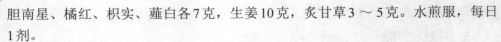

胆南星、橘红、枳实、薤白各7克，生姜10克，炙甘草3～5克。水煎服，每日1剂。

（4）**肝肾阴虚，心血瘀阻** 主症为胸闷气憋，夜间胸痛，头晕耳鸣，口干目眩，夜寐不宁，盗汗，腰酸腿软，或足跟疼痛，舌质嫩红，脉细数或细涩。故宜滋补肝肾，活血化瘀。可选用养阴通痹汤加减：生地黄、瓜蒌各20克，麦冬、党参各15克，桃仁、延胡索、五味子各10克，女贞子17克，红花7克。水煎服，每日1剂。

（5）**阴阳两虚，气血不足** 主症为胸闷心痛，有时夜间憋醒，心悸气短，头晕耳鸣，食少倦怠，腰酸腿软，恶风肢冷，或手心发热，夜尿频数，舌质紫暗，苔白少津，脉细弱或结代。宜调补阴阳，益气养血。可选用炙甘草汤加减：炙甘草15克，党参15克，桂枝10克，生地黄13克，熟附子4克，麦冬10克，薤白10克，当归10克，丹参15克，阿胶7克（单独烊化服）。水煎，分早、晚2次温服。若阳气虚（虚痹）心痛甚者，亦可加服苏合香丸半丸至一丸。若心痛持续（或未见心痛）而突然出现四肢厥冷、青紫，舌紫暗，苔白，脉细微，血压下降，则为阳虚欲脱，宜回阳救脱，急用四逆汤（熟附子10克，干姜10克，炙甘草7克）合生脉散（人参7克，麦冬17克，五味子10克）加味（红花7克，当归17克）煎汤服用并施以急救措施。临床尚有静脉滴注生脉（参麦）注射液疗法。

上述各证在无痛期，应以治本为主，如肝肾阴虚者，宜滋补肝肾，用六味地黄丸（汤）加何首乌、桃仁、红花；兼高血压者，除滋补肝肾外，更加潜阳息风药如生石决明、钩藤、夏枯草等；属心阴虚者，可用人参10克，炙甘草10克、桂枝7克、干姜10克加失笑散3克分2次冲服。

十、冠心病用中成药

（1）**冠心苏合滴丸（胶囊、软胶囊）** 由苏合香、冰片、乳香（制）、檀香、土木香组成。理气，宽胸，止痛。用于寒凝气滞、心脉不通所致的胸痹，症见胸闷、心前区疼痛；冠心病心绞痛见上述证候者。经药理毒理研究，该药具有抗心肌缺血作用、降血脂作用、抗缺氧作用，并可增加冠状窦血流量，增强红细胞变形能力，保护胃黏膜而减轻应激性溃疡对胃黏膜的损伤。滴丸：含服或口服，一次10～15丸（40毫克/粒）。丸剂：嚼碎服，一次1丸（0.35克/丸）。胶囊剂：临睡或发病时含服或吞服，一次2粒（0.35克/粒）。软胶囊剂：口服或急重症时嚼碎服，一次2粒（0.5克/粒）。可一日服1～3次或遵医嘱用。

（2）**复方丹参滴丸（颗粒、片、气雾剂）** 由丹参、三七、冰片组成。活血化瘀，理气止痛。用于气滞血瘀所致的胸痹，症见胸闷、心前区刺痛；冠心病心绞痛见上述证候者。药理毒理研究证明，该药有抗心肌缺血、改善血液流变学、抗动脉粥样硬化、抗心律失常、抗脑缺血损伤，以及延长血栓形成时间等作用。滴丸：吞服或舌下含服，一次10丸，一日3次，28天为1个疗程。颗粒剂：口服，一次1克，一日3次。片剂：口服，一次3片，一日3次。气雾剂：口腔喷雾，一次3～5下，一日3次，或遵医嘱。

（3）**灯盏花素片** 由灯盏花素组成。活血化瘀，通经活络。用于脑络瘀阻、中风偏瘫、心脉痹阻、胸痹心痛；脑卒中后遗症及冠心病心绞痛见上述证候者。药理毒理研究证明，该药可抗肺动脉高压，降血甘油三酯和血胆固醇水平，不同程度地升高血高密度脂蛋白（HDL）。口服，一次2片（共40毫克），一日3次。灯盏花素注射剂具有抗脑缺血再灌注损伤、抑制血栓形成、抑制实验性肝纤维化、抗肝脏缺血再灌注损伤、降低肺动脉高压、减轻右心室肥厚、改善肺小动脉中膜肥厚等各种作用。可肌内注射，一次5毫克，一日2次；或静脉滴注，一次10～20毫克（用10%葡萄糖注射液500毫升稀释后使用），一日1次。或遵医嘱。

（4）**通心络胶囊** 由人参、水蛭、土鳖虫、赤芍、乳香（制）、降香、全蝎、蜈蚣、檀香、冰片、蝉蜕、酸枣仁（炒）组成。益气活血，通络止痛。用于冠心病（胸痹）心绞痛属心气虚乏、血瘀络阻者。症见胸部憋闷、刺痛、绞痛，痛处固定不移，心悸自汗，气短乏力，舌质紫暗或有瘀斑，脉细涩或结代。亦用于气虚血瘀络阻型脑卒中，症见半身不遂或偏身麻木，口舌喎斜，言语不利。药理毒理研究证明，该药具有抗心肌缺血、改善血流动力学、抗缺血再灌注损伤、抗脑缺血，以及抑制血小板聚集和血栓形成等作用。口服：一次2～4粒，一日3次；4周为一个疗程。一般轻中症或重症患者病情缓解后一次服2粒；重症患者一次服4粒（0.38克/粒）。

（5）**血府逐瘀口服液（胶囊）** 由桃仁（炒）、红花、地黄、川芎、赤芍、当归、牛膝、柴胡、桔梗、枳壳（麸炒）、甘草组成。活血祛瘀，行气止痛。用于气滞血瘀，心脉闭塞所致冠心病心绞痛（胸痹），症见心悸，胸闷不适，失眠多梦，舌暗红或有瘀斑，脉弦紧或涩。药理研究证明，该药具有改善心功能、抗心肌缺血、改善微循环、抗血小板聚集、改善血液流变学、保护血管内皮细胞、抗炎、保肝及调节免疫功能的作用。口服液：一次10毫升，一日3次。胶囊剂：一次6粒（0.4克/粒），一日2次。

（6）**参麦注射液** 由红参、麦冬组成。益气固脱，养阴生津，生脉。用于脱证、胸痹、心悸、喘证、气阴两虚证，现代临床常用于因心气不足、心阴亏耗所致冠心病、心绞痛，症见胸闷，心前区刺痛，心悸气短，心烦少寐，倦怠懒言，面色㿠白，舌红少苔，脉细数。药理研究证明，该药具有抗休克、抗心衰、抗多脏器缺血、抗炎、调节免疫功能及辅助抗肿瘤作用。肌内注射：一次2～4毫升，一日1次。静脉滴注：一次10～60毫升（用5%葡萄糖注射液250～500毫升稀释后应用），或遵医嘱。

（7）**麝香保心丸** 由麝香、人参、肉桂、苏合香、蟾酥、人工牛黄、冰片组成。芳香温通，益气强心。用于气滞血瘀所致的胸痹，症见心前区疼痛、痛处固定不移；心肌缺血、冠心病、心绞痛、心肌梗死见上述证候者。药理研究证明，该药具有抗心肌缺血、保护动脉内皮、降血脂等作用。口服：一次1～2丸，一日3次；或症状发作时服用，温开水送服。

（8）**冠脉宁片** 由丹参、葛根、延胡索（醋制）、郁金、血竭、乳香（炒）、没药（炒）、桃仁（炒）、红花、当归、鸡血藤、制何首乌、黄精（蒸）、冰片组成。活血化瘀，行气止痛。用于气滞血瘀所致的胸痹，症见胸闷，心前区刺痛，心悸，舌质紫暗，脉沉弦；亦用于冠心病心绞痛见上述证候者。药理研究证明，该药具有抗脑缺血、增加脑血流量的作用。口服：一次5片，一日3次；或遵医嘱。

（9）**冠心丹参片（胶囊、颗粒、滴丸）** 由丹参、三七、降香油组成。活血化瘀，理气止痛。用于气滞血瘀所致的胸痹，症见胸闷刺痛，心悸气短；冠心病心绞痛见上述证候者。药理研究证明，该药具有抗心肌缺血、耐缺氧、改善微循环的作用。片剂：一次3片，一日3次。胶囊剂：一次3粒，一日3次。颗粒剂：一次1.5克，一日3次。滴丸：舌下含服，一次10粒，一日3次。温开水送服或冲服。

（10）**其他** 《中华人民共和国药典》及《基本医疗保险和工伤保险和生育保险药品目录》收载用于冠心病的中成药还有心安宁片、参附注射液、丹参注射剂、丹参颗粒（片）、丹七片、双丹颗粒（口服液）、心达康胶囊（片）、银杏叶胶囊（口服液、片）、心宝丸、愈风宁心片（胶囊）、乐脉颗粒、速效救心丸、心可舒胶囊、地奥心血康胶囊（片）、黄杨宁片、血栓心脉宁胶囊、香丹注射液、心痛舒喷雾剂、心脑康胶囊、正心泰胶囊、益脑宁片、舒心口服液（糖浆）、益心丸、参芍胶囊（片）、山海丹胶囊、养心芪片、诺迪康胶囊、脉络通颗粒、消栓通颗粒、益心胶囊（口服液）、益心舒胶囊、芪冬颐心口服液、滋心阴口服液（颗粒、胶囊）等，限于篇幅，不再一一赘述，请仔细阅读说明书，咨询医师、药师后应用。

十一、冠心病药膳调养

瓜蒌薤白粥

主料 瓜蒌50克，薤白20个，粳米80～100克。

辅料 红糖10克，38°曲酒1杯（约50～60克）。

烹饪与服法 瓜蒌洗去浮尘，用纱布包好后与淘洗干净的薤白、粳米加水约

800克，共熬成粥，去布包药渣，加红糖调味；饮曲酒后即刻食瓜蒌薤白粥，每日1剂，30天为1个疗程。

功效 通阳散结，行气祛痰。

适用人群 冠心病症见胸闷憋气，阵发性心痛，心悸，气短，面色苍白，倦怠无力，畏寒肢冷，或自汗出，夜寐不宁，食欲不振，小便清长，大便稀薄，舌淡胖嫩，苔白润或腻，脉沉缓或结代者。

百变搭配 不会饮酒者可服用黄酒、米酒、果酒以代替曲酒、独头蒜、大蒜、藠头、洋葱可代替薤白，交替应用。荞麦、小米、黑麦可代替粳米。

银杏叶薤白粥

主料 鲜银杏叶50～100克，薤白20个，粳米80～100克。

辅料 红糖10克，黄酒或曲酒适量（限80～100克以内）。

烹饪与服法 采集夏季七八月间生长茂盛的银杏叶洗净，煎汤取汁约800克，再与淘洗干净的薤白、粳米共熬成稠粥，加红糖调味，饮酒后即刻温食银杏叶汁薤白粥。每日1剂，30天为一个疗程。

功效 活血化瘀通络。

适用人群 用于瘀血阻络引起的胸痹、心痛、中风、半身不遂、舌强语謇；冠心病、稳定型心绞痛、脑梗死见上述证候者。

百变搭配 白果仁10枚代替银杏叶，须炖酥后食用；大蒜、独头蒜、洋葱、藠头可代替薤白，交替应用；小米、荞麦、黑麦可代替粳米。

银杏叶山楂粥（茶）

主料 鲜银杏叶50～100克，山楂10～20克，粳米50～100克。

辅料 红糖10克。

烹饪与服法 采集夏季七八月份生长茂盛的鲜银杏叶与山楂（切片）分别洗净，水煎取汁约800克，再与粳米熬成稠粥，加红糖调味温服，每日1剂，30天为1个疗程，或遵医嘱。

功效 活血化瘀通脉，降血脂，止心痛。

适用人群 冠心病症见胸部疼痛、痛处不移，入夜更甚，心悸不宁，舌质暗红，以及血脂高者。

百变搭配 干银杏叶10～20克与山楂（切片）10～20克煎汤当茶饮，可用糖调味。其效与粥相当。伴有轻度水肿者，可加去尖桃仁10克炒熟后捣碎，共熬成粥食用。

灯盏花茶

主料 灯盏花10克。

辅料　黄酒10克，红糖10克。

烹饪与服法　取灯盏花加水600克煎沸半小时后取汁，加黄酒和红糖调匀，温饮。取汁后的药渣可继续用开水冲泡，当茶饮。每日1剂。

功效　活血化瘀，通经活络。

适用人群　瘀阻心脉所致的冠心病，症见胸部憋闷疼痛，甚则胸痛彻背，痛处固定不移，入夜尤甚，舌质暗或有瘀点瘀斑，脉涩或弦；以及脑卒中症见半身不遂，肢体无力，半身麻木，言语謇涩的患者。

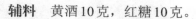
五灵脂蒲黄蒸山药

主料　五灵脂3～5克，蒲黄3～5克，鲜山药200克。

辅料　黄酒50克。

烹饪与服法　将鲜山药刮洗干净，切滚刀小块；取五灵脂、蒲黄共研细末，与山药块拌匀，蒸酥后食用，黄酒送服，每日1剂，15天为1个疗程。也可一次烹饪5天剂量，分5天服食。

功效　理气健脾，化瘀通络。

适用人群　脾虚不思饮食，且阵发性心胸刺痛，痛引肩背，胸闷气短，舌质暗，舌尖和舌边有瘀点，脉沉细或结代的冠心病患者。

百变搭配　服用本剂期间，忌油腻厚味；可用以薤白、大蒜、洋葱为主的菜肴、腌制品佐餐；绿色蔬菜菜肴可随意服食。

舒心四味粥

主料　瓜蒌50克，薤白10个，半夏10克，白术10克，粳米80克。

辅料　红糖10克。

烹饪与服法　将瓜蒌、半夏、白术加水（800克）煎沸30分钟，取汁与淘洗干净的薤白、粳米共熬成粥，加红糖调味后温服。每日1剂，15天为1个疗程。

功效　健脾理气，祛湿化痰。

适用人群　肥人脾虚，嗜睡身倦，咳嗽痰稀，头蒙如裹、舌苔白厚或腻，脉滑或弦滑的冠心病患者。

百变搭配　可随意服食五谷杂粮主食及绿色蔬菜为主的菜肴。

良姜六味蒸山药

主料　高良姜、延胡索、檀香各45克，荜茇10克，细辛17克，冰片26克，鲜山药450克。

辅料　蜂蜜30克。

烹饪与服法　将前六味主料共研细末；鲜山药刮洗干净，切成滚刀块置于蒸碗中，与药末拌匀后盖上碟子。蒸酥后分3日服用，每日取蜂蜜10克兑开水送服。

功效 温通心脉，健脾祛湿。

适用人群 体多肥胖，嗜睡身倦，咳嗽痰稀，胸闷发憋作痛，头蒙如裹，心悸不宁，舌苔白厚或腻，脉滑或弦滑的冠心病患者。

百变搭配 可随意同食五谷杂粮主食及以绿色蔬菜为主的菜肴。

归芍地黄八味骨头汤

主料 熟地黄、当归、白芍（酒炒）、山茱萸（制）各10克，山药20克、茯苓、牡丹皮、泽泻各8克。

辅料 猪棒子骨1根。

烹饪与服法 将八味主料洗去浮尘，猪棒子骨洗净，砸破后共入砂锅，注入清水1000克，小火炖至主药酥烂即成。吃肉和主药，饮药汁。每日1剂，7天为1个疗程。

功效 滋肝肾，补阴血，清虚热。

适用人群 肝肾两亏，阴虚血少，症见头晕目眩、耳鸣咽干、午后潮热、腰膝酸痛、足跟疼痛的冠心病伴高血压、神经衰弱患者。

百变搭配 随意同食以绿色蔬菜为主的菜肴和五谷杂粮制作的主食。

双桃红糖

主料 核桃仁750克，桃仁250克。

辅料 红糖1000克。

烹饪与服法 将核桃仁、桃仁和红糖分别捣碎，混匀，置于有盖的大碗中，在高压锅内蒸1小时后即成。放冷后冰箱保存。每日空腹服3次，每次服10克，30日为1个疗程。

功效 补肝肾，益阴血。

适用人群 胸闷心痛，有时夜间憋醒，心悸气短，头晕耳鸣，食少倦怠，腰酸腿软，或手心发热，夜尿频数，舌质紫暗，苔白少津，脉细弱或结代的冠心病患者，以及缺铁性贫血患者。

百变搭配 宜同时常食、多食菠菜、胡萝卜等蔬菜为主的菜肴；适当吃些猪肝、蘑菇等食品。

养心鱼

主料 麦冬、北沙参、赤芍各10克，三七5克；鲫鱼1尾（约200克）。

辅料 黄酒20克，姜末5克。

烹饪与服法 将鲫鱼去鳞、鳃和内脏，洗净后放入有盖的蒸碗中；用黄酒和姜末码味20分钟去腥味；四味中药切成细粒，捣为末后放入鱼碗中拌匀，盖好盖子，入高压锅中蒸40分钟即成。空腹温热食用，每日1剂，15天为1个疗程。

功效 滋养心阴，活血止痛，健脾胃。

适用人群 阴虚血瘀所致的胸痹，症见胸闷胸痛，心悸怔忡，五心烦热，夜眠不安，舌红少苔，脉细数；冠心病心绞痛见上述证候者。

百变搭配 鲳鱼、黄鱼等可代替鲫鱼。

茯苓山楂粥（蜜）

主料 茯苓10～50克，山楂40克，陈皮20克，杏仁10克，粳米50～100克。

辅料 白糖或蜂蜜适量。

烹饪与服法 先将陈皮、杏仁、山楂入砂锅加水煎取浓汁2次，去药渣后加入茯苓、粳米和适量清水熬成药粥，加辅料调味后空腹温食，每日1次（剂），15天为1个疗程。若去粳米，将两次浓药汁与茯苓和蜂蜜和/或白糖煎浓收膏，则为膏剂，可一次烹饪7～10天剂量，冰箱存放，分次食用。

功效 利湿，降脂通络，健脾祛痰。

适用人群 冠心病伴有水肿、消化不良和咳嗽的患者。

百变搭配 荞麦、小米、嫩玉米可代替粳米。

银杏叶山楂蜜

主料 鲜银杏叶、生山楂各500克。

辅料 蜂蜜250克。

烹饪与服法 在七八月份采集鲜银杏叶和生山楂分别洗净，切碎后入高压锅内，分2次加水各1000克，每次恒压20分钟，待冷后取汁，合并2次药汁并浓缩至约500克时，加入蜂蜜混匀，再浓缩至约600克即成。通常趁热盛于有盖的盅内后放冷，置冰箱保存。一般每日服10～30克，15日为1个疗程。

功效 活血化瘀通络，降血脂，润肠通便。

适用人群 冠心病伴高血脂、便秘的患者。

百变搭配 可配合食用五谷杂粮及以绿色蔬菜为主的普食。

双丹蜜

主料 丹参、牡丹皮各300克。

辅料 蜂蜜150克。

烹饪与服法 将丹参、牡丹皮置于高压锅内，分2次加水500克，每次均恒压20分钟，待冷后取汁，合并2次药汁并浓缩至约500克时加入蜂蜜混匀，熬沸10分钟后趁热盛于有盖的盅内，放冷，置冰箱保存。一般每日服20克左右，30

日为1个疗程（本方为30日常规剂量），可遵医嘱酌情加减。

功效 活血化瘀，通脉止痛，润肠通便。

适用人群 瘀血痹阻所致的冠心病，症见心痛、胸闷、心悸、舌暗紫或有瘀斑、脉弦涩或伴有便秘者。

百变搭配 宜搭配食用以五谷杂粮、蔬菜为主的普食。

乌丹蜜

主料 制何首乌25克，丹参25克。

辅料 蜂蜜25克。

烹饪与服法 将主料加水煎2次，每次煎沸半小时，去渣合并2次煎液，加入蜂蜜再煎沸5分钟，放至微温时服用。日服1剂，15天为1个疗程，或遵医嘱。

功效 化瘀通脉，滋养肝肾，润肠通便。

适用人群 冠心病伴肝肾不足、便秘患者。

百变搭配 宜同食五谷杂粮、蔬菜等普食。

玉竹猪心

主料 玉竹60克，猪心2个。

辅料 生姜、葱、花椒、食盐、白糖、味精、芝麻油各适量，卤汁适量。

烹饪与服法 将玉竹洗净切成节，用水稍润，煎熬2次，滤取药液共约500克。将猪心洗净，放在卤汁锅内，用小火煮熟捞起。另备一锅，倒入玉竹液，加卤汁适量，放入食盐、白糖、味精、生姜、葱、花椒，加热成浓汁；熄火，捞出猪心切片，用浓汁拌匀，再与玉竹混匀，淋上芝麻油即成。可在冷柜或冰箱保存，为3～4日剂量，每日服1～2次或佐餐食用。

功效 养心补心，养阴润燥，生津止渴。

适用人群 冠心病伴心律不齐、干咳、烦渴患者。

百变搭配 可同食薤白、洋葱、藠头等菜肴。

桃仁猪心

主料 猪心1个，桃仁10克。

辅料 鲜蒜泥适量。

烹饪与服法 将猪心、桃仁分别洗净，沥干水分，然后将桃仁置于猪心内，蒸酥烂后将猪心切片，蘸蒜泥空腹温食，每2日1剂，可常食。

功效 养心补心，活血祛瘀，润肠降脂。

适用人群 冠心病等心脑血管疾病患者。

百变搭配 可同食以薤白、洋葱为主的菜肴。

红苋菜籽猪心

主料　猪心1个，红苋菜籽20克。

辅料　鲜蒜泥适量。

烹饪与服法　将红苋菜籽漂洗干净，置于洗净猪心内，蒸酥烂后切成块，蘸鲜蒜泥空腹温食。每2日1剂，可常食。

功效　养心补心，调血脉，通气血。

适用人群　冠心病等心脑血管疾病患者。

百变搭配　宜同食以洋葱、薤头、薤白为主制作的菜肴和绿色蔬菜。

兔丁当归末

主料　兔肉200克，当归10克，陈皮5克。

辅料　鲜蒜泥20克，芝麻油5克。

烹饪与服法　将净兔肉洗净，煮熟透后切成小丁盛于碗中；将当归洗去浮尘，煮沸后即捞出切成末，放入兔丁碗中；陈皮用清水洗去浮尘后，再用煮当归的水泡软煮沸，捞出切细末后亦放入兔丁碗中，再加入鲜蒜泥和芝麻油拌匀即成。空腹或佐餐食用，可常食。

功效　降脂通脉，健脾止咳。

适用人群　冠心病、动脉粥样硬化患者。

百变搭配　宜搭配饭菜、洋葱、绿色菜肴等普食。

五味酒

主料　枸杞子50克，山楂50克，川芎50克，当归尾50克，党参50克。

辅料　38°高粱酒2000克。

烹饪与服法　将以上五味主药横切成薄片或捣成粗末，盛于大酒瓶中密闭浸泡半个月即成。晨起或晚上睡前饮服10～20克。30天为1个疗程。

功效　理气活血，化瘀通络，健脾降脂。

适用人群　冠心病患者。

百变搭配　尚可配用丹参30～50克。

芎花八味酒

主料　川芎100克，红花20克，当归50克，党参50克，降香10克，神曲50克，木香50克，黄芪50克。

辅料　38°高粱酒2000克。

烹饪与服法　将上述8味主药捣成粗末，置于大酒瓶中密闭浸泡半个月即成。早晚各饮服10～20克，30天为1个疗程。

功效 化瘀通络，理气止痛，健脾。

适用人群 冠心病（胸痹）伴胸部不适、疼痛患者。

百变搭配 宜同食五谷杂粮、蔬菜等普食。

十二、冠心病食疗

（一）饮食原则

冠心病、高脂血症、高血压病等的饮食原则基本相同。由于近10多年来人民生活水平大幅度提高，结合临床实践，修订如下，以供参考。

1.甘油三酯升高的饮食原则

应严格控制脂肪摄入量，全天脂肪摄入总量在25克以内；蛋白质占总能量的20%左右，糖类占55%～60%。少食或忌食含蔗糖、果糖多的食品和动物脂肪含量高的食品。如甜点、糖果和肥肉、油腻性食品等。

2.胆固醇升高的饮食原则

严格控制胆固醇摄入量，每天少于300毫克；忌食或尽量少吃含胆固醇高的食物，如动物内脏、脑花、墨鱼、鱼子、蛋黄、可可、椰子等，限制饱和脂肪酸（S）的摄入，适量增加不饱和脂肪酸（P），P/S比值以1.5～2.0为宜，蛋白质和糖类不限量，总热量控制在每日每千克体重126～146千焦（30～35千卡）。

3.甘油三酯和胆固醇均升高的饮食原则

肥胖者应控制热量，每月降低体重2～3千克，使体重达到或维持在理想范围［注：男性标准体重（千克）=身高（厘米）−105；女性标准体重（千克）=身高（厘米）−107.5］。糖类占总能量的50%以内，蛋白质占20%左右，脂肪占30%左右，适当增加植物油（椰子油除外）的摄入，每天胆固醇摄入量控制在300毫克以内；禁用高胆固醇饮食。

4.宜选用多糖类食物

糖类摄入占每日总热量的60%左右，高甘油三酯血症者，糖类摄入应控制在55%左右；肥胖者应限制主食，可吃些五谷杂粮、薯类、蔬菜、水果等膳食纤维（多糖）含量高的食物，对防治冠心病、高血压、高脂血症、糖尿病、动脉粥样硬化症均有益。

5.合理安排蛋白质供给

蛋白质按劳动强度或运动量供给，其中轻度体力或运动量为1.26克/千克体重；中重度为1.4～1.5克/千克体重，极重度为1.75克/千克体重。动物蛋白占蛋白质总量的30%。冠心病患者饮食中蛋白质占总热量的15%，或按2克/千克体重供给。尽量多食用豆类及其制品，如以黄豆（大豆）、绿豆、赤小豆、白芸豆（雪豆）、黑豆等为主料的佳肴及其制品，如豆腐、豆腐干、豆腐乳、豆筋、腐竹等，因豆类含植物固醇较多，有利于胆酸排出，且胆酸重吸收量减少，胆固醇合成也随之减少；尚有辅助抗癌之效。

6. 少食多餐

冠心病以中老年人发病率较高。中老年人体力活动和日常其他活动较青壮年相对减少，基础代谢率也不断下降，所需能量也相应减少，切忌暴饮暴食，避免过饱，最好少食多餐，每日4～5餐。

7. 病时食疗

冠心病心肌梗死时，在发作的最初2～3天应以流质为主，以后随着症状的减轻而逐渐增加稀饭、软面条等容易消化的半流质饮食，宜少量多餐，钠盐和液体的摄入量应根据汗量、尿量、呕吐量及有无心力衰竭而适当调节。如心力衰竭者，应采用低盐饮食。

8. 宜常吃的食物

宜常吃五谷杂粮、薯类及含膳食纤维多的绿色和深色蔬菜、新鲜水果，以及烹饪用植物油（椰子油除外），如豆油、玉米油、葵花籽油、芝麻油、花生油等，适当食用脱脂奶、猪瘦肉、鱼肉、鸡肉、兔肉、蛋清、豆类及其制品、菌（蕈）、藻类、海鱼（含ω-3脂肪酸）等。请参阅本书辅助防治心脏病的部分食物简介。

9. 宜少食或忌食的食物

限制进食以下食物：未去掉脂肪的牛肉和羊肉、火腿、贝类、蛋黄。忌食肥猪肉、肥鸭、肥鹅、剁碎肉馅和动物肝、肾、脑，以及鱼子、冰淇淋、巧克力、奶油、腊肠等。

（二）主粮食谱

广义上的谷类包括稻米、小麦、玉米、小米（亦俗称谷子）、大麦、青稞、高粱、薏苡仁（药食两用）、燕麦、荞麦、莜麦、黍（糜子）等，常被烹制成各种家常米饭、馒头、面条、包子、馄饨、烧卖、饼、粥、窝窝头、糕和糊等，是民间百姓的主食。而薯类如马铃薯（土豆、洋芋）、甘薯（白心红皮山芋、红薯、红心山芋、白薯、地瓜）、木薯、芋头、山药（薯蓣、脚板苕）、藕（莲藕）等富含淀粉；由谷类、薯类及藕、葛根、蕨类块根制成的淀粉和淀粉制品，如粉丝、粉条、藕粉、葛根粉、蕨根粉等，均以提供糖类为主，既可当主食，又可烹饪成美味菜肴，冠心病、高血压、动脉粥样硬化症、高脂血症患者等均宜适量选用，举例如下。

养心八宝粥

主料　糯米、黑米、大米、小麦、玉米、薏苡仁（薏米）、小米、芡实（鸡头米）各20克；去脂骨头汤1000克。

烹饪与服法　将前八味主料分别用清水淘洗干净，装入砂锅中，注入去脂骨头汤（可将骨头汤放冷或冰箱10℃以下存放，使汤中脂质凝固于汤面上而分离固态油脂），大火浇沸时滗去浮沫，改为小火熬成稠粥即成。常做主食用。

功效　营养丰富而均衡，辅助清心降压，保健养生。

适用人群　冠心病、高血压患者及健康人群。

百变搭配　莲子可代替芡实，荞麦可代替小麦；嫩玉米100克代替老玉米20克效果更好；尚可配食豆类；宜同食深色、绿色菜肴。

豆浆薤白粥

主料　豆浆500克，粳米100克，薤白20个。

辅料　白糖少许。

烹饪与服法　将粳米、薤白分别淘洗干净，放入锅内，加入豆浆和适量清水，煮成稠粥，以表面有粥油为度，加入白糖调味即成。常做主食用。

功效　营养充饥，辅助降脂。

适用人群　冠心病患者及健康人。

百变搭配　五谷杂粮可代替粳米；大蒜、洋葱50克可代替薤白20个；宜同食绿色菜肴。

神仙粥

主料　糯米100克，鲜汤1000克，生姜15克，带须葱白5～7根，醋20克。

烹饪与服法　将糯米淘洗干净，生姜、带须葱白分别洗净。用鲜汤先煮糯米、生姜为粥，次入葱白煮熟，放温时调入醋，温热食之，可日服2次。

功效　冠心病患者防治感冒。有民谣改为："一把糯米煮成汤，七个葱头七片姜，熬熟兑入半杯醋，不用医生防感冒（伤风感冒保安康）。"

适用人群　冠心病患者感冒初起，症见脘痞，恶心呕吐，恶寒发热，头痛身痛，无汗或少汗；一般人群防治流感。

百变搭配　宜同食低脂绿色或深色菜肴。

什锦炒伊面[①]

主料　伊面150克，鸡腿菇、豆芽、洋葱、韭菜、西葫芦各30克。

---

① 槟榔.高脂血症食疗与用药.北京：化学工业出版社，2008：216.笔者略修改。

辅料 植物油20克，蚝油、生抽、香油各5克，盐少许。

烹饪与服法 鸡腿菇、豆芽、洋葱、韭菜、西葫芦洗净，切丝；将伊面用水煮熟备用。锅置火上倒植物油，放入鸡腿菇炒匀后加入伊面，略加翻炒后加入豆芽、洋葱、韭菜、西葫芦翻炒至熟，加入盐、蚝油、生抽、香油炒香即可。当主食用。

功效 营养充饥，辅助降脂，抗动脉硬化。

适用人群 冠心病、高血压、高脂血症、动脉粥样硬化症患者及健康人。

百变搭配 与家常米饭、馒头、面条等交替当餐中主食，宜同食绿色、深色菜肴。本方可不用蚝油，植物油由20克改为15克可能对机体更为有利。普通市售湿面可代替伊面。

青圆柿椒嫩玉米

主料 青圆（嫩豌豆）、嫩玉米各200克，青、红柿椒各50克。

辅料 花生油15克，鲜汤50克，盐3克，味精少许。

烹饪与服法 将青圆（嫩豌豆）、嫩玉米分别洗净，沥干；青、红柿椒洗净，切成小丁（去蒂留椒心和椒籽）；将油放入锅内烧至六成热时，放入青圆、玉米和椒心（带椒籽），炒转至出香味时，加入鲜汤焖至九成熟，放入青、红椒丁和盐，炒熟后加味精翻匀即成。当主食用。

功效 健脾养心，理气和血。

适用人群 冠心病患者及健康人群。

百变搭配 宜同食绿色、深色菜肴。

双豆藕骨汤

主料 赤小豆、绿豆各100克，藕、猪骨各500克。

辅料 薤白20克，大蒜10瓣，盐5克。

烹饪与服法 将二年生优质藕洗净，拍碎成小块；猪骨洗净后剁成寸半节，入开水开锅焯一下去血水；将藕、猪骨与淘洗干净的赤小豆、绿豆共入砂锅内，加入清水1500克，大火煮沸时滗去浮沫，改为小火煮半小时，加入洗净的薤白、大蒜瓣再煮至酥烂，加盐调味即成。当主食温服。

功效 健脾养心，清热利湿，辅助降血脂、降胆固醇。

适用人群 冠心病等心血管病患者及健康人群。

百变搭配 配用糯（稻）米100克即为七味养心粥。宜同食绿、深色菜肴。

荠芹炒米饭

主料 洋葱100克，荠菜300克，芹菜200克，豆腐干100克，粳米100克。

辅料　花生油15克，盐3克，芝麻油5克，味精1克，酱油8克。

烹饪与服法　将粳米淘洗干净，加水约500克煮沸后，用小火焖熟。荠菜、芹菜分别择洗干净，在开水锅中焯一下后沥干，切成细粒；洋葱撕去外皮、去蒂、洗净，切成小丁，加入六七成热的油锅中炒香，倒入备好的荠菜粒、芹菜粒炒，加盐炒匀，最后放入焖熟的米饭炒散，盛于大碗中。另将豆腐干洗净，切成薄片，入开水锅中氽一下，捞出沥干，盛于盘中，加入芝麻油、味精和酱油拌匀后，放在荠芹炒米饭上，空腹食用。可常食。

功效　降脂降压，健脾养心。

适用人群　冠心病、高血压患者及健康人群。

百变搭配　可用糯米、小米、荞麦等代粳米。

红苕萝卜丝

主料　甘薯（红皮黄心）500克，红皮萝卜500克。

辅料　香菜节15克，蒜泥30克，盐3克，白糖2克，鸡精1克，葱花5克，醋3克，芝麻油5克。

烹饪与服法　取红皮黄心甘薯洗净，去蒂和须根，放入蒸锅或烤炉中至熟透酥烂。红皮萝卜去蒂和须根，洗净，在开水锅中焯1分钟，沥干后切成细丝，放于盘中，加入全部辅料拌匀，码味几分钟后，即可与红苕同食。

功效　健脾胃，补虚乏，益气力，降血脂，润肠通便，利湿解毒，辅助抗癌。

适用人群　冠心病等心脏病患者及夜盲症、便秘、肠胃炎患者，以及健康人群。

百变搭配　甘薯又名红苕、白薯、地瓜、甜薯等，有红皮白心、红皮黄心、红皮红心，白皮或褐色、黄皮黄心、黄皮红心数十种，含糖类、黏液质、维生素A原，各种品种可交替食用，黄心、红心者维生素A、维生素C含量较高，久存晾放后水分减少，糖化后味更甜。尚可与五谷烹饪成饭或粥，也可和胡萝卜等蔬菜共成佳肴。

荠芹枸萸粥（饭）

主料　芹菜、荠菜各250克，枸杞子20克，山茱萸12克，粳米100克。

辅料　芝麻油10克，鲜蒜泥20克，盐3克，醋2克，白糖3克，鸡精2克。

烹饪与服法　将芹菜、荠菜分别择洗干净，在开水锅中焯至断生，沥干后切成细粒，盛于盘中，加入全部辅料拌匀；另将枸杞子、山茱萸和粳米分别淘洗干净，加水适量，共煮为粥或焖熟成饭即成。以前述凉拌芹、荠菜下饭，空腹食用。可常服。

功效　健脾和胃，降脂降压。

适用人群 冠心病、高血压属肝肾亏虚、脾胃虚弱及气血不足者。

百变搭配 糯米、荞麦等谷类可代替粳米交替烹饪食用。

薯豆杂粮饭（菜）

主料 甘薯150克，糯米50克，玉米糁、荞麦、赤小豆、绿豆、豌豆、黑米、小米、薏苡仁各10克；洋葱300克，猪瘦肉100克。

辅料 淀粉10克，盐3克，花生油20克，鸡精1克，豆瓣酱10克。

烹饪与服法 将甘薯（红心或黄心）洗净，去须根，切成细粒；与淘洗干净的糯米、黑米、小米、薏苡仁、玉米糁、荞麦、赤小豆、绿豆、豌豆共入锅（高压锅或电饭煲）内，加入适量水，焖熟（俗称"十味养心饭"）。洋葱去蒂，撕去外膜，洗净后切成丝；猪瘦肉洗净切成细长丝，加盐1.5克码味2分钟后用淀粉上浆；油倒入炒锅中烧至六七成热时，下豆瓣酱炒香，放入上浆肉丝炒至快熟时，放入洋葱丝炒，放入盐和鸡精调味炒匀后盛于盘中，配合杂粮饭佐餐食用。空腹热食，宜常食，宜同食绿色菜肴。

功效 养心健脾理血，降脂，降压，降胆固醇。

适用人群 冠心病、高血压、动脉粥样硬化患者及健康人群。

百变搭配 怀山药、马铃薯（土豆）、芋头、藕等可代替甘薯；芡实可代替薏苡仁；若小米、黑米暂缺（非产区），可用粳米代替；禽瘦肉可代替猪瘦肉。

（三）菜肴食谱

金针菇焖豆腐

主料 金针菇300克，豆腐300克，骨头汤400克。

辅料 食盐3.5克，大蒜30克，生姜末10克，葱花5克，花生油适量。

烹饪与服法 将金针菇去蒂部，清洗干净；豆腐在沸水中余一下，清洗后切成2厘米见方的小块，沥干；将油15克在油锅内烧至六成热时，放入备好的大蒜、生姜末煸香，注入骨头汤，烧开后放入金针菇，小火焖半小时后加入豆腐块，轻轻翻匀后再焖10分钟，加入盐和葱花翻匀即成。趁热或佐餐服食。家常菜肴，可常食。

功效 金针菇益气防癌，豆腐益气和脾，大蒜降脂解毒。

适用人群 冠心病伴高胆固醇、高血压、高血脂、肥胖者和重病（癌症）体虚者及大众健康人群。

百变搭配 可同食绿色菜肴；香菇、平蘑、口蘑、松茸等食用蘑菇可代替金针菇。

金针菇拌绿豆芽

主料　金针菇300克，绿豆芽300克，鲜骨汤100克。

辅料　生姜末5克，葱花5克，独头蒜10枚，芝麻油10克，盐3.5克。

烹饪与服法　将金针菇、绿豆芽、独头蒜分别择洗干净，共入锅内，加入鲜骨汤焖熟断生（约5分钟），连汤转入盘中，放入生姜末、葱花、盐拌匀，淋上芝麻油即成。空腹或佐餐食用均可。为家常菜肴，可常食。

功效　清热解毒，健脾降脂，预防肠炎。

适用人群　冠心病伴高血脂（高胆固醇）、动脉粥样硬化、高血压患者及健康人群。

百变搭配　同"金针菇焖豆腐"。

金针菇萝卜骨头汤

主料　金针菇、萝卜各300克，猪骨500克。

辅料　大蒜30克，姜片10克，盐3.5克。

烹饪与服法　将金针菇切去深色的根蒂，洗净，沥干；萝卜洗净后切成3厘米见方小块；猪骨洗净，剁切成寸段，共入锅内，加入备好的大蒜和姜片，注入清水约800克，大火烧开时，滗去浮沫，改为小火炖至猪骨酥熟，加盐调味即成。空腹或佐餐食用均可。宜经常服食。

功效　降血脂和胆固醇，健脾消食。

适用人群　冠心病伴高血脂、高胆固醇、动脉粥样硬化者及健康人群、肥胖病人。

百变搭配　同"金针菇拌豆腐"，可加葱花。

白菇茭白肉片

主料　白蘑菇（圆）300克，茭白300克，猪瘦肉片100克，嫩青椒150克，鲜骨汤100克。

辅料　盐3.5克，湿淀粉20克，花生油25克。

烹饪与服法　将圆白蘑菇、茭白分别洗净，切成薄片；嫩青椒洗净后切成细丝；猪瘦肉片用盐1克、湿淀粉8克拌匀、上浆。油在油锅中烧至六七成熟时，下青椒丝和肉片翻炒至八成熟，下白蘑菇片和茭白片炒匀，加鲜骨汤焖5分钟，加入剩下的盐和湿淀粉，翻匀即成。佐餐食用，可常食。

功效　健脾促消化，降血脂，降胆固醇，并促进血液循环，化痰宽中，除湿利尿。

适用人群　冠心病等心血管病患者及健康人群。

百变搭配　可同食绿色菜肴，平菇可代替白菇。

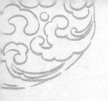
香菇烧竹笋

主料 鲜香菇300克，鲜箭竹笋300克，鸡脯肉100克，鲜汤100克。

辅料 大蒜瓣10枚，湿淀粉30克，花生油25克，生姜片10片，盐3.5克，葱节10克。

烹饪与服法 取鲜香菇、鲜箭竹笋分别清洗干净，切成薄片；鸡脯肉洗净后切成薄片，用盐1克、湿淀粉10克拌匀、上浆。花生油在油锅中烧至七成热时，下鸡脯肉片炒变色后，放入香菇片和竹笋片，炒匀后放入备好的蒜瓣、生姜片和鲜汤，焖10分钟后，加入葱节和余下的盐和湿淀粉，翻匀即成。趁热空腹或佐餐食用。

功效 健脾助消化，降脂，防治动脉粥样硬化，保健强身。

适用人群 冠心病等心血管病患者及健康人群。

百变搭配 毛竹笋（玉兰片）等可代替箭竹笋，松茸、茶树菇等可代替香菇，猪瘦肉可代替鸡脯肉。

香菇烧丝瓜

主料 鲜香菇300克，嫩丝瓜500克，鲜汤150克。

辅料 大蒜瓣10枚，生姜片10片，葱节10克，盐3.5克，玉米油20克。

烹饪与服法 嫩丝瓜刮去外皮，去脐、蒂后洗净，滚刀切块；鲜香菇去蒂、洗净，切成薄片；大蒜洗净，切成薄片后与生姜片一起加入烧至六成热的玉米油锅中，炒出香味后加入备好的丝瓜和香菇，翻炒几下后注入鲜汤，加锅盖焖15分钟后加入葱节和盐，炒匀即成。趁热空腹食或佐餐食。宜经常服食。

功效 降脂，通络，养心，增强免疫力。

适用人群 冠心病等心血管病患者及健康人群。

百变搭配 可同食绿色菜肴，本方中可配50～100克瘦肉片；花生油等可代替玉米油；主食以粗加工的五谷杂粮为佳。

香菇肝片炒芹菜

主料 鲜香菇300克，鲜猪肝100克，芹菜300克，鲜汤150克。

辅料 花生油20克，独头蒜10个，葱节15克，生姜片10片，湿淀粉20克，鸡精2克，盐5克。

烹饪与服法 将鲜香菇、猪肝分别洗净，切薄片，猪肝片用盐1克、湿淀粉8克拌匀、上浆；芹菜洗净后切成寸段；独头蒜洗净后切成薄片；油在锅内烧至六成热时，下蒜、姜和葱炒香，放入上浆肝片翻炒至变色，加入香菇和鲜汤焖烧15分钟，放入芹菜和余下的盐、鸡精、湿淀粉翻匀并烧至熟芡即成。趁热空腹食或佐餐食。宜经常服食。

功效 降脂（胆固醇），降血压，抗动脉粥样硬化。长期（交替）服食，可增强免疫力。

适用人群 冠心病等心血管病患者及健康人群。

百变搭配 猪瘦肉代替猪肝，其余同"香菇烧丝瓜"。

香菇冬瓜骨头汤

主料 香菇300克，冬瓜500克，猪骨500克。

辅料 大蒜瓣10个，生姜片10片，盐3.5克。

烹饪与服法 将香菇去根蒂、洗净；冬瓜去皮和瓤，洗净后切成3厘米见方小块；猪骨剁切成寸半段，在沸水中汆一下，洗去血水后与香菇共入锅内，注入清水800克，大火烧沸后滗去浮沫，加入大蒜和姜片，小火炖半小时后加入冬瓜和盐，再炖10分钟后加盐调味即成。空腹热食或佐餐食，可常食。

功效 健脾，降血脂，降胆固醇，利尿除湿。

适用人群 冠心病伴轻度水肿者及健康人群。

百变搭配 可同食绿色菜肴，香菇可用草菇、松茸、平菇等食用蘑菇代替。

香菇素炒韭菜

主料 鲜香菇300克，韭菜300克，鲜汤50克。

辅料 大蒜30克，生姜片10克，花生油20克，鸡精5克，盐3.5克。

烹饪与服法 鲜香菇去根蒂，洗净后切成薄片；大蒜洗净切成薄片；韭菜择洗干净后切成寸段。油在锅中烧至六成热时，下蒜片、姜片，炒出香味时放入香菇翻炒，加鲜汤小火焖10分钟，放韭菜、鸡精和盐，炒匀至熟即成。空腹热食或佐餐食。可常服食。

功效 理气和血，降血脂，降胆固醇。

适用人群 冠心病等心血管病患者及健康人群。

百变搭配 草菇、平菇可代替香菇；洋葱可代替韭菜。

黑木耳蒜薹肉片

主料 鲜黑木耳100克，蒜薹300克，瘦肉片100克，鲜汤50克。

辅料 生姜片10克，花生油20克，湿淀粉20克，盐3.5克。

烹饪与服法 鲜黑木耳去根蒂，漂洗干净，撕成小朵；蒜薹择洗干净，切成寸半段；瘦肉片加盐1克、湿淀粉8克拌匀、上浆；油在锅内烧至六成热时，下姜片炒出香味，放入瘦肉片炒至变色时，加入蒜薹和黑木耳，炒转后加入鲜汤焖5分钟，加盐调味即成。空腹热食或佐餐服食。

功效 降血脂，降胆固醇，理血健脾，解毒消炎，保健强身。

适用人群 冠心病等心血管病患者及健康人群。

百变搭配 香菇可代替黑木耳。干黑木耳20克泡涨后可代替鲜木耳100克。

黑木耳炒黄花菜

主料 鲜黑木耳（干品30克用清水泡发后清洗干净，撕成小朵）150克，干黄花40克，鲜汤50克。

辅料 独头蒜10个，生姜片10克，盐3.5克，花生油20克。

烹饪与服法 将木耳、黄花分别泡洗干净；油在锅内烧至六成热时，下姜片、大蒜（洗净切片）炒出香味，加入黑木耳、黄花炒，加入鲜汤，焖5分钟后加盐调味即成。空腹热食或佐餐食用。可常食。

功效 降血脂，降胆固醇，抗动脉粥样硬化，清热解毒。

适用人群 冠心病等心血管病患者及健康人群。

百变搭配 可同食绿色菜肴、五谷杂粮。

平菇烧胡萝卜

主料 平菇300克，胡萝卜500克，猪排骨100克。

辅料 独头蒜10克，生姜片10克，盐3.5克，葱花5克，花生油15克。

烹饪与服法 平菇洗净，撕成小朵；胡萝卜洗净，滚刀切成小块；独头蒜去皮，洗净，与生姜一起下入烧至六成热的油锅中，炒香时放入猪排骨（洗净后剁成寸半段）、平菇、胡萝卜炒，加入清水500克焖至酥烂时，加盐调味，撒上葱花即成。空腹热食或佐餐食。可常服。

功效 降血脂，抗氧化，保健强身。

适用人群 冠心病等心血管病患者及健康人群。

百变搭配 香菇可代替平菇，白萝卜可代替胡萝卜。

茶树菇烧牛蹄筋

主料 鲜茶树菇500克，牛蹄筋250克。

辅料 大蒜瓣20枚，生姜片20片，盐3.5克，葱节10克，香菜节（芫荽）20克。

烹饪与服法 鲜蹄筋在沸水中氽一下去腥，洗净，切成寸半条；鲜茶树菇去根蒂，洗净，与备好的牛蹄筋共入锅内，加水1000克，大火烧沸滚时，滗去浮沫，改为小火，加入备好的葱、蒜和姜，盖好后炖至酥烂（约1.5小时），加入备好的香菜节和盐调味即成。空腹热食或佐餐。宜与其他菜肴交替常食。

功效 富含多糖、多肽类等生物活性成分，辅助降血脂降血压，抗动脉粥样硬化，健体强身。

适用人群　冠心病、高血压、动脉粥样硬化、高脂血症患者及健康人群。

百变搭配　猪蹄筋可代替牛蹄筋。宜同时吃绿色菜肴、五谷杂粮烹饪的主食。

草菇烧花菜

主料　鲜草菇500克，花菜500克，鲜汤500克。

辅料　大蒜瓣20枚，生姜20片，盐3.5克，香菜50克，鸡精2克。

烹饪与服法　草菇去根蒂，洗净后在沸水中汆一下，晾凉后对切为两半；花菜剥去老皮，洗净，切成小朵，与草菇共入锅内，加鲜汤用大火煮滚时，滗去浮沫后改为小火，加入备好的大蒜和生姜，盖好后用小火煮至熟透，加入盐、香菜和鸡精调味即成。空腹热食或佐餐吃。

功效　辅助降血脂降胆固醇，抗动脉粥样硬化，尚有辅助抗癌之效。

适用人群　冠心病等心血管病患者及健康人群。

百变搭配　出锅前10分钟加入上浆瘦肉片100克，其味更鲜美；宜同食绿色菜肴。

黑木耳烧豆腐

主料　鲜黑木耳150克，豆腐500克，鲜汤300克。

辅料　大蒜瓣20枚，生姜片10片，五香豆瓣20克，盐3克，鸡精2克，葱花5克，花生油20克，生粉10克，香菜节3克。

烹饪与服法　鲜黑木耳去根蒂，洗净，撕成小朵；豆腐切成3厘米见方小块，在沸水中汆一下，捞出晾凉；将油在锅内烧至六成热时，放入姜、蒜和豆瓣炒香，放入黑木耳、豆腐轻轻炒几下，注入鲜汤，盖好后改小火烧至大蒜瓣熟，用生粉勾芡，调入盐、鸡精、葱花和香菜节即成。空腹热食或佐餐。

功效　辅助降血脂降血压，抗动脉粥样硬化，保健强身。

适用人群　冠心病、动脉粥样硬化、高血压患者及健康人群。

百变搭配　宜同食绿色菜肴；出锅前10分钟加入50～100克上浆瘦肉片，营养更丰富，味道更鲜美。

鳝鱼片炒蒜薹

主料　鲜鳝鱼片200克，蒜薹500克。

辅料　姜片15克，花生油适量，盐5克，生粉10克。

烹饪与服法　蒜薹去尖，洗净，切成寸段。将油适量烧至六成热时，将蒜薹倒入锅内煸炒至九成熟，铲出锅；锅内再放油少许烧至七成热时，放入鳝鱼片和姜片爆炒，炒出香味亮油时，将蒜薹加入同炒，放入盐调味，生粉勾熟芡即成。

空腹热食或佐餐吃。

功效 降脂理气，清热解毒。

适用人群 冠心病患者及健康人群。

百变搭配 宜同食低脂绿色菜肴。

鳅鱼薤白汤

主料 鳅鱼（泥鳅）500克，薤白（苦藠）100克。

辅料 食盐3克，姜片10克，醪糟20克，陈皮3克，葱花10克，胡椒粉、精盐各1克，花生油20克。

烹饪与服法 将鳅鱼宰杀后去内脏，清洗干净后在沸水锅中焯一下去腥，沥干；薤白洗净；将油烧至六成热时，下姜片、醪糟爆香，放入鳅鱼炒转，再加入薤白翻炒片刻，注入清水600克，煮沸后放陈皮，改为小火炖至汤呈乳白色（半小时），加入其余辅料即成。每日分2次热食。

功效 降脂利湿，辅助抗动脉硬化。

适用人群 冠心病患者及健康人群。

百变搭配 宜同食低脂绿色菜肴。

泥鳅烧豆腐

主料 泥鳅400克，豆腐300克，洋葱100克，肉汤400克。

辅料 醪糟20克，油酥黄豆（或花生）20克，姜片10克，香料（八角）1片，陈皮3克，葱花10克，精盐3.5克，胡椒粉、鸡精各1克，芝麻油5克，生粉15克，花生油适量。

烹饪与服法 活泥鳅宰杀后去内脏，洗净，入沸水锅中焯一下，沥干；豆腐切成4厘米长、1厘米宽的长条，放入有盐的沸水中焯煮一下，沥干待用。油在油锅中烧至六成热时，下洋葱、姜片炒香，倒入泥鳅，加入豆腐，烹入醪糟、盐、香料、陈皮、胡椒粉轻轻推匀，加入肉汤，中火烧沸，待其入味后，下生粉勾芡，加鸡精、葱花、芝麻油推匀，起锅装盘，撒上油酥黄豆（或花生）即成。每日分2次热食或隔日服。

功效 降脂理气，解毒除湿，保健强身。

适用人群 冠心病患者及健康人群。

百变搭配 宜常吃低脂绿色菜肴。

鳝鱼炒芹菜

主料 鳝鱼500克，芹菜250克。

辅料 独头蒜10个，姜片10克，料酒15克，郫县豆瓣30克，盐、酱油、醋、白糖各少许（1～5克），花椒粉1～3克，芝麻油5克，熟油适量，味精1克。

烹饪与服法　将活鳝去内脏、骨和头，斜切成边长约5厘米的菱形块，清洗干净后沥干；芹菜择洗干净，切成4厘米长的节；郫县豆瓣剁细；独头蒜去皮，洗净，切成薄片；将熟油放锅内烧至六七成热时，下鳝鱼片炒至棕褐色，烹入料酒，加郫县豆瓣、蒜片和姜片炒香出色，再加盐、酱油、白糖、芹菜炒匀，下醋、味精、芝麻油炒匀，装盘撒上花椒粉即成。空腹热食或佐餐食。每周吃3次以上。

功效　降血压，降血脂（胆固醇），抗动脉粥样硬化。

适用人群　冠心病、动脉粥样硬化者及健康人群。

百变搭配　鳅鱼及其他鱼片可代替鳝鱼片；宜同食低脂绿色菜肴；本肴剩下的油汤可作为熟面条的作料，拌匀食味鲜美。

鳝鱼烧独蒜

主料　活鳝鱼500克，独头蒜20个，鲜汤350克。

辅料　葱节15克，姜片20片，郫县豆瓣30克，料酒15克，酱油5克，盐、味精、胡椒粉各1克，醋3克，水淀粉15克，花生油适量，芝麻油5克。

烹饪与服法　将活鳝鱼去内脏、骨和头，斜切成边长为5厘米的菱形块；独头蒜去皮，洗净，入清水锅内煮熟，沥干；郫县豆瓣剁细。将油放锅内烧至六七成热时，放入鳝鱼块炒至棕褐色，烹入料酒，下郫县豆瓣、姜片、葱节炒香出色，掺入鲜汤、酱油、盐、胡椒粉、醋、独头蒜烧沸至入味酥软，下水淀粉勾芡，加味精、芝麻油推匀装盘即成。每周可食3次左右。

功效　降血脂降胆固醇，辅助抗动脉粥样硬化，保健强身。

适用人群　冠心病、动脉粥样硬化患者及健康人群。

百变搭配　蒜薹、洋葱可代替独头蒜；宜同食低脂绿色菜肴；鳅鱼可代替鳝鱼块。

鲜熘鳝笋

主料　活鳝鱼500克，鲜箭竹笋（去壳）400克。

辅料　姜片10克，独头蒜片20克，马耳葱节15克，泡红辣椒丝10克，蛋清50克，生粉60克，料酒15克，郫县豆瓣10克，盐3克，胡椒粉1克，醋3克，肉汤50克，鸡精1克，芝麻油5克，化猪油适量。

烹饪与服法　将活鳝鱼去内脏、骨和头，斜切成5厘米为边长的菱形小块，洗净沥干，放入碗内加盐、料酒、蛋清、生粉（50克）拌匀上浆；另取碗一个，将盐、料酒、胡椒粉、鸡精、醋、肉汤、余下的生粉、芝麻油调匀成芡汁。将化猪油烧化（四成热）时，放入上浆鳝鱼块滑散至熟，捞出沥干油，锅内留油15克，下姜片、蒜片、泡辣椒丝、马耳葱节、豆瓣（剁细）炒香，再下箭竹笋片（先在沸水锅中焯一下，洗净沥干后斜切成薄片）、鳝鱼片炒匀，烹入芡汁，待收汁亮油时，推匀装盘即成。空腹热食或佐餐，每周食3次左右。

功效 健脾降脂，抗动脉粥样硬化，保健强身。

适用人群 冠心病、动脉粥样硬化者及健康人群。

百变搭配 冬笋、毛竹笋等可代替箭竹笋，鳅鱼等可代替鳝鱼，以三文鱼（大马哈鱼）鱼肉片降脂作用更佳。

魔芋烧鱼

主料 鲜鱼肉500克，水魔芋500克，青蒜苗节150克，鲜汤500克。

辅料 泡仔姜片30克，蒜片15克，郫县豆瓣30克，花椒2克，香料（八角）3克，盐3克，酱油10克，胡椒粉1克，鸡精1克，料酒25克，水淀粉20克，花生油适量，生粉15克。

烹饪与服法 将活鱼去鳞、鳃、内脏后，取鲜鱼肉清洗干净，切成5厘米长、2厘米宽的条，用盐、料酒拌匀并浸渍约10分钟后用生粉上浆；水魔芋改刀成与鱼条形状类似的条块，入沸水中煮2分钟去掉杂味，捞出放入鲜汤锅中煨；郫县豆瓣剁细。油烧至七成热时，放入鱼条炸至色黄、皮紧时捞出；锅内留油15克左右，放入郫县豆瓣、泡仔姜片、蒜片、花椒、香料（八角）炒香时，掺入鲜汤和魔芋、鱼条、酱油、料酒、胡椒粉烧约15分钟，待鱼条、魔芋入味时，下水淀粉勾芡，加入青蒜苗节、鸡精拌匀，将盘即成。空腹热食或佐餐食用。

功效 健脾，降脂，理血，去毒。

适用人群 冠心病等心血管病患者及健康人群。

百变搭配 宜同食绿色低脂菜肴。

菜皮烧卖

主料 白菜叶4片，金针菇100克，芥蓝20克，胡萝卜20克。

辅料 芝麻油10克，胡椒粉3克，蒜瓣4个，小葱15克，生粉10克，盐3克，鸡精2克。

烹饪与服法 将白菜叶整个洗净（勿弄破），放开水锅中烫软，捞出用清水过凉。将金针菇去根蒂，洗净，撕成单小朵；芥蓝去皮洗，切成细长丝；胡萝卜洗净，切成细长丝；一起放入开水锅中烫熟，捞出沥干后置于同大碗中，加鸡精、盐、芝麻油、胡椒粉、蒜（洗净切成末）拌匀，腌制10分钟；然后用4张白菜叶分别将腌好的菜丝包成小笼包状，将金针菇微露出一些，用小葱（烫软）系好，共做成4个烧卖，码在盘中，上蒸锅大火蒸5分钟取出；将蒸出来的菜汁滗到炒锅中烧开，加鸡精、盐调味后，用生粉勾芡，浇在烧卖上即成。可每日服1次。

功效 健脾降脂，抗动脉粥样硬化。

适用人群 冠心病、动脉粥样硬化患者及健康人群。

百变搭配 鸡枞、牛肝蕈、松茸代替金针菇，其效更佳。

蒜泥拌黑木耳

主料 鲜黑木耳200克，鲜蒜泥50克。

辅料 盐2克，芝麻油5克，鸡精、胡椒粉各1克，醋2克，白糖3克，葱花2克。

烹饪与服法 将鲜黑木耳去蒂，洗净，撕成小朵，在开水锅内煮3分钟断生后沥干，转入盘中，加入鲜蒜泥和全部辅料拌匀即成。每日空腹细嚼慢咽食用，30日为1个疗程。

功效 降血脂降胆固醇，抗动脉粥样硬化。

适用人群 冠心病、动脉粥样硬化、痔疮患者及健康人群。

百变搭配 宜同食低脂绿色菜肴。

蚌肉香菇紫菜汤

主料 鲜蚌肉200克，香菇200克，紫菜30克。

辅料 姜丝15克，蒜片15克，芝麻油5克，盐3克。

烹饪与服法 将鲜蚌肉、香菇分别洗净、沥干后切成薄片；紫菜漂洗干净，沥干；先将香菇片和紫菜放入锅中，加入姜、蒜和清水约500克，煮沸15分钟，再放入蚌肉、盐煮沸3分钟，淋上芝麻油即成。可每日吃1次，30天为1个疗程。

功效 降血脂，抗动脉粥样硬化。

适用人群 冠心病、动脉粥样硬化患者及健康人群。

百变搭配 牡蛎、海贝肉可代替蚌肉。

海米拌芹瓜

主料 海米15克，鲜黄瓜200克，芹菜100克。

辅料 酱油10克，香醋15克，蒜泥30克，姜末5克，小葱末5克，香油5克，盐3克，鸡精、胡椒粉各1克。

烹饪与服法 将海米用温热水泡软洗净，在沸水锅中焯一下，沥干；芹菜洗净，在开水锅焯1分钟，煮软后捞出切成寸段；鲜嫩黄瓜洗净，再用凉开水清洗干净，切成铜钱薄片（或拍碎切段），加盐拌匀腌3分钟后，加入备好的海米、芹菜及全部辅料，拌匀5分钟后即可食用，细嚼慢咽服食。

功效 降脂降压，抗动脉粥样硬化。

适用人群 冠心病、高血压、动脉硬化患者及健康人群。

百变搭配 螺肉可代替海米；荠菜可代替芹菜。

芹菜拌番茄

主料 芹菜250克，红番茄1个（约250克）。

辅料 鲜蒜泥30克，姜末10克，葱花5克，芝麻油10克，盐3克，白糖5克，香醋1克，鸡精1克，酱油5克。

烹饪与服法 将红番茄用开水烫一下，撕去表皮，切成小块；芹菜去老叶，洗净，在开水锅中焯至断生，捞出沥干后切成寸段，共置于同一盘中，调入全部辅料，拌匀即成。细嚼慢咽食用，宜常服。

功效 降压降脂，抗氧化，促胃肠蠕动。

适用人群 冠心病、高血压、动脉粥样硬化患者及健康人群。

百变搭配 荠菜可代替芹菜，洋葱可代替葱花。

芹菜肉蛋汤

主料 芹菜150克，干黄花菜20克，猪瘦肉片50克，鸡蛋1个，鲜汤500克。

辅料 酱油、芝麻油各10克，湿淀粉10克，盐3克，鸡精2克。

烹饪与服法 将芹菜洗净、切寸段；黄花菜泡洗干净，切成两节；净猪瘦肉片放于碗中加盐1克，磕入鸡蛋打散、拌匀。鲜汤烧开后，先放入鸡蛋肉片煮至变色，加入芹菜、黄花菜烧开后，加入盐、酱油、鸡精，调入湿淀粉勾成薄芡，淋入芝麻油即成。细嚼慢咽，可常食。

功效 降压降脂，清热解毒。

适用人群 冠心病、高血压患者及健康人群。

百变搭配 荠菜可代替芹菜，干黄花菜20克代替鲜黄花菜100克。可配泡苦藠50克同食。

多彩金针菇

主料 金针菇200克，香菇30克，芹菜、胡萝卜各50克，尖椒50克。

辅料 植物油20克，姜丝、醋各5克，豆瓣酱10克，盐少许（3克），鲜汤50克。

烹饪与服法 将主料分别洗净，金针菇去根蒂后切成两段，香菇切成丝，芹菜切寸半段，胡萝卜切成细长丝，尖椒切成细丝。油烧热后先将姜丝、尖椒丝炒香，再放入萝卜丝、香菇丝和芹菜段炒熟，然后放入金针菇炒匀，最后加豆瓣酱、醋、盐炒，加入鲜汤50克焖1分钟即成。

功效 降血脂，降胆固醇，营养均衡而丰富。

适用人群 冠心病、高血压患者及健康人群。

百变搭配 凡蘑菇类菜肴，均宜配用大蒜。

黑木耳拌木耳菜

主料 黑木耳30克，木耳菜500克。

辅料 芝麻酱30克，花椒面3克，胡椒粉1克，蒜泥30克，鸡精2克，盐3克。

烹饪与服法 黑木耳用温水涨发，清洗干净后撕成小朵，在开水锅中焯熟，捞出沥干；木耳菜去老梗和残叶，洗净后在开水锅焯至断生，沥干切断，与备好的黑木耳共置于盘中，加入全部辅料拌匀即成。空腹吃或佐餐食均可，每日1次。

功效 降血脂，降胆固醇，健脾解毒。

适用人群 冠心病等心血管病患者及健康人群。

百变搭配 嗜辣者可配辣椒油5克；芹菜、韭菜和蒜苗等绿色蔬菜代替木耳菜（江南菜），对冠心病、高脂血症、高血压患者效果更好。

蒜苗芹菜拌豆腐干

主料 蒜苗、芹菜、豆腐干各200克。

辅料 芝麻油10克，辣椒油3克，花椒粉、胡椒粉各2克，鸡精1克，盐3克，蒜泥10克。

烹饪与服法 将蒜苗、芹菜分别择洗干净，在开水锅中焯至断生，沥干切断；豆腐干洗净，切成薄片，在开水锅中汆一下，沥干后与备好的蒜苗、芹菜共入同一盘中，加入全部辅料拌匀即成。空腹吃或佐餐吃均可。宜常食。

功效 降血脂，降胆固醇，降血压。

适用人群 冠心病、高血压患者及健康人群。

百变搭配 韭菜400克可代替蒜苗、芹菜各200克。

瓜笋豆腐汤

主料 老南瓜150克，鲜嫩箭竹笋300克，豆腐500克，鲜（骨、肉）汤500克。

辅料 葱花、姜末各5克，盐5克，味精2克，芝麻油5克。

烹饪与服法 老南瓜去外皮和内瓤，洗净，切块；鲜笋去笋壳、洗净后滚刀切块，与南瓜一起放进砂锅，加入鲜汤，大火煮沸后改为小火再煮20分钟，加入洗净并切成小块的豆腐，再煮沸10分钟，添加葱花、姜末、盐、味精，再煮沸，淋上芝麻油即成。空腹或佐餐时吃均可。常食。

功效 健脾，降血脂，降胆固醇。

适用人群 冠心病等心脏病患者及健康人群。

百变搭配 毛竹笋（玉兰片）代替箭竹笋。每日宜多吃绿色蔬菜，适当吃鲜果。

葱白冬瓜炆鲤鱼[①]

主料 鲤鱼肉250克，冬瓜块（去皮）250克，葱白（带须）30克。

辅料 姜片20克，盐1克，淀粉10克。

烹饪与服法 冬瓜块下入冷水锅中煮沸。将鲤鱼肉洗净，切成寸半长条，加盐码味后与淀粉拌匀上浆，加入煮冬瓜的沸水锅中，待鱼浆固化后放入葱白、姜片，用文火炆熟，空腹或佐餐食之。

功效 健脾，利水，消肿。

适用人群 冠心病等心血管病伴水肿患者，如头面四肢水肿、小便不利、胸闷、纳呆等症。急慢性肾炎水肿、脚气病、营养不良性水肿、咳嗽气喘者本方也有效。

百变搭配 鲫鱼肉、鳗鱼肉可代替鲤鱼肉；宜同食五谷杂粮和绿色蔬菜制作的饭菜。

[①] 凌一揆. 方显树. 中国食疗名方300首. 成都：四川科学技术出版社，1992：209. 笔者有修改。

第七章 高血压病食疗与用药

据近年来的相关统计和报道，全世界高血压患者已达10亿，我国高血压患者占总人口的1/5，超过2亿人。高血压病是最常见的心血管疾病之一，是导致人类死亡和致残的脑卒中（中风）、冠心病、心力衰竭、慢性肾功能不全的可控的危险因素。高血压发病过程有多种因素参与，其中遗传、精神-神经因素、水盐代谢和肾素-血管紧张素-醛固酮系统平衡失调最为重要。虽然我国成人高血压患病率已超过18.8%，但是人们对高血压的知晓率、治疗率和控制率却仍然很低。目前对高血压只能控制症状而不能根治，但只要坚持健康的生活方式，保持良好的心态，正确应用食疗法、药膳调养和安全有效的药物治疗，坚持适当的体育锻炼，完全可以控制高血压症状，像正常人一样生活、学习和工作。

一、血压水平的定义与分类

正常人的血压随内外环境变化在一定范围内波动。血压水平随年龄逐渐升高，以收缩压较为显著，但50岁以后舒张压呈下降趋势（少数呈上升趋势），脉压也随之加大。个体之间血压可有较大差别。在一定范围内，收缩压或舒张压的高低与心血管疾病的发生率密切相关。

《中国高血压防治指南（2018年修订版）》，将正常血压定为收缩压<120毫米汞柱和舒张压<80毫米汞柱，正常血压和高血压之间的"灰色"区域定为"正常高值"。高血压的诊断并不困难，两次非同日血压超过140/90毫米汞柱，参见表7-1。

高血压可以是收缩压增高，舒张压增高，或两者均增高。高血压分级时，如患者收缩压或舒张压属于不同级别时，则以较高者定级。在国内，单纯收缩压升高的患者越来越受到重视，收缩压升高和心血管病的相关性不亚于舒张压增高，对老年人的影响甚至更大，而且收缩期高血压发生率在老年人中呈上升趋势。

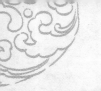

表7-1　中国高血压防治指南修订委员会2018年修订的血压水平的定义和分类

类别	收缩压/毫米汞柱	舒张压/毫米汞柱
正常血压	＜120	＜80
正常高值	120～139	80～89
高血压	≥140	≥90
1级高血压（轻度）	140～159	90～99
2级高血压（中度）	160～179	100～109
3级高血压（重度）	≥180	≥110
单纯收缩期高血压	≥140	＜90

　　临床上高血压被分为原发性高血压和继发性高血压两类。原发性高血压又称为高血压病，是一种以血压升高为主且病因未明确的独立疾病，约占90%。继发性高血压又称症状性高血压，病因明确，是某些疾病的临床表现之一，血压可暂时性或持久性升高；如能及时治愈原发病（基础疾病），继发性高血压也随之治愈，血压不再升高而恢复正常，如嗜铬细胞瘤、妊娠高血压综合征等。

二、高血压病的病因

　　高血压病的病因和发病机制至今未明，可能是在一定的遗传因素（即易感性）基础上经多种后天因素作用所致。

1. 遗传因素

　　高血压病有较明显的家族聚集性。双亲均有高血压而其自身血压正常的儿童（或少年），血浆去甲肾上腺素、多巴胺的浓度明显较无高血压病家族史的儿童（或少年）高，成年后发生高血压的比例亦高。近年发现一些基因突变，如血管紧张素、糖皮质激素受体、蛋白酶等基因与高血压有关。对原发性高血压候选基因的观察研究已达150种左右，但至今未明确其相关性（包括交感神经系统、心脏肾素-血管紧张素-醛固酮系统、生长激素、前列腺素、心房钠尿肽、下丘脑-垂体轴等）。所以，多数学者认为高血压病可能是多基因遗传病，并由多种后天因素诱发致病，而有些后天因素（如油腻的饮食、长期的精神抑郁、禀性暴烈等）是可以人为控制、调节的。

2. 精神–神经因素

　　有学者认为在外因刺激下，患者出现较长期或反复明显的精神紧张、焦虑、烦躁等情绪变化时，大脑皮质细胞兴奋，平衡失调，以致不能正常行使调节和控制皮层下中枢活动的功能，交感神经活动增强，使小动脉收缩，周围血管阻力上升，血压上升。每当人体处于应激状态，如从事需要高度集中注意力的工作，长期精神紧张，受噪声或不良视觉刺激者，甚至包括通宵长期熬夜工作者，其高血压病发生率较高。

3.胰岛素抵抗

约有一半的高血压患者存在胰岛素抵抗。胰岛素抵抗、高胰岛素血症和代谢综合征及非胰岛素依赖性糖尿病（2型糖尿病）与高血压密切相关。2型糖尿病患者高血压的发生率是非糖尿病者的2.5～3倍。代谢综合征包含多种心血管疾病的危险因素。胰岛素抵抗时，血压升高的机制可能是胰岛素水平升高影响Na^+-K^+-ATP酶与其他离子泵，促使细胞内钠离子、钙离子浓度升高，交感神经活性上升，肾小管对水、钠重吸收增强，内皮细胞内氧化氮（NO）生成减少，刺激生长因子分泌等，从而使血压升高。

4.钠过多

钠的代谢和高血压密切相关，限制食盐的摄入量，提倡营养均衡而清淡的饮食可改善高血压的症状。人群中血压水平及高血压病发生率与每日平均摄钠（食盐）量呈正相关。肾血管性高血压在高血钠影响下病情恶化，减少摄钠量或低盐甚至无盐（含糖食品）饮食则病情好转。即使是限糖摄入量的糖尿病伴高血压患者，低盐饮食也是可缓解症状的。

体内钠过多除摄入量过多外，肾脏排钠障碍也是重要原因。正常人血压升高时，肾排钠加快以维持血压稳定。高血压病患者在血压上升时不能及时排出体内多余的钠和水分，导致血压持续上升。除肾脏本身先天和后天的结构功能异常可影响这一过程外，许多神经体液因子，如抗利尿激素、醛固酮、肾素、心房钠尿肽、前列腺素、甲状腺素、雌激素、雄激素等也可产生影响。

5.肥胖

肥胖者易患高血压病。男性体重指数（BMI）[①] 每增加1.7，女性体重指数每增加1.25，收缩压将相应上升1毫米汞柱。减轻体重后，血压水平（收缩压）也会相应下降。肥胖者常有高胰岛素血症，交感神经系统活性增高，且脂肪细胞可产生过多的血管紧张素原，可能是高血压的病因之一。

6.其他

具有扩张血管作用的前列腺素A、前列腺素E不足，吸烟、饮酒过度等均与高血压的发生有关。

---

① 体重指数（BMI）=体重（千克）/身高（米）^{2}，中国人应＜24，控制在23以下。

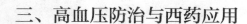
三、高血压防治与西药应用

（一）三级预防

1.一级预防

从生活方式预防高血压病的发生。医学上称高血压病的一级预防，是指已有心血管疾病危险因素存在，而疾病尚未发生，或疾病处于亚临床阶段即采取预防措施，控制或减少心血管疾病危险因素，以减少个体发病率或群体发病率。一级预防可以减少高血压发病率的55%。一级治疗包括坚持"高血压饮食治疗原则"，保持良好心态，不急躁，能及时化解抑郁、焦虑等不良情绪，能以平和的心态对待学习、生活和工作；积极向上，参与公益活动和群体性娱乐活动；劳逸结合，适当锻炼身体。

2.二级预防

对已发生的高血压患者，继续以有益于高血压患者的生活方式预防，坚持系统正规治疗，防止病情加重和并发症发生。二级预防可以减少脑卒中（中风）、冠心病、心肌梗死约50%的发病率。

3.三级预防

指重症患者的抢救，以预防心血管急性事件的发生和患者的死亡，其中包括康复治疗，控制高血压患者症状，防止血压水平剧烈波动而平稳降压。

（二）坚持测量血压

对于已诊断为高血压病的患者和高危人群，应坚持测量血压，以有效控制血压，一般人群血压多数时间应控制在140/90毫米汞柱以下，以达到或接近120/80毫米汞柱为最佳。老年患者可适度放宽（上午9～10时或下午2～3时血压可能略高）；糖尿病患者的血压控制更为严格，宜在130/85毫米汞柱以下，以120/80毫米汞柱以下为最佳，对于尿蛋白定量在每天1克以上的糖尿病肾病患者，血压应控制在125/75毫米汞柱以下。对于高危、极高危患者血压应控制在130/80毫米汞柱以下。

（三）非药物治疗

养成健康的生活方式，通过改变不良生活方式来达到降压目的：①通过适度锻炼或科学饮食来减轻体重（不提倡药物减肥）。②培养健康的饮食习惯，如常食新鲜蔬菜、水果、鱼类、五谷杂粮，减少动物性油脂、椰子油的摄入量，即使用花生油、芝麻油、大豆油、亚麻籽油、葵花籽油，其每日摄入量也应限制在25克以内，控制每日食肉、蛋在100克以内；提倡食用鲜蘑菇、藻类（海带、紫菜）等食品。③戒烟，限制每日饮纯酒量男性在25克以内，女性在15克以内，避免饮烈性酒（白酒），可少量饮果酒、黄酒或药酒。④限制钠盐，每日摄入食盐控制在6克以内。⑤适当的体育锻炼（活动）或体力劳动（运动时的心率控制在100～120次/分以内，时间15～20分钟）都有一定的降压效果，运动后缓慢做放松活动（如深呼吸等），可降血压10毫米汞柱左右。上述五点因地制宜，因人而异。⑥保持心胸开阔，调整心态，不喜不惊，不悲不愁，顺其自然，积极向上。但是，上述措施尚未在临床试验中被证实能预防高血压患者心脑血管并发症的发生。因此，非药物治疗不能作为延迟或放弃药物治疗的理由，尤其是高危高血压患者，必须在有经验的专科医师指导下施行。

（四）高血压西药治疗

1.药物治疗指征

在决定进行药物降压前，首先要对患者进行全面评价。

① 在非同日进行多次血压测量后，证实血压持续升高并判定血压升高程度，或评级。

② 排除继发性高血压。

③ 确定有无靶器官损害及其程度。

④ 识别有无影响高血压患者发生远期心、脑、肾等事件的其他危险因素及疾病存在。

⑤ "强制性适应证"是指高血压患者所合并的一些必须选用某些药物的高危因素，其用药选择是以目前已有循证医学证据为基础，如心力衰竭、心肌梗死、冠脉疾病高危因素、糖尿病、慢性肾病、预防脑卒中（中风）复发等。

⑥ 多次（非同日）测量收缩压及舒张压为130～139/80～89毫米汞柱，即定义为正常血压高值，如同时伴有3项以上前述危险因素，或已有靶器官（尤其是肾脏）损害，或糖尿病、冠心病、动脉粥样硬化等病症及临床表现，均应在改善生活方式、适宜体育锻炼、纠正其他危险因素的同时，对症应用降血压药治疗；用药剂量由小剂量开始，逐渐过渡到血压达到较理想的水平。

如前所述，血压水平为130～139/80～89毫米汞柱称为高血压前期（宜非同日两次以上）或"临界高血压"，必须改善生活方式（参见"高血压食疗"部分），适当进行体育锻炼（活动），则有可能使血压控制于正常水平。如同时还存在所谓的"强制性适应证"，则应在专科医务人员指导下合理应用降压药治疗。

已确诊为高血压病患者，不但要改善生活方式，改善饮食习惯，注意适当体育锻炼，还需纠正其他危险因素，并应用药物降压治疗。对于血压水平在160/100毫米汞柱以上的患者，两种以上降压药联合应用比单药降压效果好，不仅单剂用量小，不良反应少而轻，还可减轻肝、肾等重要器官代谢降压药的负担。

2. 药物降压目标

根据调查统计，我国高血压患者对高血压病的控制率仅为6.1%左右，但切不可盲目而急于追求"控制率"，造成血压过快、过度下降，让患者难以耐受。即使是短期内血压过度升高的急症患者，也须在专科医护人员严密监护下快速降压，保护靶器官免受急性损害。目前仍遵循《中国高血压防治指南》，将高血压患者的降压目标设定在140/90毫米汞柱。对伴有糖尿病、肾病的高血压患者，欧美国家高血压指南均认为应将血压降至130/80毫米汞柱以下，在此目标下，能最大限度地减少心、脑、肾并发事件（危险因素）的发生率。国内一些学者认为，血压达到或接近120/80毫米汞柱为最佳（尤其运用于糖尿病患者）；对于尿蛋白定量在每天1克以上的糖尿病患者，血压应控制在125/75毫米汞柱以下；对于高危、极高危患者血压应控制在130/80毫米汞柱；也有人认为对于老年高血压患者可适度放宽，因人体生物节律变化，每天上午9～10时和下午2～3时这两个时间段血压偏高是较普遍的现象，在这两个时间段内测出的血压值与其他时间段有明显的差异，故在非同日但需相同时点测量血压才具有临床意义。在测量血压时，要让患者保持安静，避免紧张和情绪激动。

3. 高血压病用药分类

常用抗高血压药可分为以下9类。

（1）**利尿降压药** 包括氢氯噻嗪（双氢克尿噻、双克）、吲达帕胺（寿比山，兼有钙拮抗药的作用），袢利尿药如呋塞米（速尿）、托拉塞米、布美他尼，保钾利尿药如阿米洛利、氨苯蝶啶，醛固酮拮抗药如螺内酯（安体舒通）、依普利酮等。

（2）**β-受体阻滞药** 如阿替洛尔、美托洛尔（倍他乐克）、普萘洛尔（心得安）、阿罗洛尔、比索洛尔、卡维地洛、拉贝洛尔、索他洛尔等。

（3）**钙（离子）拮抗药** 如尼群地平、维拉帕米、硝苯地平、氨氯地平、左氨氯地平、地尔硫䓬、非洛地平、拉西地平、乐卡地平、尼卡地平等。

（4）**血管紧张素转换酶抑制药** 如卡托普利、贝那普利、福辛普利、赖诺普利、雷米普利、咪达普利、培哚普利、西拉普利、依那普利等。

（5）**血管紧张素Ⅱ受体拮抗药** 如厄贝沙坦、厄贝沙坦氢氯噻嗪、坎地沙坦（康得沙坦）、氯沙坦、氯沙坦钾氢氯噻嗪、替米沙坦、缬沙坦等。

（6）**α-受体阻滞药** 如酚妥拉明、利血平、呱唑嗪、酚苄明、甲基多巴、可乐定、乌拉地尔等。特拉唑嗪（高特灵）、多沙唑嗪属突触后膜α-受体阻滞药，对高血压伴轻中度前列腺增生患者有效。

（7）**周围血管扩张药**　如肼屈嗪（肼苯哒嗪）、米诺地尔、二氮嗪、硝普钠等。

（8）**肾上腺素能神经阻滞药**　包括利血平、胍乙啶等；而潘必啶、喷托铵、六甲溴铵、帕吉林等由于疗效不理想，不良反应多，现已基本不用。

（9）**中枢性α-受体激动药**　如莫索尼定、雷米尼定。本类药属咪唑受体激动药。

此外，神经节阻断药美加明、钾通道开放药吡那地尔等亦用于临床降压治疗。

4.抗高血压药应用指导

在降压药物的选择上，应考虑患者对降压药物的反应；药物价格（患者经济承受力）；危险水平（用药风险），有无靶器官损害、临床心血管疾病、肾脏病、糖尿病；患者意愿；其他疾病所用药物和降压药之间有无相互作用和配伍禁忌等方面。

（1）**个体化用药**　由于高血压为慢性长期疾病，绝大多数患者采用口服降压药治疗。临床用药应根据病理生理状况及药物的药理特点而定。

① 高血压病伴心力衰竭　宜选用血管紧张素转换酶抑制药和利尿药，如贝那普利、吲达帕胺。

② 高血压病伴心肌梗死　宜选用β-受体阻滞药、血管紧张素转换酶抑制药，如比索洛尔、雷米普利。

③ 高血压病伴糖尿病　宜选用血管紧张素转换酶抑制药、血管紧张素Ⅱ受体拮抗药，或钙通道阻滞药，如贝那普利（洛汀新）、雷米普利（瑞泰）、福辛普利（蒙诺）、卡托普利、替米沙坦、氨氯地平、拉西地平、硝苯地平等。

④ 老年收缩期高血压　宜选用利尿药，如氢氯噻嗪、螺内酯（安体舒通）；钙拮抗药，如氨氯地平（左氨氯地平）、拉西地平、硝苯地平缓释或控释片等。

（2）**联合用药**　高血压降压目标是预防和减轻靶器官的损伤，降低并发症发生率和死亡率，故要求血压降到一定的平稳水平，防止过度剧烈波动。然而，临床单一应用降压药的患者中，有相当部分的患者（1/3 ～ 2/3）达不到预期的效果，需联合两种或多种药物才能奏效。

① 利尿药联合β-受体阻滞药、血管紧张素转换酶抑制药，或血管紧张素Ⅱ受体阻滞药。

② 钙拮抗药联合血管紧张素转换酶抑制药、β-受体阻滞药或利尿药。

③ α-受体阻滞药联合β-受体阻滞药。

以上各种组合中有些已经制成固定复方制剂，供临床选用。

复方利血平片：每片含利血平（利舍平）0.125毫克、双肼屈嗪（双肼酞嗪）

12.5毫克、氢氯噻嗪12.5毫克、氯化钾100毫克。利血平和双肼屈嗪的剂量比单剂用量均小，可减轻各自的副作用；利尿药氢氯噻嗪的加入，可增强降压效果；加入氯化钾是为防止低钾血症。口服1次1～2片，一天服1～2次或遵医嘱，对中低度高血压患者疗效较好。

复降片（复方降压片）：每片含利血平（利舍平）0.032毫克，双肼屈嗪3.125毫克，氢氯噻嗪3.125毫克，维生素B_1、维生素B_6、泛酸钙各1毫克，异丙嗪2.1毫克，氯氮䓬（利眠宁）2毫克，氯化钾30毫克，三硅酸镁30毫克，适用于临界高血压或1级高血压，副作用较少而轻。一次服1～2片，1天服3次，或遵医嘱服用。

安速降压片：每片含双肼屈嗪4毫克、普萘洛尔（心得安）100毫克、呋塞米（速尿）5毫克、黄豆苷元25毫克，以及氯氮䓬（利眠宁）、氯化钾、维生素B_1、维生素B_6和三硅酸镁等。用于各期原发性高血压、合并冠心病的高血压，也可用于肾性高血压。成人每次服2片，1日服3次；待血压下降后，可酌情减至每日服1次。服药后偶有口干、嗜睡、胃部不适、稀便等不良反应，但一般不需停服。哮喘、心功能不全、房室传导阻滞、心动过缓、急性心肌梗死等患者忌用，慢性气管炎患者慎用。

复方利血平氨苯蝶啶片（复方降压片、北京降压0号）：每片含双肼屈嗪12.5毫克、利血平0.1毫克、氢氯噻嗪12.5毫克、氨苯蝶啶12.5毫克；每天口服1次1片，适用于轻中度高血压患者。

脉舒静：每片含利血平0.15毫克、氢氯噻嗪10毫克、罗通定5毫克、维生素$B_6$10毫克、甲基橙皮苷10毫克、氯化钾30毫克；适用于各种高血压。每次服1～2片，1日服3次，待血压恢复正常时用维持量，1日服1～2片。

新降片：每片含利血平0.04毫克、双肼屈嗪4毫克、夏天无提取物250毫克、枸杞子根5克的提取物、珍珠母5克的提取物、车前子2.5克的提取物，适用于原发性或继发性高血压。1次服2片，1日服3次，通常以1个月为1个疗程；1个疗程后如已经稳定，用量可减至每日1～2次，每次服1片。

降压静片：每片含利血平0.1毫克、双肼屈嗪10毫克、氢氯噻嗪12.5毫克；口服一次1～2片，1日服2～3次；适用于轻中度高血压患者。

此外，尚有钙拮抗药（二氢吡啶类，如硝苯地平）联合β-受体阻滞药（如兼有α、β作用的心得安、美托洛尔即倍他乐克）；α-受体阻滞药（如心得安）联合β-受体阻滞药（如美托洛尔）等。有些患者需要联合应用3～4种药物才能见效。

初诊为高血压病的大多数患者都需要在1周至数周逐渐将血压降至目标水平，首次用药就联用两种或两种以上降压药，这是近年来采用的方法。虽然联用两种以上药物不一定是必需的，但至少有以下优点：两种药（或两种药以上）降血压机制不同，合用后疗效协同；低（小）剂量合用可降低药物的不良反应；前述固定剂量的复方制剂（或成药）可提高患者服药的依从性。某些降压中成药也有较好的降血压效果。

（3）**长期用药**　在降压达标后，一般应长期服药。须定期随访（复查）血压，注意有无心血管危险因素及血压变化，酌情调整降血压药的用量（如冬季部分患者需在医师指导下酌情增加降压药剂量1/5～1/3）及其用法，尽可能规律用药。当患者血压控制比较平稳，临床症状消失或基本消失后，服用的降压药品种不宜频繁更换，且需长期（甚至终生）进行降血压药治疗。如果高血压病的诊断是正确的，终止（停药）治疗迟早会使血压反跳至治疗前的水平，甚至升得更高。若原用的降压药降血压效果越来越差，应尽早咨询专科医师并做相关检查，明确诊断，重新对症用药或调整治疗方案。

临床经验提示，在血压长期调控平稳的患者中，特别是坚持健康饮食疗法、药膳和持之以恒的体育锻炼或适度体力劳动的人群，可以逐步减少药物的品种和剂量；有条件者尽可能服用每日1次的长效缓释、控释剂，减少血压波动频度和幅度，尤其是对那些能够实行严格的非药物治疗的患者，是非常有效的。在"下阶梯"治疗时，必须坚持持续监测血压变化，并及时对症处理。

5.高血压病阶梯疗法

由于国内医药市场不规范，患者可以买到任何降血压的处方药。而某些医院的医生也常对1级高血压患者使用较强的降压药或"高档"降压药。下述高血压病阶梯疗法可供借鉴和参考。

（1）**第1阶梯**　1级高血压患者一般不立即使用药物，只有在饮食疗法和体育锻炼或适度的体力劳动无效时才给予利尿药，可选用吲达帕胺（寿比山，兼钙拮抗药的作用）、氢氯噻嗪、氨苯蝶啶、螺内酯（安体舒通），宜小剂量（半片）开始，并在医师指导下服用。

（2）**第2阶梯**　当利尿药控制血压水平不理想，配合非药物降压疗法也未能达到预期时，酌情合用β-受体阻滞药，如美托洛尔（倍他乐克）等。

（3）**第3阶梯**　要想稳定2级（或以上）高血压患者的血压水平，除合用第1、第2阶梯的降压药之外，还需配合肼屈嗪（双肼屈嗪）；或硝普钠、二氮嗪、米诺地尔等。如伴有心动过速，可配合β-受体阻滞药，如美托洛尔（倍他乐克）。

（4）**第4阶梯**　3级高血压患者的心、脑、肾已受损，既往常以胍乙啶为主，配合以上3个阶梯的药物。现在临床主要应用降血压的利尿药联合钙通道阻滞药（如氨氯地平、左旋氨氯地平、硝苯地平、尼群地平、地尔硫䓬等）、血管紧张素转换酶抑制药（如卡托普利、贝那普利、福辛普利等）、血管紧张素Ⅱ受体拮抗药（如替米沙坦、厄贝沙坦、缬沙坦等）。任何降压药均应在专科医师指导下，由小剂量开始服用，渐增剂量控制血压至比较平稳的水平为宜。

6.高血压病用药须知

用药期间如血压不稳定，应每天监测血压，主要采用每天服药1次、作用维持时间长的药物；待控制血压水平比较平稳后，也应定期复查血压。

高血压急症或危重患者，需静脉给药，可选用硝普钠、尼卡地平、硝酸甘油、酚妥拉明、乌拉地尔、二氮嗪、艾司洛尔等。

高血压患者从坐位或卧位站起时，应避免发生直立性低血压。长久站立，血液有可能淤积于下肢，导致头晕、黑矇，患者立即缓慢躺下数分钟即可改善。

确诊为高血压病后，药物治疗要始终维持；突然停药，血压会反弹升高，有时可能出现高血压危象。

高血压的阶梯疗法可增加药物协同降压效果，减少单药的剂量，减轻不良反应，但应在专科医师或药师指导下用药。

任何降压药，在达到最高有效剂量之前，不良反应发生时应视为限制剂量的因素或警示。

当用药无效或不理想时，应考虑：①顺应性差，未坚持按规定的剂量、时间用药；②用药剂量不足；③自己减量或忘记服药；④过量摄入食盐；⑤同时使用了使降压药降效的药物，如具有血管加压作用、抑制食欲的药物或口服避孕药物，以及康泰克中的苯丙醇胺等。

当患者自购止咳药、感冒药或抗过敏药，应咨询医师或药师，这些药物中如含有拟肾上腺素类药或血管收缩药时，服药后会导致血压升高。

老年人多为收缩期高血压，对治疗药物产生耐受性，应根据具体情况权衡利弊。

老年人高血压患者对交感神经抑制药［如可乐定、氯压定、α-甲基多巴、美卡拉明（美加明）、樟磺咪吩（三甲硫吩）、六甲双铵、利血平、特拉唑嗪（降压宁）、胍乙啶、帕吉林（优降宁）］特别敏感，易发生低血压，因此，口服剂量应从小剂量开始。

四、中医辨证论治高血压

中医对高血压的辨证分型有多种形式，最常用的是以脏腑、八纲、病因、病机相互结合的分型方式，认为病之本是阴阳失调，病之标是内生之风、痰、瘀。本书将原发性高血压病分为肝阳上亢型（亦称肝阳偏盛型）、肝肾阴虚型、阴阳两虚型、阴虚阳亢型和风痰兼夹型5个证型。

（1）肝阳上亢型 临床表现为头胀、头痛、口干苦、面红赤、舌尖边红、烦躁、失眠、脉弦有力。治则以平肝潜阳为主。方剂用天麻钩藤饮加减，如天麻、钩藤、生石决明、栀子、黄芩、川牛膝、杜仲、益母草、桑寄生、首乌藤、茯神等。

（2）**肝肾阴虚型** 临床表现为头部空虚感、头晕目涩、腰酸腿软、耳鸣、手足心热、失眠、舌质干红少苔、脉弦细；或头痛、眩晕、面部潮红、易怒、心悸、乏力、健忘、舌红口干、苔薄或少苔、脉弦细或沉细。治则以育阴潜阳、滋养肝肾为主。方剂用六味地黄汤加减，如熟地黄、茯苓、山药、牡丹皮、制山茱萸、泽泻、黄芪、杜仲等。

（3）**阴阳两虚型** 主要表现为四肢冷，伴乏力、头痛、耳鸣、心悸、腿软、舌淡、苔白；或严重眩晕、走路飘浮无力、面色苍白、心悸、气促、面部或双下肢水肿、夜尿多、记忆力减退、畏寒、肢冷、腰膝酸软、胸闷、呕吐或突然晕倒、舌质白、少苔或无苔、脉弦细或沉紧。治则以温阳育阴为主。方剂选用地黄饮子加减，如熟地黄、山药、枸杞子、杜仲、泽泻、茯苓等。左归丸亦有较好效果，由熟地黄、山药、枸杞子、山茱萸、菟丝子、鹿角胶、杜仲、肉桂、当归、制附子等组成；如阳衰气虚，可加入人参、黄芪；如肾虚阳痿，可加巴戟天、肉苁蓉等。

（4）**阴虚阳亢型** 除具有一般阳亢症状外，还有眩晕、心慌、失眠、耳鸣、健忘、舌苔黄、舌质绛红、脉弦细而数。治则以滋肾养肝为主。方剂选用知柏地黄丸加减，如熟地黄、山药、山茱萸、牡丹皮、泽泻、茯苓、知母、黄柏、生牡蛎、龙骨、龟甲等。

（5）**风痰兼夹型** 主要表现为肢体麻木、言语障碍、神情呆滞、半身不遂、出冷汗、舌苔白腻、舌质红、脉细弦。治则为祛风豁痰，宣窍通络。方剂用导痰汤加减，如半夏、陈皮、茯苓、甘草、枳实、胆南星等。以上几种类型兼内风者，可加潜降息风药；兼血瘀者，加入活血化瘀之品；兼痰阻者，加祛痰利气或顺气药。

五、高血压用中成药

（1）**当归龙荟丸** 其药物组成为龙胆（酒炒）、大黄（酒炒）、芦荟、黄连（酒炒）、黄芩（酒炒）、黄柏（盐炒）、栀子、青黛、当归（酒炒）、木香、麝香。具有泻火通便的功效。适用于原发性高血压，因肝经火旺、肝气郁结，或火随气逆，上扰清窍所致头目眩晕、耳鸣耳肿、口苦胁痛、心中烦热、大便燥结、小便黄赤、目赤肿痛、舌苔黄、脉弦数者。口服一次6克，一天2次。冷积便秘、阴虚阳亢之眩晕慎用；本药苦寒，故素体脾虚、年迈体弱者及孕妇慎用；饮食宜食清淡，忌食辛辣、油腻，以免动火助邪。

（2）**尿毒灵灌肠液** 其药物组成为大黄、土茯苓、连翘、栀子、白茅根、桂枝、金银花、地榆、青黛、黄柏、龙骨（煅）、牡蛎（煅）、槐米、钩藤、蒺藜、丹参、红花、生晒参、麦冬、枸杞子。具有通腑泄浊、通利消肿的功效。可用于湿浊内阻，脾肾衰败所致的全身水肿、恶心呕吐、大便不通、无尿少尿、头痛烦躁、舌黄、苔黄腻、脉实有力的肾性高血压患者灌肠。灌肠前将甲、乙组（甲组10克，乙组100毫升）混合，摇匀，一次灌肠，一日1～2次。

（3）**牛黄上清丸（胶囊、片）** 其药物组成为人工牛黄、菊花、连翘、荆芥穗、白芷、薄荷、黄芩、黄连、黄柏、栀子、石膏、赤芍、地黄、当归、川芎、冰片、桔梗、甘草。适用于头痛、眩晕；原发性高血压，且多因热毒内盛，风火上攻所致，症见头痛，伴有头晕、面红目赤、口干口苦、血管神经性头痛等。一般一次口服水丸剂16粒（3克）；或大蜜丸1丸；或片剂4片；或胶囊剂3粒；均一日2次。阴虚火旺所致的头痛眩晕、牙痛、咽痛等忌用。

（4）**天麻头痛片** 其药物组成为天麻、白芷、荆芥、川芎、当归、乳香（醋制）。具有养血祛风、散寒止痛、平肝潜阳的功效，适用于肝阳上亢所致眩晕，伴有头痛、头胀、耳鸣等；原发性高血压病见上述眩晕证候者。一次口服4～6片，1天3次。肝火上炎、脾胃虚弱者慎用。

（5）**通天口服液** 其药物组成为川芎、天麻、羌活、白芷、赤芍、菊花、薄荷、防风、细辛、茶叶、甘草。具有活血化瘀、祛风止痛的功效。适用于风阳上扰所致头晕目眩、呕吐、恶心，遇风尤甚者；原发性高血压病见上述证候者。口服1次10毫升，每天3次，3～7天为1个疗程；或遵医嘱。肝火上炎者慎用。

（6）**松龄血脉康胶囊** 其药物组成为葛根、珍珠层粉。有平肝潜阳、镇心安神、活血化瘀的功效。主治肝阳上亢或阴虚阳亢、气滞血瘀等所致的头痛眩晕、心悸失眠、颈项强痛、口苦舌干、耳鸣健忘等。口服一次3粒，1日3次，可酌情增减。

（7）**清脑降压片** 其药物组成为黄芩、夏枯草、决明子、槐米、钩藤、磁石（煅）、珍珠母、牛膝、地黄、当归、丹参、地龙、水蛭。有平肝潜阳的功效。用于肝阳上亢所致的眩晕、头痛、项强、血压偏高者。口服一次4～6片，1日3次。湿热内蕴、痰火壅盛者禁用。

（8）**牛黄降压丸（胶囊）** 其药物组成为人工牛黄、羚羊角、珍珠、冰片、水牛角浓缩粉、黄芩提取物、黄芪、党参、白芍、郁金、川芎、决明子、薄荷、甘松。具有清心化痰、平肝安神的功效。用于心肝火旺、痰热壅盛所致的头晕目眩、头痛失眠、烦躁不安；高血压见上述证候者。口服：小蜜丸1次20～40丸；或大蜜丸1～2丸（1.6～3.2克）；或胶囊剂2～4粒（每粒0.4克）；均1日1次。

（9）**清肝降压胶囊** 其药物组成为何首乌（制）、桑寄生、夏枯草、槐花（炒）、小蓟、丹参、葛根、川牛膝、泽泻（盐炒）、远志（去心）。具有清热平肝、补益肝肾的功效。适用于肝火上炎、肝肾阴虚所致眩晕头痛、面红目赤、急躁易怒、口干口苦、腰膝酸软、心悸不寐、耳鸣健忘、便秘溲黄、舌质红、苔薄黄、脉弦细；原发性高血压见上述证候者。口服1次3粒（每粒0.5克），1日3次；或遵医嘱。

（10）**复方罗布麻颗粒** 其药物组成为罗布麻叶、菊花叶、山楂。具有平肝泄热、镇静安神的功效。用于肝阳上亢、肝火上攻所致的头痛、头胀、失眠；高血压病、神经衰弱见上述证候者。开水冲服，一次冲服1～2块（15～30克），1日2次。

（11）**杜仲双降袋泡剂** 其药物组成为杜仲叶、苦丁茶。具有平肝清热的功效。用于肝阳上亢所致的头痛、头晕；原发性高血压、高脂血症见上述证候者。开水冲泡，1次1袋（每袋3.5克），1日2～3次。

（12）**安宫降压丸** 其药物组成为牛黄、水牛角浓缩粉、天麻、黄连、黄芩、栀子、郁金、冰片、珍珠母、黄芪、党参、麦冬、白芍、五味子（炙）、川芎。具有清热镇惊、平肝潜阳的功效。用于肝阳上亢、肝火上炎所致的眩晕、头晕、目眩、心烦、目赤、口苦、耳鸣耳聋；原发性高血压见上述证候者。口服1次1～2丸（每丸3克），1日2次。

（13）**复方羚角降压片** 其药物组成为羚羊角、夏枯草、黄芩、槲寄生。具有平肝息风的功效。适用于肝火上炎、肝阳上亢所致的头晕、头胀、头痛、耳鸣；高血压见上述证候者。口服1次4片，1日2～3次。

（14）**降压平片** 其药物组成为夏枯草、菊花、葛根、地龙、珍珠母、地黄、槲寄生、薄荷脑、黄芩、淡竹叶、芦丁等。具有清热平肝潜阳的功效。适用于肝火上扰所致的头晕、目眩、耳鸣、口苦口干；高血压见上述证候者。口服1次4片，1日3次。

（15）**山菊降压片（山楂降压片）** 其药物组成为山楂、决明子（炒）、菊花、夏枯草、泽泻（盐制）、小蓟等。具有平肝潜阳的功效。适用于阴虚阳亢所致的头痛眩晕、耳鸣健忘、腰膝酸软、五心烦热、心悸失眠；高血压病见上述证候者。口服1次5片（每片0.3克），1日2次；或遵医嘱。

（16）**醒脑降压丸** 其药物组成为黄芩、黄连、栀子、郁金、玄精石、冰片、朱砂、珍珠母、辛夷、零陵香、雄黄。具有通窍醒脑、清心镇静的功效。适用于火热上扰阻窍所致的头晕头痛、言语不利、痰涎壅盛；高血压病见上述证候者。口服1次10～15粒（每10粒重2.2克），1日1～2次。

（17）**眩晕宁颗粒** 其药物组成为泽泻、菊花、陈皮、白术、茯苓、半夏（制）、女贞子、墨旱莲、牛膝、甘草。具有利湿化痰、补益肝肾的功效。适用于痰湿中阻、肝肾不足所致的头晕目眩、胸脘痞闷、腰膝酸软；高血压病、梅尼埃病见上述证候者。开水冲服，一次8克（相当于原药材15克），1天3～4次。

（18）**龙胆泻肝丸**　其药物组成为龙胆、黄芩、栀子（炒）、车前子（盐炒）、泽泻、木通、当归（酒炒）、地黄、柴胡、炙甘草。具有清肝胆、利湿热的功效。适用于肝胆湿热、头晕目眩、目赤、耳鸣耳聋、耳肿疼痛、胁痛、口苦、尿赤涩痛、湿热带下；高血压、神经性头痛、顽固性偏头痛见上述证候者。口服，水丸剂1次3～6克，或大蜜丸1次1～2丸（每丸6克）；均一日2次。

（19）**心安宁片**　其药物组成为制何首乌、山楂、葛根、珍珠粉等。具有补肾宁心、活血通络、化浊降脂的功效。适用于肾虚血瘀，髓海不足，瘀阻脑络所致眩晕，症见头晕、头痛、夜寐不宁、目涩、耳鸣、舌暗红、脉沉细；原发性高血压见上述证候者。现代药理研究证明本品有一定的降血脂和抗凝血作用。成人口服1次4～5片，1日3次。

（20）**愈风宁心片（胶囊）**　由葛根研制而成，具有解痉止痛、增加脑及冠脉血流量的功效。适用于高血压引起的头晕、头痛、颈项疼痛、冠心病心绞痛、神经性头痛、早期突发性耳聋。现代药理毒理研究证明葛根有效成分（如葛根素、黄豆苷元）有抗心肌缺血、抗脑缺血等作用。口服片剂，1次5片，1日3次；或胶囊剂，一次4粒，1日3次。

（21）**心脉通片**　其药物组成为当归、丹参、毛冬青、牛膝、三七、决明子、钩藤、夏枯草、槐花、葛根等。具有活血化瘀、平肝通脉的功效。适用于瘀血阻滞，肝阳上亢所致眩晕，症见头痛、头晕、项强、胸闷；原发性高血压、高脂血症见上述证候者。口服1次4片，1日3次。

（22）**心可舒胶囊**　其药物组成为丹参、葛根、三七、山楂、木香。具有活血化瘀、行气止血的功效。适用于血瘀引起的胸闷、心悸、头晕、头痛、颈项疼痛；冠心病心绞痛、高脂血症、高血压病、心律失常见上述证候者。口服1次4粒（每粒装0.3克），均1日3次，或遵医嘱。

（23）**益脑宁片**　其药物组成为炙黄芪、党参、制何首乌、灵芝、女贞子、墨旱莲、桑寄生、天麻、钩藤、丹参、赤芍、地龙、山楂、琥珀、麦芽。具有益气补肾、活血通脉的功效；尚有抗脑缺血、抗血栓、降血脂、抗动脉硬化等作用。适用肝肾不足，气虚血瘀所致的眩晕、耳鸣、心烦少寐、心悸健忘、腰膝酸软、倦怠乏力、舌质紫暗等；高血压见上述证候者。口服1次4～5片，1日3次。

（24）**养血清脑颗粒**　其药物组成为熟地黄、当归、钩藤、珍珠母、决明子、夏枯草、白芍、川芎、鸡血藤、延胡索、细辛等。具有养血平肝、活血通络的功效；尚能改善动物软脑膜微循环，增加脑血流量，缓解血管痉挛，止痛。适用于血虚肝旺所致的头痛、眩晕眼花、心烦易怒、失眠多梦；高血压见上述证候者。开水冲服，一次1袋（每袋4克），一日3次。

六、高血压病药膳调养

决明瓜皮菊花汤

主料 决明子15克，西瓜皮（切小块）50克，白菊花5克。

辅料 蜂蜜少许。

烹饪与服法 将三味主料洗去浮尘后，加水适量煎沸2次，每次15分钟，合并煎汁，用蜂蜜调味后饮用。每日1剂。

功效 清肝明目，除湿利尿，辅助降脂、降血压，止头痛、眩晕。

适用人群 高血压伴肾病、高脂血症、糖尿病患者。

注释 气血虚者忌服；孕妇慎用。

夏枯草银杏叶汤

主料 鲜夏枯草、鲜银杏叶各15～30克。

辅料 白糖或蜂蜜适量。

烹饪与服法 将二味主料去杂质，洗净，入砂锅内加水适量煎沸15分钟，重复2次，合并煎汁，用糖或蜜调味后热饮，每日分1～2次饮用。

功效 清肝散结，降脂降压，抗菌解毒。

适用人群 高血压、冠心病、高脂血症患者。

注释 脾胃虚弱患者慎服。

枣仁茅根菊花饮

主料 大枣10枚，花生仁50克，新鲜白茅根50克，菊花10克。

辅料 蜂蜜或白糖少许。

烹饪与服法 将四味主料洗去浮尘，温水浸泡半小时后煎沸30分钟。空腹热食大枣（去核）和花生仁，将煎汁用糖或蜜调味后送服。每日1剂，7天为1个疗程。

功效 利尿除湿，清热止血，养心益脾。

适用人群 高血压伴肾病、眩晕者。

注释 凡有湿痰、湿邪者慎服。

大枣葶苈汤

主料 大枣10枚，葶苈子9～15克。

辅料 白糖或蜂蜜适量。

烹饪与服法 将主料洗去浮尘后，用温水浸泡半小时，中火煎沸半小时。吃枣肉（去核），将煎汁用白糖或蜂蜜调味后温服。每日1剂，7～10天为1个疗程。

功效 补脾和胃，益气生津，下气行水，辅助降压。

适用人群 高血压伴胸水、水肿患者。

注释 凡有湿痰、积滞、齿病、虫病者不宜服用。

菊芹肉丝

主料 鲜白菊花100克，猪瘦肉200克，芹菜100克，白芍粉5克。

辅料 葱白丝5克，生姜丝5克，料酒5克，胡椒粉1克，花生油15克，精盐3克，鸡精1克，湿淀粉、鲜汤各适量，味精1克。

烹饪与服法 将白菊花去蒂，洗净沥干；芹菜择洗干净，切成寸段；猪瘦肉洗净，切成粗丝，放入碗中，加盐、鸡精、湿淀粉拌匀上浆；另取一碗将味精、精盐、料酒、白芍粉、胡椒粉、鲜汤调成汤汁；锅置于旺火上，将油烧至六成热时，放入肉丝滑透，倒入漏勺；锅底余油烧热后放入葱白丝、姜丝炒香，放入白菊花、芹菜翻炒几下，再放入肉丝，倒入汤汁，翻炒至熟，盛于盘中即成。空腹或佐餐热食。可常食，15天为1个疗程。

功效 清肝明目，辅助降压。

适用人群 高血压伴头痛、头晕、眼花、耳鸣者。

百变搭配 可加独头蒜10个（切成薄片）共炒，协同降脂、降压；可用鸡脯肉代替猪瘦肉；可用荠菜代替芹菜。

荠菊茶牛肉丝

主料 荠菜200克，绿茶10克，鲜白菊花100克，牛瘦肉200克，山药粉20克。

辅料 独头蒜10个（切成丝），泡红椒末3克，泡仔姜丝10克，葱白丝10克，鸡精2克，盐3克，湿淀粉适量，花生油15克，料酒5克。

烹饪与服法 将荠菜择洗干净，切段；鲜白菊花去蒂，洗净，沥干；牛肉洗净，切成细长丝；绿茶加水300克熬成浓汁约100克，盛于碗中，加入牛肉丝、鸡精、精盐各1克，山药粉20克，料酒5克，泡红椒末1克及湿淀粉拌匀、上浆；锅置旺火上，将油烧至六成热，放入牛肉丝滑散断生，盛于漏勺中沥干；锅底余油再烧热后，放入蒜丝、葱白丝、泡仔姜丝和泡红椒末炒香，放荠菜、菊花翻炒几下后，再加入牛肉熟丝翻炒，加入余下的辅料，翻炒至熟，盛于盘中即成。空腹或佐餐热食。可常食，15天为1个疗程。

功效 滋养脏腑，辅助降血压、降血脂。

适用人群 高血压伴高脂血症、动脉硬化、冠心病者。

百变搭配　禽肉、猪瘦肉可代替牛瘦肉。山楂10克煎汤加蜂蜜少许调味代茶饮，协同降脂、降压。

决明瓜皮饮

主料　决明子15克，西瓜皮50克。

辅料　蜂蜜适量。

烹饪与服法　将决明子淘洗干净，温水浸泡半小时，与西瓜皮（洗净、切成小块后）共入砂锅，加足清水至1000克左右，煎煮15分钟，取汁加蜂蜜调味，当茶饮，每日1剂。

功效　清肝明目，利尿除湿，降脂降压，解热清暑。

适用人群　肾性高血压、糖尿病伴高血压、高脂血症患者。

注释　气虚者忌服；孕妇慎饮。

芹菜枣仁汤

主料　鲜芹菜250克，酸枣仁9克。

辅料　盐2克，芝麻油5克，鲜蒜泥10克，蜂蜜适量，鸡精1克。

烹饪与服法　将鲜芹菜择洗干净，切成寸段，加入滚开的水中煮沸3分钟断生，漏勺捞起沥干后盛于盘中，用盐、鲜蒜泥和鸡精及芝麻油拌匀，空腹热食。煮芹菜水与酸枣仁再煎沸15分钟，当茶饮（用蜂蜜调味）；也可以在食凉拌芹菜时，用芹菜枣仁汤送服。

功效　平肝清热，养血安神，辅助降压。

适用人群　高血压患者及临界高血压者。

注释　生疔癞者勿服；凡有实邪郁火及患有滑泻者慎服。

百变搭配　荠菜可代替芹菜。

薏苡仁双根粥

主料　薏苡仁50克，芡实10克，糯米50克，芹菜根10枚（约100克），白茅根10克。

辅料　白糖或蜂蜜适量。

烹饪与服法　将芹菜根、白茅根分别洗净，切成1厘米以内短节，放入砂锅内，加水1500克，煮沸15分钟后，去渣留汁，与淘洗干净的薏苡仁（薏米）、芡实（鸡头米）、糯米共煮为稀稠合适的粥，加白糖或蜂蜜调味。空腹（早餐）热食，每日1剂，15天为1个疗程。

功效　除湿利尿辅助降压。

适用人群　高血压患者及轻度水肿患者。

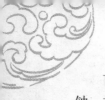

百变搭配 宜同食、常食绿色菜肴。荠菜可代替芹菜根，但荠菜只需煮5分钟，捞出晾凉，凉拌食用。

山楂荷叶饮（粥）

主料 山楂50克，荷叶50克，糯米50克。

辅料 白糖或蜂蜜适量。

烹饪与服法 将山楂、荷叶分别洗去浮尘，置于纱布袋中放入砂锅内，加清水800～1500克，中火煮沸15分钟，取汁加白糖或蜂蜜调味，当茶饮；亦可将药汁与淘洗干净的糯米共煮为粥，加白糖或蜂蜜调味，空腹早餐时当主食之一。每日一剂，15天为1个疗程。

功效 清暑消食，生津止渴，辅助降血压、降血脂。

适用人群 临界高血压及轻中度高血压患者辅助治疗。

百变搭配 常食芹菜、荠菜等低脂绿色菜肴。

薏米瓜皮昆布饮（粥）

主料 薏苡仁（薏米）50克，昆布（海带）30克，鲜冬瓜皮100～200克。

辅料 白糖或蜂蜜适量。

烹饪与服法 将薏苡仁淘洗干净；昆布用温水涨发、洗净，切成小块；冬瓜皮洗净后装入双层纱布袋中，共入砂锅中，加清水1500克，煮沸20分钟后，取出纱布袋（弃瓜皮）；继续用文火熬至薏苡仁、昆布酥软熟烂即成。食前用白糖或蜂蜜调味，吃薏苡仁、昆布，饮汁（粥），空腹热食，每日1剂，15天为1个疗程。

功效 清热利尿，化痰除湿，辅助降压。

适用人群 临界高血压及轻中度高血压伴有咳嗽、吐脓痰患者。

注释 营养不良性水肿者慎用。

百变搭配 若熬粥，可配用糯米50克，以泡洋葱（大蒜或藠头）佐餐食用，辅助降脂降血压。宜常食低脂绿菜肴、水果。

茯苓葵花籽饮

主料 茯苓30克，葵花籽9克。

辅料 白糖或蜂蜜适量。

烹饪与服法 将主料置砂锅内，加水1000克，煮沸半小时，取汁加白糖或蜂蜜调味，当茶饮。每日1剂，15天为1个疗程。

功效 除湿利尿，辅助降血压、降血脂。

适用人群 轻中度高血压伴高脂血症患者。

注释　尿多者慎用。

百变搭配　宜常食、多食低脂绿色菜肴、水果。

藕节荞麦叶饮

主料　藕节5～10个，荞麦叶50克，白茅根10克。

烹饪与服法　将三味分别洗净，放入砂锅中，加水将用料淹没，煮沸2次，每次15分钟，合并煎汁，每日1剂，分2次服用，可连服1周。

功效　止血散瘀，开胃宽肠，下气消积。

适用人群　高血压伴鼻衄（鼻出血）者。

注释　有血瘀及内凝血症状者忌服。

百变搭配　宜同食低脂绿色菜肴。

泽泻茅根饮

主料　泽泻15克，新鲜白茅根60克。

辅料　白糖或蜂蜜适量。

烹饪与服法　将泽泻洗去浮尘；白茅根洗净，切成寸段。共入砂锅中，加水1000克，煮沸30分钟，取汁用白糖或蜂蜜调味，当茶饮，每日1剂，15天为1个疗程。

功效　利尿渗湿，凉血止血，辅助降压。

适用人群　轻中度高血压伴小便不畅、轻度尿路感染、热病烦渴及有出血倾向者。

注释　肾虚滑精者、脾胃虚寒者、尿多不渴者均忌服。

百变搭配　熬沸30分钟后去渣取汁，与糯米、薏苡仁、芡实各30～50克共熬成粥，当早晚餐主食，以绿色低脂菜肴佐餐，可增强降压之效。

茯苓山楂粥

主料　茯苓30克，山楂（去籽）20克，粳米100克，猪骨500克。

辅料　独头蒜10个，盐或糖（蜂蜜）适量。

烹饪与服法　将茯苓、山楂分别洗去浮尘，切成碎粒；粳米淘洗干净；猪骨洗净并剁成段，入开水锅中氽去血水，沥干；独头蒜去皮、洗净。共入砂锅内，注入清水1500克。大火烧沸后，改为文火，熬至骨肉分离时，去骨，用盐或糖（蜂蜜）调味即成。空腹热食，每日1剂，15天为1个疗程。

功效　利尿除湿，健脾和胃，宁心安神，辅助降压降脂。

适用人群　临界高血压、轻中度高血压患者；对伴有痰饮、水肿、小便不畅、泄泻、心悸、眩晕、健忘、高脂血症、食欲不振的高血压患者及妊娠高血压患者也有辅助疗效。

注释　尿多者慎用。

百变搭配　出锅前5分钟，可加入200克洗净、切碎的绿色菜叶，如荠菜、芹菜、莴笋叶等；亦宜以低脂绿色菜肴佐餐食用。

杜仲柏仁饮

主料　杜仲30克，柏子仁20克。

辅料　白糖或蜂蜜适量。

烹饪与服法　将杜仲、柏子仁洗去浮尘，加清水约800克在砂锅中煎沸半小时，滤取药汁，微温时用白糖或蜂蜜调味后，早晨一次饮服。药渣加水500克复煎一次，晚上再服。每日1剂，15天为1个疗程。

功效　补肝肾，强筋骨，降血压，养心安神，润肠通便。

适用人群　轻中度高血压伴有肾虚腰痛、膝酸无力、心悸失眠者。

注释　便溏及痰多者忌服；阴虚火旺者慎服。

百变搭配　同食、常食荠菜、芹菜等绿色低脂菜肴。杜仲与茶叶共煎饮汁，亦有较好的辅助降压降脂效果。

天麻钩藤饮

主料　钩藤、天麻各15克。

辅料　白糖或蜂蜜适量。

烹饪与服法　将天麻、钩藤洗去浮尘，加入清水约800克，煎沸半小时，早晚各1次，取汁放晾后加白糖或蜂蜜调味，分早晚2次饮服。每日1剂。15天为1个疗程。晚上可将天麻嚼服。

功效　平肝息风，定惊降压。

适用人群　轻中度高血压伴头晕目眩、肢体麻木、癫痫、耳源性眩晕等症的患者。

注释　不可与御风草根同用；无虚火者勿饮。

百变搭配　宜同食、常食绿色低脂菜肴。配用罗布麻叶5～10克，有协同降压之效。

葛根面

主料　葛根粉150～250克，荆芥穗、淡豆豉各10～50克。

辅料　新鲜蒜泥10～30克，葱花5克，芝麻油5克，鸡精1克，精盐2克，酱油2克。

烹饪与服法　葛根粉放入盆中，加适量清水揉成面团（可室温饧1～2小时），擀成薄皮，用刀切成面条；砂锅置于中火上，加入适量清水，放入荆芥穗和豆豉煎沸10分钟，去渣留汁；将葛根粉面条放入药汁中煮熟捞出，盛于大碗中，加入全部辅（作）料，拌匀空腹热食，每日1剂，7天为1个疗程。

功效 平肝息风，开窍醒脑。葛根粉含有葛根素（黄豆苷元）等活性物质成分，对心脑血管循环系统有多种正效应，如增加脑及冠状动脉血流量，降低血管阻力，改变心肌和脑细胞缺氧缺血，降低血糖，解痉，解热及雌激素样作用等。

适用人群 高血压、冠心病、动脉粥样硬化、脑卒中患者及正常人尤其是高龄者。

百变搭配 宜常食、同食荠菜、芹菜等绿色低脂菜肴；便秘者每日吃1～2根香蕉；伴有高脂血症者宜食蘑菇、洋葱、薤头，可少饮50克左右干红葡萄酒。

三七花莲心茶

主料 三七花3克，莲子心1～3克。

烹饪与服法 取主料加水煎沸3分钟后当茶饮；饮毕后续用开水冲泡饮用。每日1剂。

功效 清热，平肝，醒脑，降压。

适用人群 高血压伴眩晕、耳鸣等患者。

百变搭配 低脂、低盐普通饮食。

七、高血压病食疗

（一）饮食原则

要控制热量摄入及食盐量，降低脂肪和胆固醇的摄入量，控制体重，防止和纠正肥胖，多食具有利尿排钠，调节血容量，保护心、脑、肾血管功能的食物（见后述）。在膳食中限制食盐（钠）的同时增加钾，可降低钠/钾比值，更有利于降低和控制血压水平。采用低脂、低胆固醇、低钠、高维生素、适量蛋白质、控制总热量的饮食。

1.控制总热量

将体重控制在标准体重或接近标准体重的范围（太瘦的患者往往抵抗疾病的能力更差）；肥胖者应节食减肥或适量运动减肥，禁止或不提倡药物减肥，因为减肥药的不良反应可能诱发心血管疾病（或事件）的发生。体重减轻的速度以每周1～1.5千克为宜。有资料观察到体重每增加12.5千克，收缩压上升约10毫米汞柱，舒张压升高约7毫米汞柱。

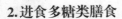
2.进食多糖类膳食

含植物膳食纤维多的淀粉、面粉、糙米、玉米、小米、薏苡仁、芡实、板栗等，以及薯类，如甘薯、马铃薯、山药、山芋（土豆）、芋头等，均可促进肠道蠕动，加速胆固醇排出，对防治高血压有利。葡萄糖、果糖、蔗糖及各种市售水果糖、巧克力、糕点等应控制食用。

3.合理摄入蛋白质

蛋白质代谢产生氨、甲基吲哚（粪臭素）等有害物质，可引起血压波动，应限制或控制动物性蛋白的摄入。调配饮食时应选优质蛋白（含必需氨基酸，如苯丙氨酸、色氨酸、赖氨酸、苏氨酸、蛋氨酸、亮氨酸、异亮氨酸和缬氨酸），含必需氨基酸丰富的优质蛋白主要来源于动物食品。因此，每天摄入的蛋白质中最好有1/3来自肉类、鱼类和禽蛋类，豆类和花生及其制品也含有必需氨基酸。若缺乏必需氨基酸，即使每天摄入大量肉食，机体也可能呈现负氮平衡。一般每千克体重供给1克蛋白质，70千克体重的个体，每日宜摄入蛋白质70克，即相当于猪瘦肉（如里脊含蛋白质20.2%、脂肪7.9%、水分70.3%）350克或鸡蛋1个或鱼肉400克或鸡胸脯肉350克左右，牛瘦肉、羊肉的蛋白质含量比猪瘦肉稍高，应适当减少摄入量；虾类蛋白质含量比贝类稍多但低于禽畜肉类；兔肉每100克含蛋白质19.7克，脂肪仅2.2克，为低脂优质肉类。高血压患者可根据自己的体质和病情适量选用。

4.限制脂肪尤其是饱和脂肪酸的摄入

减少脂肪，限制胆固醇摄入量。21世纪中国居民成人每日脂肪供给控制在每天25克，限制动物脂肪摄入。除椰子油（含饱和脂肪酸高达92%）外，大豆油、花生油、芝麻油、玉米油、葵花籽油等均含维生素E和较多的亚油酸，有降低血脂和胆固醇的作用，可预防血管破裂。高血压伴有总胆固醇、极低密度脂蛋白、低密度脂蛋白升高者和冠心病患者，应限制高胆固醇食物的摄入，如动物内脏、脑髓（花）、蛋黄、贝类、虾类、乌贼（墨鱼）等，饮食中的胆固醇应限制在每天300毫克（治疗剂量为200毫克）。烹饪菜肴时，应少用猪、牛、羊等动物油，尽可能选择食用植物油。

5.矿物质和微量元素摄入原则

（1）限制钠盐摄入　供给食盐以每天2～5克为宜（应将酱油、豆瓣酱等调味品中的盐分计算在内）。据普查统计显示，每天吃10克盐，高血压发病率约为10%，每天吃20克盐，高血压发病率上升到20%！

（2）补钾　限钠时应注意补钾。钾/钠比值至少保持在1.5：1；有些利尿药可使钾从尿中大量排出，故应结合其他代谢情况选用含钾丰富的氯化钾制剂或食物，如五谷杂粮中的小麦胚粉、磨细的麸皮、青稞，各种豆类（豆粕）、豆腐皮，竹笋（白笋干），洋姜（菊芋），萝卜缨，蛇豆（大豆角）及各种脱水菜，龙须菜，豌豆苗（尖），莴笋，芹菜（本身有降压作用），洋葱，薤头，瓜类，茄子，芋头等含钾较多。野蔬菜中含钾量较高的有艾蒿、甘薯叶（尖）、百里香、败酱（胭脂麻）嫩叶、萹蓄菜（竹节草，可利尿降压）、刺楸、地肤（益明、扫帚苗）、地笋（地古牛、地瓜儿苗叶）等；果品中的鳄梨、香蕉（本身有降压及润肠通便之效）、椰子、坚果仁和各种瓜子仁不仅含钾多，同时也富含钙、镁、钠、铁、锌、硒、铜、锰等矿物质和微量元素，适当吃些对机体是有益的。

（3）**补钙**　钙对高血压也有一定疗效。每日补钙400～1000毫克（服用钙拮抗药如硝苯地平、氨氯地平、维拉帕米、地尔硫䓬等时不宜补钙），对于缺钙的高血压患者可产生一定的降血压作用；部分高血压前期或临界高血压患者适量补钙后，即使不用降压药，亦可使血压恢复正常。含钙较多的食物有黄豆、黑豆等豆类及其制品（豆腐、千张、腐竹）、葵花籽（瓜子）、核桃仁、花生、鱼、虾、大枣、韭菜、芹菜、蒜苗、脱水菜和一些野菜（如沙参叶及嫩苗、大车前草嫩叶及嫩苗）等。

（4）**补充充足的维生素**　补充各种维生素，尤其是维生素C，可以减轻过氧化物对血管内皮的损伤，还能促进机体合成胶原蛋白，利于保持血管的良好弹性，避免血压升高。广柑、橙、橘、大枣、番茄、芹菜、油菜及薹、小白菜、莴笋（叶）、马齿苋、苦瓜、青椒等果蔬均富含维生素C。有些菜叶维生素C含量比其嫩茎、叶柄的含量还高，去掉芹菜叶、莴笋叶，只吃嫩茎或叶柄的烹饪习惯是一种浪费。多食蔬菜和水果，有助于群防群治高血压病。

6. 节制饮食

每天定时定量进食，不过饥过饱，不暴饮暴食，注意均衡营养，不挑食、偏食和厌食，食物种类交替搭配多样化，营养比例合理，清淡而富于营养价值的饮食有利于高血压的防治。

7. 戒烟、限酒和饮茶

吸烟对高血压有害无益。少量饮酒，如男性每日饮纯酒精量不超过25克（60°烈性酒不超过1小杯，干红葡萄酒不超过200克），可扩张血管、活血通脉、助药力、增食欲、消疲劳，在冬季或高寒地区有暂时暖身体之效；但若长期过度饮酒、酗酒则危害很大，可诱发酒精性肝炎、肝硬化，甚至肝癌；且加速动脉硬化、冠心病恶化、血栓形成而诱发心脑血管疾病（事件）。伴有糖尿病、肾病的高血压病患者更应谨慎，或饮酒量减半。茶叶含有多种防治高血压病的有效成分，其中以绿茶为好，但以清淡为宜，忌浓茶。总之，可饮清茶，适量少饮酒，坚决戒烟！

8. 选用有利于防治高血压病的食物

可选用具有保护血管、心脏，并有降压、降血脂和胆固醇作用的食物。具有降压作用的食物有芹菜、胡萝卜、荸荠、黄瓜、木耳、海带、香蕉、荠菜、洋葱、小香葱头、薤头等；有降血脂和胆固醇作用的食物有山楂、香菇、大蒜、洋葱、薤头、香葱头、海鱼、绿豆、决明子、赤小豆及其他各种豆类。此外，各种食用蘑菇，如草菇、香菇、平菇、口蘑、茶树菇、鸡枞或鸡腿菇、牛肝蕈、松茸（松蘑、蕈）、黑木耳、银耳等蕈（菌）类食物营养丰富，味道鲜美，对辅助防治高血压病、脑出血、脑血栓均有较好效果，可根据当地市场供应或出产情况制作成佳肴，经常食用（见后述）。

（1）洋葱　有降血压、降血脂（胆固醇）和润肠通便之效，临床应用于高血压、高脂血症、糖尿病、冠心病、脑血栓、萎缩性胃炎、动脉粥样硬化等心脑血管疾病，均有良好的辅助防治效果，并可预防骨质疏松。用洋葱（含有前列腺素）治疗发炎的伤口、老年性顽固性皮肤溃疡有良效。将洋葱泡在红葡萄酒中饮服，是民间食疗降血脂的良好饮料。洋葱含类黄酮物质槲皮素，可预防血栓形成。慕尼黑大学研究发现，洋葱含有降低血小板聚集的化合物。吃洋葱后血小板黏附性可降低34%。洋葱能促进纤溶系统功能，能对抗儿茶酚胺的升压作用。此外，洋葱尚含有各种维生素、膳食纤维、矿物质和微量元素，为大众公认的保健蔬菜和调味品。

（2）葱、蒜、薤头　其功效与洋葱相近，为常食调味蔬菜，除含蛋白质、脂肪、糖类、胡萝卜素、维生素A、钾、硒外，还含有挥发油，其主要成分为蒜辣素（大蒜素），也称为植物杀菌素，有较强抑制、杀灭细菌、病毒的功效。经常吃蒜、葱、薤类菜肴，不但能降血脂、降血糖和降血压，还可补脑益智，防治前列腺癌及伤风感冒。

（3）香蕉　被称为来自热带天堂的水果，营养丰富且味鲜美。香蕉每100克（可食部59克）含热量（能）93千卡（389千焦）。香蕉含有保护心血管系统和中枢神经系统及维持肝脏正常工作的钾（可食部59克含钾256毫克）。而芭蕉比香蕉含钾量还高20%，一天吃3～4根香蕉（150～200克），就能满足机体对钾的全天需要量。香蕉含有可溶性膳食纤维，润肠通便效果良好。常食香蕉者，可降低高血压发病率。

（4）荠菜　又名蓟菜、菱角菜。为全国各地均有生长的大众野菜，多在春夏季采集幼苗食用，降血压（兼止血）作用确切，且不能被阿托品所拮抗。成人每天可凉拌、做汤或炒熟食用300～500克，当菜肴下饭或空腹食用均可。荠菜为典型的高钾低钠、矿物质和微量元素成分比较均衡且适用人体的菜肴，民间有部分栽培品种，市价高于小白菜。

本书"辅助防治心脏病的部分食物简介"中的大众蔬菜、食品、野菜食品、中草药、水果类也适用于高血压病患者，限于篇幅，不一一赘述。

9.高血压患者禁忌食物、限制食品

所有过咸食物及腌腊制品、蛤贝类、虾类、皮蛋、含钠高的菜肴、烟、烈性酒、浓茶、咖啡及辛辣刺激性强烈的食品均为高血压患者应限制或忌食的食物。

10.高血压患者饮食制度

宜少量多餐，每天4～5餐为宜，避免过饱。

（二）主粮食谱

芹菜粥

主料　芹菜100克，粳米30克。

辅料　白糖或盐少许。

烹饪与服法　将芹菜择洗干净（可不去根叶），切成寸段，或切成碎末；粳米去杂质，并用清水淘洗干净；砂锅内加入适量的清水和洗净的粳米，大火煮沸后打去浮沫，改为小火煮沸大约20分钟，加入备好的芹菜，煮成稠粥，用少许白糖和/或盐调味，空腹温热服食。每日1次，宜常服。

　　功效　平肝清热，利湿，止渴，通便等。

　　适用人群　高血压伴有脏躁烦热、消渴、便秘等症的患者。

　　百变搭配　荠菜可代替芹菜；糯米、珍珠米、再生稻米可代替粳米，其功效和口感更好。

绿豆冬瓜粥

主料　绿豆30克，冬瓜250克，粳米80克，骨肉鲜汤1升（1000克）。

辅料　食盐或糖少许。

烹饪与服法　将冬瓜去皮和内瓤，洗净，切条备用。绿豆和粳米分别去杂质，并用清水淘洗干净；砂锅内注入骨肉鲜汤，放入绿豆和粳米，大火烧沸，打去浮沫，改为小火煮至绿豆裂口，加入冬瓜条，煮至豆、米熟烂，粥稠时，用食盐或糖调味即成（也可不调味）。每日1次，宜常服。

　　功效　清热解毒，消暑利水，补中益气。

　　适用人群　高血压伴暑热烦渴、淋病泻痢、脚气水肿、咳嗽痰稠患者。

　　百变搭配　雪豆、大白豆可代替绿豆。

赤小豆大枣粥

主料　赤小豆15克，大枣（干）6枚，粳米100克。

辅料　糖或食盐少许，绿色新鲜菜叶100克。

烹饪与服法　将赤小豆、大枣、粳米分别淘洗干净，于砂锅或不锈钢锅内加适量清水煮成稠粥，出锅前10分钟加入洗净切碎的绿色菜叶，粥稠时用食盐或糖调味即成。空腹热食，每日1剂，宜常食。

功效 清热利水消肿，补脾胃，调营卫，生津液等。

适用人群 高血压伴有脾虚胃弱、食少腹胀、水肿、脚气、黄疸、泄泻、丹毒、痈疽疮毒等症的患者。

百变搭配 绿豆代替赤小豆，清热效果更好。

赤小豆排骨粥

主料 赤小豆50克，猪排骨50克，粳米50克。

辅料 食盐或糖少许。

烹饪与服法 将猪排骨洗净，斩剁成寸段，与分别淘洗干净的赤小豆、粳米共入锅内，加水1500克，大火烧沸时，打去浮沫，改为小火熬成稠粥，用食盐或糖（也可不用）调味即成。空腹热食，可经常服食。

功效 利水补虚。

适用人群 高血压及伴有糖尿病患者。

百变搭配 糯米、珍珠米可代替粳米，成粥前5～10分钟加入150克洗净、切碎的绿色菜叶共煮成粥，可补充维生素，有利于营养均衡。

薤白虾鱼粥

主料 薤头（薤白）20个，虾米20克，鲫鱼1尾（约200克），粳米100克，鲜汤1500克。

辅料 食盐2克，姜末、葱花各3克。

烹饪与服法 将鲫鱼去鳞、内脏和鳃后洗净，入砂锅中，加鲜汤1500克，小火煨至鱼肉、骨分离时，去鱼骨；加入淘洗干净的薤头、虾米和粳米，再补充适量清水，共熬成稠粥，在出锅前2分钟加入辅料调味即成。空腹温食，可常服。

功效 补中益气，滋阴补肾，健脾除湿。

适用人群 高血压伴肾病、糖尿病、高脂血症患者。

百变搭配 大蒜可代替薤白，龙虾、江河小虾等可代替虾米，鳅鱼可代替鲫鱼；成粥前5～10分钟，可加入150克洗净、切成丁的胡萝卜或白萝卜共熬成稠粥，既增加维生素，又协同利尿除湿、降压。

荠蒜粥

主料 荠菜100克，紫皮大蒜30克，粳米100克，鲜汤1500克。

辅料 盐2克。

烹饪与服法 粳米淘洗干净，紫皮大蒜去皮洗净，共入砂锅内，加鲜汤，小火熬沸30分钟，加入洗净切碎的荠菜，再煮沸5分钟即成稠粥，加盐（也可不加）调味即成。每日空腹温食。

功效 降压降脂，保健养生。

适用人群 高血压伴高脂血症患者。

百变搭配 芹菜可代替荠菜，薤头、洋葱可代替大蒜；普通白皮大蒜、独头蒜也可代替紫皮大蒜。

荸荠糯米粥

主料 荸荠200克，糯米100克。

辅料 桂花2克，白糖5克。

烹饪与服法 将荸荠洗净去皮，切成小丁，与淘洗干净的糯米同放入砂锅中，加适量清水（1500克），用小火共熬成稠粥。用桂花、白糖调味即成。每日空腹温食，可常服。

功效 清热化痰，开胃消食，利尿降压。

适用人群 高血压伴热病伤津、咳嗽痰浓、脾胃虚弱的患者。

百变搭配 藕可代替荸荠，粳米、珍珠米可代替糯米。

山楂糖粥

主料 新鲜山楂60克，粳米100克。

辅料 白糖5～10克。

烹饪与服法 将新鲜山楂洗净，去核，切片；与淘洗干净的粳米同放入砂锅中，加清水约1500克，小火共熬成稠粥，白糖调味后即成。每日空腹温食，可常服。

功效 辅助降压降脂，健胃消食，散瘀。

适用人群 高血压伴有食积停滞、腹痛腹泻及妇女产后瘀血病、恶露不净、月经延后不通、痛经者；高血压伴冠心病、高脂血症、动脉硬化症等的患者。

百变搭配 干山楂饮片（去核）15克洗去浮尘可代替鲜山楂60克，粳米可换成糯米；成粥前5分钟，可加入洗净切碎的鲜菜叶，共煮成稠粥，营养均衡，其效更好。蜂蜜可代替白糖。

莲藕赤小豆粥

主料 鲜莲藕100克，赤小豆20克，粳米50～80克，鲜骨汤1000克。

辅料 姜片2克，盐2克。

烹饪与服法 赤小豆、粳米分别淘洗干净，鲜莲藕洗净，用方形筷子头或竹片刮去外皮，拍破砸碎成小丁（勿丢失藕汁），共入砂锅或不锈钢锅内，加入鲜骨汤和姜片，大火煮开后用小火熬成稠粥（约40分钟），用盐调味即成。每日空腹温服。

功效 益血补心，健脾开胃，利水止泻。

适用人群 高血压伴脾胃虚弱、食欲不佳、大便溏薄、热病口干烦渴患者。

百变搭配 可配薤头（薤白）20个，协同降脂；糯米、黑米、糯米可代替粳米；同食绿色菜肴。亦可配用薏苡仁20克，协同利尿降压。

薏苡仁冬瓜粥

主料 薏苡仁20克，冬瓜250克，粳米80克，骨肉鲜汤1500克。

辅料 食盐或糖适量（少许）。

烹饪与服法 将薏苡仁、粳米分别淘洗干净；冬瓜去皮和内瓤，洗净切块后共入锅内，与骨肉鲜汤共煮为熟烂稠粥，用食盐或糖（也可不加）调味即成。每日空腹热食。

功效 清热利尿，补中益气。

适用人群 高血压伴有轻度水肿、小便不畅的患者。

百变搭配 可加绿豆20克；同食绿色菜肴。

玉米饭

主料 玉米楂25克，粳米150克。

辅料 薏苡仁10克，芡实10克。

烹饪与服法 将主、辅料分别淘洗干净，共入锅内，加水适量（500～800克），小火焖熟透即成。每日当主食服用。

功效 渗湿利水，调中开胃。

适用人群 各型高血压患者。

百变搭配 五谷杂粮可代替粳米，同食绿色菜肴。

红绿豆饭

主料 赤小豆25克，绿豆25克，粳米150克，鲜骨汤约600克。

辅料 薏苡仁10克。

烹饪与服法 将赤小豆、绿豆、粳米和薏苡仁分别淘洗干净，共入锅内，加入鲜骨汤，用小火焖熟透即成。每日当主食食用。

功效 清热利尿，调中开胃。

适用人群 各型高血压患者。

百变搭配 糯米、黑米、糙米代替粳米。

红豆寿司

主料　东北大米100克，赤小豆50克。

辅料　盐2克，芝麻5克，紫菜1张。

烹饪与服法　将东北大米、赤小豆分别淘洗干净，共入锅内，加清水适量，文火焖至熟透；芝麻炒香研碎；将紫菜铺在干净的案板上，将盐与赤小豆饭混合均匀，放在紫菜上面摊平，撒上芝麻碎末，卷成卷，切成2厘米长的圆柱状，码放于盘中即成。每日当主食食用。

功效　补中益气，健脾和胃，清热利水，散血消肿。

适用人群　高血压伴有水肿、脚气、黄疸、泄泻、痈疽疮毒等症的患者。

百变搭配　糯米可代替东北大米；有紫色纹的眉豆可代替赤小豆，亦可用黑豆、白扁豆、雪豆代替赤小豆。

葛汁长生饭

主料　干粉葛15克（生粉葛60克），花生仁（长生果）20颗，糯米100克。

辅料　赤小豆10克，大蒜瓣5瓣。

烹饪与服法　取干粉葛饮片或生粉葛（横斜切片）分两次加清水各400克煮沸取汁，每次煎沸半小时，合并煎汁（去渣）（400～500克），与分别淘洗干净的花生仁、糯米、赤小豆、大蒜瓣在同一锅内用文火焖熟即成。每日空腹当主食。

功效　升阳解肌，润肺和胃，利尿除烦，辅助治疗高血压病伴颈项强痛、冠心病心绞痛、重听等症。

适用人群　高血压、冠心病心绞痛、年老听力下降者及高脂血症、动脉粥样硬化者。

百变搭配　宜同食低脂低盐绿色蔬菜菜肴。

芹菜牛肉面

主料　芹菜100克，牛肉50～100克，湿面条200克。

辅料　豆油15克，姜末、葱花、鲜蒜泥、鸡精各适量，盐少许，芝麻油2克。

烹饪与服法　将芹菜洗净，茎、柄切成末，叶留用；牛肉洗净，在沸水中氽去血水，再用清水洗净，沥干后剁成末；炒锅置于旺火上，倒入豆油，放入牛肉末和姜末炒香，放入芹菜末翻炒至熟，起锅备用。另将湿面条在锅内充分煮熟后捞入大碗中，芹菜叶在面汤锅中烫一下断生后放在面条上面，再放上备好的牛肉芹菜末，最后用盐、葱花、鲜蒜泥、芝麻油、鸡精调味即成。每日空腹当主食食用。

功效　平肝清热，祛湿除烦，养心益肾。

适用人群 高血压伴脏躁烦热、消渴烦热、痈疽、便秘者。

百变搭配 荠菜可代替芹菜；鸡脯肉、猪瘦肉可代替牛肉；荞麦面条、葛粉丝代替普通面条，其效更好。

番茄煎蛋面

主料 番茄（西红柿）100克，鸡蛋1个，湿面条200克。

辅料 豆油15克，鲜蒜泥20克，盐、鸡精、胡椒粉、花椒粉各少许，葱花、姜末各1～3克。

烹饪与服法 番茄洗净，在开水中烫一下，撕去外皮，切成薄片或小丁；鸡蛋打入碗中，放入精盐1克，用筷子搅匀，倒入将豆油热至六成的炒锅中，煎至两面金黄时，加入备好的番茄片或丁，翻炒几下后加入适量清水或鲜汤，放入花椒粉，烧开后下入面条，煮至熟透，盛于大碗中，用其余辅料调味拌匀即成。每日空腹当主食。

功效 清利湿热，生津止渴，健胃消食，养心益肾，除烦解郁。

适用人群 高血压伴热病伤津、口渴、食欲不振、动脉硬化者。

百变搭配 鸭蛋可代替鸡蛋；葛粉丝、蕨粉丝、荞麦面条可代替普通面条，其效更好。番茄保留皮切片或丁（含番茄红素丰富），与蛋汁共炒，更有助于小肠吸收番茄红素。

绿豆芽鸡丝面

主料 绿豆芽100克，鸡脯肉丝50克，湿面条200克。

辅料 芝麻油3克，甜椒丝10克，姜末3克，葱花2克，精盐2克，鸡精1克，淀粉5克，花生油适量。

烹饪与服法 绿豆芽洗净，沥干；鸡脯肉丝与盐1克、淀粉拌匀、上浆备用。油在炒锅中烧至七成热时，放入姜末和鸡脯肉丝炒至变色，加入绿豆芽和甜椒丝爆炒至熟，盛于大碗中；另将湿面条加入沸水锅中煮透后，捞入盛有绿豆芽、甜椒丝和鸡丝的大碗中，加入剩下的辅料，拌匀后空腹热食，当主食经常食用。

功效 清热利水，养心益肾，除烦止渴，健脾顺气。

适用人群 高血压伴脏躁烦热、胃纳减少、消化不良的患者。

百变搭配 绿豆芽可换成黄豆芽、生菜等；尚可配用鲜蒜泥20克，辅助降血脂、解湿毒。

牛肉竹笋面

主料 干竹笋25克，牛肉50克，湿面条200克。

辅料 豆油15克,八角0.5克,山柰0.5克,小茴香0.5克,桂皮0.5克,干辣椒段0.5克,花椒4克,姜块5克,酱油2克,精盐1克,味精1克,鲜汤适量。

烹饪与服法 将干竹笋用温水泡开(约24小时),洗净后撕成细条,切成2厘米长段;牛肉洗净,切成1.5厘米见方小块,放入沸水中汆去血水,捞出沥干水分;姜块洗净拍碎备用;豆油在锅内烧至七成热时,倒入牛肉炒香,放入八角、山柰、小茴香、桂皮、干辣椒段、花椒、姜块、酱油、适量鲜汤,烧开后倒入竹笋段,小火烧至牛肉熟烂,用精盐、味精调味后盛于大碗中;另将湿面条煮熟透后,捞入盛装牛肉竹笋的大碗中,拌匀后空腹热食,当主食常服。

功效 清热化痰,通利二便,补脾胃,强筋骨。

适用人群 高血压伴咳嗽痰稠、脾胃虚弱、二便不畅的患者。

百变搭配 鲜竹笋150克代替干竹笋,其效更佳。

魔芋烧鸭面

主料 水魔芋100克,鲜鸭肉50克,湿面条200克。

辅料 花生油10克,泡红辣椒段2克,葱段2克,泡仔姜末3克,豆瓣酱3克,酱油2克,精盐2克,鸡精、料酒各1克,鲜汤适量。

烹饪与服法 将鲜鸭肉在开水中汆一下,洗去血水后沥干,剁成2厘米见方小块,拌入少许酱油、料酒;水魔芋切成3厘米见方小块,在沸水中煮几分钟,沥干后在清水中过一下再沥干;油在锅中烧至六成热时,下鸭块和葱段爆香,放入豆瓣酱炒转,加入鲜汤稍煮一会儿,再放入魔芋、泡红辣椒段、泡仔姜末、精盐等,用文火烧至鸭肉熟烂,用鸡精调味后盛于大碗中;另将湿面条煮熟透后,捞出后放入盛有鸭块、魔芋的大碗中,拌匀后空腹热食,当主食常服。

功效 滋阴养胃,利水消肿,调节免疫,辅助降血糖、降血脂,促进胃肠功能恢复正常。

适用人群 高血压伴糖尿病、高脂血症、胃肠功能紊乱、免疫力低下者。

百变搭配 鸡肉、鹅肉可代替鸭肉。可配用鲜蒜泥20克,协同祛湿毒、降血脂。

(三)菜肴食谱

茭白炒芹菜

主料 茭白200克,芹菜200克。

辅料 花生油15克,食盐5克,鸡精2克。

烹饪与服法 将茭白去壳、洗净,对剖开后斜切成薄片,芹菜洗净切寸段;炒锅置旺火上,将油烧至七成热时,倒入茭白,急炒3分钟,加入芹菜段再急炒至九成熟，调入盐和鸡精翻炒均匀，装盘。趁热佐餐食用，可常食。

功效 平肝清热，利尿除湿，通便降压。

适用人群 高血压伴二便不畅、痔疮出血者。

百变搭配 荠菜可代替芹菜。可配瘦肉片（丝）50克。

木耳芹菜豆腐干

主料 干木耳25克，芹菜150克，豆腐干150克。

辅料 食用植物油15克，甜椒丝50克，精盐5克，鸡精2克，生姜片、大蒜片各10克。

烹饪与服法 干木耳用温水发开，去掉根蒂、杂质，洗净沥干；芹菜择洗干净，切成寸段；豆腐干在开水中汆去烟熏味，洗净后切成薄片；共入烧至六七成热的油锅中，翻炒几下后加入甜椒丝、生姜片、大蒜片，急炒几分钟（可加鲜汤少许）后调入盐和鸡精，炒转后出锅盛于盘中。趁热佐餐食用，可常食。

功效 辅助降血脂、降血压，通二便。

适用人群 高血压、高脂血症患者。

百变搭配 鲜木耳150克与干木耳25克相当；荠菜可代替芹菜；鲜湿豆腐皮可代替豆腐干。

香干拌芹菜

主料 五香豆腐干1块（约200克），芹菜300克。

辅料 芝麻油5克，姜末、葱花各5克，新鲜蒜泥30克，精盐3克，鸡精2克。

烹饪与服法 将豆腐干放入开水中汆去烟熏味，温开水洗净后切成薄片；芹菜择洗干净后，在沸水中烫2分钟（杀死寄生虫卵和致病微生物），沥干晾凉后切成寸段，共入盘中，加入全部辅料拌匀即成。空腹或佐餐食用，细嚼慢咽。宜常食。

功效 利脏腑，辅助降血脂、降血压。

适用人群 高血压伴头痛、头晕、胃肠功能紊乱、便秘者。

百变搭配 荠菜可代替芹菜；魔芋可代替豆腐干。

香干拌番茄

主料 番茄（西红柿）300克，五香豆腐干200克。

辅料 白糖10克，鲜蒜泥20克，芝麻油5克，鸡精2克。

烹饪与服法 番茄洗净，在开水中烫一下，撕去外皮，切成薄片；五香豆腐干在开水中汆去烟熏味，温开水洗净后切成薄片，共入盘中，加入全部辅料拌匀即成。空腹佐餐食用，宜常服（注：皮含番茄红素最多，现认为生食、熟食皆宜）。

功效 利脏腑，清热利湿，生津止渴，健胃消食。

适用人群 高血压伴有热病伤津口渴，食欲不振、动脉粥样硬化者。

百变搭配 冰糖代替白糖，清利作用好；若换成红糖，则有生血、补血作用。

茄子拌芹菜

主料 鲜茄子250克，鲜芹菜250克。

辅料 芝麻油5克，姜末、葱花各5克，鲜蒜泥30克，精盐3克，鸡精2克，食醋1克。

烹饪与服法 鲜茄子去蒂洗净，切成长条状；鲜芹菜择洗干净，切寸段；共入开水锅中煮熟后捞出，沥干水分后盛入盘中，加入全部辅料，拌匀后空腹或佐餐食用，可常食。煮菜用汤水可加糖少许调味，代茶饮。

功效 平肝清热，消肿利尿。

适用人群 高血压伴有头痛、头晕、胃肠功能紊乱、大便秘结、小便不利、皮肤溃烂的患者。

百变搭配 可配用开水烫后去皮的番茄，协同降血压。

苦瓜拌芹菜

主料 苦瓜150克，芹菜150克。

辅料 芝麻油5克，姜末、葱白末各3克，鲜蒜泥20克，鸡精2克，白糖少许。

烹饪与服法 将苦瓜洗净，去蒂脐、瓤和籽，切成条状；芹菜洗净，切成寸段，共入开水锅中焯至断生（约3分钟），捞出沥干后盛于盘中，加入全部辅料，趁热拌匀即成。空腹或佐餐食用，可常食。焯菜后的水汁加白糖少许调味当茶饮。

功效 平肝清热，明目解毒，辅助降压。

适用人群 高血压伴头痛、头晕、眼花耳鸣者。

百变搭配 荠菜可代替芹菜。

注释 脾胃虚寒者忌服。

大枣拌芹菜

主料 大枣10枚，芹菜300克。

辅料 精盐3克，鸡精2克，芝麻油5克，鲜蒜泥20克。

烹饪与服法 大枣洗净、去核，芹菜择洗干净后切成寸段，在开水锅中焯5分钟后捞出沥干，盛于盘中加入全部辅料，趁热拌匀，空腹或佐餐食用。可常食。焯芹菜、大枣水汁加糖少许调味，当茶饮。

功效 平肝清热，通便。

适用人群 高血压伴有头痛、头晕、眼花、耳鸣、大便秘结、痔疮出血等症的患者。

百变搭配 荠菜可代替芹菜。可配泡洋葱50克。

平菇拌五丝

主料 鲜平菇200克，豆腐丝100克，春笋丝100克，胡萝卜丝100克，洋葱丝50克，薤头丝50克。

辅料 芝麻油5克，酱油5克，精盐3克，鸡精2克，姜末、葱花各3克，香菜段5克。

烹饪与服法 将平菇去根蒂，洗净，撕成小块，与备好的豆腐丝、春笋丝、胡萝卜丝、洋葱丝、薤头丝放入开水锅内焯3分钟断生，捞出沥干后盛于大盘中，加入全部辅料，趁热拌匀即成。空腹或佐餐食用。可常食。焯主料水汁加糖调味后可当茶饮。

功效 养脏腑，辅助降血压、降血脂，保护视力。

适用人群 高血压伴有糖尿病、冠心病、动脉硬化、高脂血症、胃肠功能紊乱、夜盲、脚气等症的患者。

百变搭配 香菇可代替平菇；可配芹菜或荠菜以协同降压。

鱼腥草拌芹豆

主料 鲜鱼腥草200克，芹菜150克，嫩胡豆200克。

辅料 芝麻油5克，姜末、葱白末各5克，鲜蒜泥30克，精盐3克，味精2克。

烹饪与服法 鲜鱼腥草、芹菜分别择洗干净，在开水锅中余一下断生，沥干后切成寸段，嫩胡豆洗净，蒸或煮，熟透后盛于盘中，放入备好的鲜鱼腥草、芹菜段，加入全部辅料拌匀即成。空腹或佐餐食用。可常食。

功效 清热解毒，利水消肿，辅助降脂降压。

适用人群 高血压伴肺热咳嗽（喘）、热痢、水肿、尿路感染、痈疖、血脂偏高者。

百变搭配 嫩豌豆、青豆代替胡豆；荠菜代替芹菜。

竹笋炒香菇

主料 鲜净竹笋250克，鲜香菇200克。

辅料 豌豆尖（苗）20克，海米（干）15克，花生油15克，精盐3克，鸡精2克，湿淀粉5克，鲜汤适量。

烹饪与服法 鲜净竹笋洗净，剖开斜切成片，沸水中煮3分钟后，放入清水中漂去涩味（换清水2次），沥干水分备用；香菇去根蒂，洗净，斜切成片，沥干水分；豌豆尖（苗）、海米洗净；将油在炒锅中烧至六成热时，加入竹笋片、香菇片翻炒，加入适量鲜汤、海米，烧沸3分钟后，放入豌豆尖（苗）烫熟，加入精盐、鸡精调味，用湿淀粉勾芡，盛于盘中即成。空腹或佐餐食用。

功效　清热化痰，通利二便，辅助降血压、降血脂。

适用人群　高血压伴有咳嗽痰稠、高脂血症、二便不畅者。

百变搭配　其他食用蘑菇可代替香菇。

茄菇烧豆腐

主料　茄子250克，鲜香菇150克，豆腐300克。

辅料　花生油10克，精盐3克，姜末、葱花各5克，湿淀粉10克，鲜汤适量。

烹饪与服法　茄子去蒂、脐，切成长条状；豆腐切成长条状，入沸水中汆去碱味，轻轻捞出沥干水分；香菇去菇脚，洗净后斜切成片；共同加入烧至六七成热的油锅中，炒转后加入姜末和鲜汤烧熟，然后用混合精盐的湿淀粉勾芡，撒上葱花盛于盘中即成。空腹或佐餐食用，可常食。

功效　清热活血，利水消肿，辅助降脂。

适用人群　高血压伴高脂血症、皮肤破溃者。

百变搭配　其他食用蘑菇可代替香菇。可同食芹菜、荠菜等绿色菜肴。

茄菇炒芹菜

主料　茄子250克，香菇150克，芹菜150克。

辅料　玉米油15克，精盐2.5克，味精2克，白糖1克，姜末2克，料酒2克，湿淀粉10克，鲜汤适量。

烹饪与服法　茄子去蒂、脐，洗净后切成长条；鲜香菇去菇脚，洗净切片；芹菜择洗干净后切成4厘米长小段；将玉米油放在炒锅中，烧至六成热时，倒入香菇片、茄条翻炒，加入鲜汤、白糖、姜末，烹入料酒，中火烧5分钟至茄子入味时，放入芹菜炒熟，调入盐、味精，用湿淀粉勾芡后盛于盘中。趁热佐餐食用，可常食。

功效　利水除湿，通利二便，辅助降脂降压。

适用人群　高血压伴高脂血症、肥胖者。

百变搭配　番茄可代替茄子，荠菜可代替芹菜，其他食用蘑菇可代替香菇。

香干炒荠菜

主料　五香豆腐干250克，嫩荠菜250克，洋葱丝100克。

辅料　花生油15克，蒜片、姜片各10片，盐3克。

烹饪与服法 将五香豆腐干在开水中氽去烟熏杂味，洗净后切成薄片；荠菜择洗干净后切成5厘米长节；油在炒锅中烧至六成热时，下蒜片和姜片炒至出香味，下洋葱丝翻炒几下；再下荠菜炒至断生，下盐炒转，最后放入豆腐干翻炒均匀，盛于盘中即成。空腹或佐餐食用，素香可口，作早餐为佳（可辅助降低每日上午9时左右血压高峰值）。

功效 调养脏腑，辅助降血压、降血脂。

适用人群 高血压伴高脂血症者。

百变搭配 芹菜可代替荠菜，以五谷杂粮为主食。

芹菜根鲫鱼汤

主料 鲜芹菜根250克，大鲫鱼1尾（约250克）。

辅料 葱段10克，姜片10片，独头蒜5个，精盐3克，花生油15克。

烹饪与服法 将鲜芹菜根洗净，切段；鲫鱼去鳞、鳃和内脏；将油在炒锅中烧至六成热时，下姜片和葱段爆出香味，放入芹菜根和独头蒜翻炒几下，加入清水约500克，大火烧开后放入鲫鱼，文火煨15分钟至独头蒜酥烂，加盐调味，盛于碗中即成。早上空腹热食，吃鱼肉、独头蒜和芹菜根，喝汤。宜常服。

功效 平肝清热，滋阴补气，健脾利湿，辅助降压。

适用人群 肝肾阴虚症见头晕、目眩等轻中度高血压患者。

百变搭配 鲳鱼可代替鲫鱼，同食荠菜协同降压；以五谷杂粮为主食。

鲤鱼冬瓜赤豆汤

主料 鲤鱼肉250克，冬瓜150克，赤小豆（红豆）50克。

辅料 独头蒜10枚，姜片10克，花生油8克，鲜汤500克，葱花3克，盐3克，湿淀粉10克。

烹饪与服法 将冬瓜去皮和瓤，洗净，切块；赤小豆涨发后淘洗干净，放入砂锅中，用鲜汤文火煨至开花，再加入冬瓜煮熟；另将独头蒜洗净切片，与姜片共入烧至六成热的油锅中炒香，加入赤豆冬瓜汤，煮沸后放入用盐码味、湿淀粉上浆的鲤鱼肉，再中火煮约5分钟，至鲤鱼肉熟透后盛于碗中，撒上葱花即成。空腹或佐餐热食，可常吃鱼肉、赤小豆、冬瓜和蒜，饮汤。

功效 清热利尿，消肿，辅助降压降血脂。

适用人群 高血压患者或急慢性肾炎少尿期、无尿期患者，肝肾病患者。

百变搭配 宜同食绿色菜肴、杂粮主食。

苦瓜鳝鱼片

主料 苦瓜250克，鲜活鳝鱼450克（相当于净鳝鱼肉250克）。

辅料　花生油20克，泡红辣椒10克，蒜片60克，姜末5克，葱花10克，精盐3克，味精1克，湿淀粉15克，肉汤适量。

　　烹饪与服法　将苦瓜去蒂、脐，剖开去瓤、籽，洗净后斜切成薄片；鲜鳝鱼去骨和内脏，洗净后斜切成边长为4厘米左右的菱形块；泡红辣椒剁切成细末；炒锅置于旺火上，倒入油，烧至五成热时，放入蒜片、姜末、泡椒末炒出香味，下鳝鱼片翻炒至变色，加苦瓜片合炒至九成熟时，加盐约2克炒转；用混合盐（约1克）、味精和肉汤的稀释淀粉浆勾芡，撒上葱花装入盘中即成。空腹或佐餐热食，可常服。

　　功效　清暑涤热，明目解毒，利水除湿，辅助降血糖。

　　适用人群　高血压伴有糖尿病、风寒湿痹、下痢脓血、痔瘘臁疮等症的患者。

　　百变搭配　泥鳅可代替鳝鱼；鲜海鱼肉更佳。

田螺烧香菇

　　主料　田螺肉200克，鲜香菇250克，独头蒜10个。

　　辅料　精盐2克，豆瓣酱5克，泡红椒末5克，泡酸菜节20克，鸡精2克。

　　烹饪与服法　香菇去菇脚后洗净，沥干水分；田螺肉用醋加少许花生油或面粉洗去黏液，清水洗净；炒锅置旺火上，加入适量清水、精盐、豆瓣酱、泡红椒末、泡酸菜节和田螺、香菇、独头蒜，烧沸后改为文火焖烧至田螺肉酥烂，放鸡精调味即成。空腹或佐餐热食，可常食。

　　功效　清热利水，益胃健脾，降血脂及转氨酶等。

　　适用人群　高血压伴有高脂血症、转氨酶升高、脚气水肿等症的患者。

　　百变搭配　蚌肉可代替田螺肉。宜同食绿色菜肴。可配用独头蒜5个烧熟食用，协同降脂。

洋葱炒田螺

　　主料　洋葱200克，田螺肉400克。

　　辅料　泡红椒末、生姜片、葱白丝、蒜片、料酒各5克，醋2克，精盐3克，味精2克，湿淀粉10克，大豆油15克，鲜汤适量。

　　烹饪与服法　洋葱去老皮，洗净后放射状切片；田螺肉用醋加少许清油或面粉反复搓揉清净，沥干水分后切成薄片，炒锅置于旺火上，将大豆油烧至六成热时，放泡红椒末、生姜片、葱白丝、蒜片炒香，放入田螺肉滑炒，烹入料酒、醋去腥味，放洋葱翻炒，再加适量鲜汤烧熟，用混合盐、味精的湿淀粉勾芡，盛于盘中即成。空腹或佐餐食用。可常食。

　　功效　清热利水，发表通阳，解毒，辅助降压降脂。

　　适用人群　高血压伴有高脂血症、转氨酶升高、脚气水肿、肿瘤的患者。

百变搭配　出锅前5分钟加入洗净、切段的芹菜或荠菜100克，有协同降压、调味和添色之效。

花生红豆鲫鱼汤

主料　花生仁50克，赤小豆50克，大鲫鱼1尾（约400克）。

辅料　薤头50克，料酒少许，精盐3克。

烹饪与服法　将花生仁、赤小豆分别淘洗干净，入锅中用温水涨发1小时，大火烧沸后改文火烧煮15分钟后，加入去鳃、鳞和内脏并洗净的大鲫鱼，再煮10分钟后放入洗净的薤头煮沸15分钟，熄火后调入料酒、精盐，盛于碗中即成。空腹或佐餐热食，吃鱼肉、花生仁、赤小豆和薤头，饮汤，可常食。

功效　健脾除湿，解毒消肿，辅助降压。

适用人群　高血压伴营养不良性水肿、心源性水肿或肾性水肿、腹水、脚气水肿等患者。

百变搭配　鲳鱼代鲫鱼；鲜海鱼效果更好。

香菇黄瓜炒鸭肉

主料　鲜香菇100克，黄瓜350克，净鸭肉100克。

辅料　花生油15克，酱油5克，精盐3克，鸡精2克，泡红辣椒3克，蒜末20克，姜末2克，胡椒粉1克，湿淀粉20克，鲜汤适量。

烹饪与服法　鲜香菇去菇脚，洗净，切成薄片，沥干水分；黄瓜去两头后洗净，剖开切成薄片；净鸭肉洗净，用盐和酱油各1克拌匀，加少许湿淀粉拌匀上浆；泡红辣椒去柄，切剁成末；油在炒锅中烧至六成热时，下泡红辣椒、蒜末、姜末炒香，下鸭肉滑炒，放入香菇、黄瓜翻炒，加适量鲜汤、酱油、胡椒粉烧几分钟，用混合精盐、鸡精的湿淀粉勾芡，起锅装盘即成。空腹或佐餐热食。可常食。

功效　除湿利尿，清热凉血，辅助降血压、降血脂。

适用人群　高血压伴高脂血症、肥胖症、高龄者。

百变搭配　其他食用蘑菇均可代替香菇；鸡脯肉、猪瘦肉可代替净鸭肉；宜同食绿色菜肴。

仔鸭烧魔芋芹菜

主料　仔鸭肉200克，水魔芋300克，芹菜150克。

辅料　花生油15克，泡红辣椒10克，葱段10克，泡仔姜末5克，豆瓣酱10克，盐3克，鸡精2克，料酒5克，湿淀粉15克，鲜汤适量。

烹饪与服法　将新鲜仔鸭肉洗净，斩切成3厘米左右方块，沥干水分；芹菜择洗干净，切成寸段；炒锅置于旺火上，将油烧至六成热时，下鸭块、泡红辣椒、葱段、泡仔姜末爆香，捞出备用；锅中留下余油，下豆瓣酱爆一下，加入鲜汤，煮沸后放入备好的鸭块、魔芋（切成3厘米见方小块，在开水锅中氽去碱杂味后过凉水、沥干）、料酒及精盐，烧沸后改为文火烧至酥熟；加入择洗干净、切成寸段的芹菜段，翻匀至熟时，用混合鸡精的湿淀粉勾芡，盛于盘中即成。趁热佐餐食或空腹食用。常食。

功效　滋阴养胃，利水消肿，调节免疫，辅助防治高血压、高脂血症、高血糖。

适用人群　高血压伴糖尿病、高脂血症者。

百变搭配　荠菜可代替芹菜；可配洋葱100克。

鸡肉丝拌芹菜

主料　鸡脯肉100克，芹菜250克。

辅料　酱油5克，盐2克，醋2克，鲜大蒜泥20克，洋葱丝10克，鸡精1克，芝麻油5克。

烹饪与服法　鸡脯肉洗净，蒸熟透后撕成细长丝，芹菜择洗干净后，放在开水锅中氽至断生，捞出沥干水分，斜切成细长丝，与鸡肉丝共入盘中，加入全部辅料拌匀即成。空腹或佐餐食用均可，可常食。

功效　补中益气，除湿，降血压。

适用人群　高血压伴有虚劳羸瘦、中虚纳呆食少者。

百变搭配　净鸭肉可代替鸡脯肉；荠菜可代替芹菜。

芹蒿蛋

主料　芹菜100克，蒿蒿100克，新鲜鸭蛋1个。

辅料　玉米油10克，盐2克，鸡精1克。

烹饪与服法　将芹菜、蒿蒿分别择洗干净，入沸水锅中氽一下断生，捞出沥干水分，切碎末盛于碗中，磕入鸭蛋，放入盐和鸡精，调匀后倒入七成热的玉米油锅中，用小火煎至两面黄熟即成。空腹时上午8时左右食用。可常食。氽菜后的菜汁加糖少许调味，可当茶饮。

功效　和脾胃，消痰饮，利二便，滋肾阴，养气血，辅助降压治头晕。

适用人群　高血压患者。

百变搭配　荠菜可代替芹菜；可配用蒜泥或洋葱末、藠头末10～20克烹调。

木耳黄瓜肉片

主料　干木耳50克，黄瓜300克，猪里脊肉50克。

辅料 玉米油10克，料酒5克，酱油4克，泡红辣椒3克，精盐1克，鸡精2克，姜末3克，葱白末5克，干细淀粉10克，鲜汤适量。

烹饪与服法 干木耳用温水泡发，去根蒂、杂质，撕成小朵，洗净沥干；黄瓜去两头，洗净剖开，斜切成片；猪里脊肉洗净，切成薄片，与干细淀粉4克、盐1克和匀，剩余的干细淀粉与酱油、鸡精调成芡汁；泡红辣椒去柄，切成细末，放入烧至六成热的玉米油锅中，炒几下后放入姜、葱爆出香气，加入猪里脊肉炒散，烹入料酒，加入木耳、黄瓜片及鲜汤烧开至熟，用芡汁勾成熟芡，起锅装盘即成。空腹或佐餐食用，细嚼慢咽，可常食。

功效 解热除湿，生津止渴，辅助降血脂、降血压。

适用人群 高血压伴高脂血症、糖尿病患者。

百变搭配 番茄可代替黄瓜；鲜木耳可代替干木耳。宜同食绿色菜肴。

芹荠拌毛肚

主料 芹菜、荠菜各150克，毛肚300克。

辅料 芝麻油15克，盐2克，味精2克，泡红辣椒末3克，鲜蒜泥20克。

烹饪与服法 芹菜、荠菜分别择洗干净，在开水锅中氽一下断生，沥干切段后备用；毛肚洗净，切成宽条，下开水锅氽脆熟（一般氽至毛肚刚卷起）即盛于盘中，放入备好的芹菜、荠菜和全部辅料拌匀即成。空腹或佐餐食，可常食。

功效 补虚健脾，解毒除湿，辅助降压。

适用人群 高血压伴有糖尿病、虚劳羸弱、不思饮食、盗汗、尿频等症的患者。

百变搭配 禽肫（胗）和猪胃（肚）可代替毛肚。

嫩玉米肉片

主料 嫩玉米200克，猪瘦肉片50克，鲜黑木耳50克，洋葱100克。

辅料 花生油15克，鸡精2克，盐3克，姜片5克，葱节5克，湿淀粉5克，鲜汤适量。

烹饪与服法 嫩玉米洗净、沥干；净猪瘦肉片用盐1克拌匀码味，用湿淀粉上浆；鲜黑木耳去根蒂，洗净后撕成小朵；洋葱去老皮、根须，洗净后切成薄片（丝）；嫩玉米用鲜汤适量煮熟，盛于盘中；油在炒锅中烧至六七成热时，下猪肉片翻炒至发白，加入黑木耳和洋葱翻炒，然后加入姜片、葱节、鸡精、余下的盐炒转，起锅装入盛有玉米的盘中即成。空腹或佐餐热食。可常服。

功效 调中开胃，滋阴除湿，辅助降血压、降血脂。

适用人群 高血压伴有糖尿病、消化不良、热病伤津、二便不调的患者。

百变搭配 禽瘦肉可代替猪瘦肉；同食绿色菜肴。

核桃荠菜肉丁

主料 核桃仁50克，猪瘦肉100克，荠菜150克，洋葱100克。

辅料 大豆油15克，盐3克，鸡精1克。

烹饪与服法 荠菜择洗干净，切成4厘米长小节；洋葱撕去老皮，去须根，洗净后切成薄片（丝）；将核桃仁用开水泡一会儿，沥干水分，放入油锅中炸至微黄（保留核桃衣），捞出沥油备用；猪瘦肉洗净，沥干水分后切成丁，放入烧至七成热的油锅中炒至快熟时，放入洋葱炒几下，再放入荠菜炒至断生时，倒入核桃仁，加盐和鸡精炒转，盛于盘中即成。空腹或佐餐食用。

功效 滋阴健脑，辅助降血脂、降血压，润燥。

适用人群 高血压伴高脂血症、冠心病、动脉粥样硬化患者及中老年人。

百变搭配 禽瘦肉可代替猪瘦肉；同食绿色菜肴。

菠萝鸡肉丸

主料 菠萝肉150克，鸡脯肉400克，黄瓜100克。

辅料 花生油适量，料酒3克，面粉50克，精盐2克，味精1克，湿淀粉适量，鲜汤适量。

烹饪与服法 菠萝肉切成扇形块，用淡盐水浸渍待用；黄瓜去蒂脐，洗净，剖开切成菱形块；鸡脯肉洗净，切成丁，用料酒、精盐腌渍，再蘸上面粉，用手搓揉成10个丸子，放入烧至七成热的油锅中，分2次将鸡肉丸炸至呈金黄色时捞出，沥净油；将炸油盛出后加入鲜汤，烧沸，放入黄瓜煮沸，用混合味精的湿淀粉勾芡，倒入鸡肉丸推匀装盘，将菠萝片在盘边摆放成花形即可。分次佐餐食用。

功效 补中益气，补髓填精，清热止渴，利水降压。

适用人群 高血压伴有食欲不振、消化不良、消渴、水肿等患者。

注释 菠萝含有蛋白质、糖类、少量脂肪、各种维生素、矿物质；尤其是菠萝蛋白酶，能在胃内分解蛋白质，促进人体对蛋白的消化、吸收，还具有消炎、利尿作用，加速纤维蛋白溶解，可降低血液黏稠度，具有抗血栓之效，对于心脑血管疾病有一定疗效。

百变搭配 禽瘦肉可用猪瘦肉、鱼肉等代替；可同食芹菜、荠菜等绿色菜肴。

猪肉山楂烧芋头

主料 新鲜山楂1个（50～60克），芋头500克，猪带皮五花肉（肚腩肉）150克。

辅料 酱油5克，白糖4克，食醋2克，盐3克，姜片8片，葱白段8节，黄酒4克，花椒8粒。

烹饪与服法 鲜山楂洗净、去籽后切片；芋头刮洗干净后，滚刀切块；猪肉刮洗干净后切3厘米见方块。将炒锅置于中火上烧热，放入猪肉爆出香味，再放入姜片、花椒和葱白段翻炒约1分钟后放入余下全部主辅料，翻炒均匀后加入清水适量淹没食材，大火烧沸后改为小火，盖好后烧至酥软熟透（30～40分钟），盛于碗中即成。空腹食用，每日1次，可当主餐，15天为1个疗程。

功效 养脏腑，健脾胃，消食积，辅助降血脂、降血压。

适用人群 高血压伴高脂血症、动脉硬化、冠心病及食积停滞、肉食不消患者。

百变搭配 可用干山楂15克代替鲜品；可用禽肉代替猪五花肉；可用山药、土豆代替芋头；可配绿色新鲜蔬菜，宜常食、多食绿色低脂菜肴。亦可冲泡菊花代茶饮。

豆腐兔肉烧紫菜

主料 去骨兔肉60克，豆腐50克，紫菜30克，芹菜50克。

辅料 精盐1.5克，黄酒2克，干淀粉4克，葱花4克。

烹饪与服法 将去骨兔肉洗净、切片，加精盐、黄酒、干淀粉拌匀；豆腐切丁；紫菜涨发，洗净，撕成小片，装入盘中；芹菜洗净后切成碎末；炒锅中加入清水300毫升，放进豆腐、盐，中火烧开后放入兔肉片，煮沸5分钟，加入紫菜和芹菜烧开，撒上葱花盛于碗中即成。空腹或佐餐热食，可常食。

功效 补中益气，健脾利水，辅助降压。

适用人群 高血压伴高脂血症、肥胖症、动脉硬化的患者。

百变搭配 禽、猪瘦肉、鱼肉可代替兔肉；宜同食绿色菜肴。

黑芝麻菊汁蒸蛋

主料 黑芝麻30克，鸡蛋1个，白菊花25克。

辅料 蜂蜜、食醋各30克。

烹饪与服法 将干净白菊花煎汤或用滚沸开水冲泡，取菊花汁100克盛于蒸碗中；黑芝麻用清水淘洗干净后沥干水分，用文火炒熟，研成细末，放入菊花汁碗中，再加入食醋和蜜，磕入鸡蛋，搅匀入蒸锅内，盖上碟子，扣紧锅盖，上汽5分钟后即成。每周可食3～4次，常服有效。取汁后的菊花可继续用滚开水冲泡，当茶饮，可缓解高血压眩晕症状。

功效 利水，除湿，消肿，辅助降血压。

百变搭配 可用鸭蛋代替鸡蛋；同食绿色菜肴。

香菇笋汤

主料　香菇250～500克，鲜箭竹笋250克，猪骨500克。

辅料　精盐3克，大蒜10瓣。

烹饪与服法　将香菇去根蒂，洗净；大蒜去皮，洗净；将去壳的鲜箭竹笋洗净，切成马耳节；猪骨洗净，剁成寸段，在开水锅中焯一下后洗去血水；将主料和大蒜共入砂锅中，大火烧沸后滗去沸沫，改为小火炖至骨酥肉烂，加盐调味即成。每日空腹或佐餐热食，15天为1个疗程。

功效　养脏腑，健脾胃，辅助降压降脂。

适用人群　各型高血压患者。

百变搭配　其他食用蘑菇如松茸（蕈）、草菇等可代替香菇，毛竹笋（玉兰片）可代替箭竹笋。宜常食、多食绿色低脂菜肴。

泡菜嫩豌豆汤

主料　泡青菜100克，嫩豌豆500克，猪骨500克。

辅料　独头蒜10个，盐2克。

烹饪与服法　泡青菜切成寸段；嫩豌豆淘洗干净；独头蒜去皮洗净；猪骨洗净，剁成寸段，在开水锅中焯一下后洗去血水，与泡青菜、豌豆、独头蒜共入砂锅，加清水约1000克，大火烧沸时滗去浮沫，改为文火炖至骨酥肉烂，用盐调味即成。每日空腹或佐餐吃豆、青菜和蒜，喝汤。15天为1个疗程。亦可当主食。

功效　养脏腑，强筋骨，辅助降压降脂。

适用人群　高血压伴脚气、痈疽、水肿等患者。

百变搭配　宜同食、常食低脂绿色菜肴。

瓜豆菜汤

主料　冬瓜500克，绿豆100克，荠菜200克，猪骨500克。

辅料　盐3克，葱花少许。

烹饪与服法　荠菜择洗干净，切段备用；绿豆去杂质后淘洗干净，放入锅内用温水浸泡1小时；猪骨洗净，剁成寸段，入开水锅中余去血水，洗净后放入浸泡绿豆的锅中，加水至1500克左右，大火烧沸时撇出浮沫，改文火煮30分钟，加入去皮、瓤且洗净后切成块的冬瓜，中火煮至骨酥肉烂、冬瓜熟透（约15分钟），放入备好的荠菜，再煮沸3分钟，加盐调味，撒上葱花，盛于碗中，每日空腹或佐餐热食。15天为1个疗程。

功效　清热解毒，消暑利水，辅助降压。

适用人群　高血压、动脉硬化、高脂血症、冠心病等患者。

百变搭配　芹菜或莴笋叶等绿色蔬菜代替荠菜；可配用独头蒜或蒜瓣10个，与冬瓜块一起下锅煮食，有协同降脂降压之效。

南瓜绿豆汤

主料　南瓜500克，绿豆100克。

辅料　盐、葱花各3克，藠头20个。

烹饪与服法　取成熟老南瓜（以橙黄瓜皮下有一条明显绿色条纹者佳，若在切瓜时即刻溢出呈乳胶状"果胶球"汁者最佳）去皮、内瓤和瓜子（生吃20粒瓜子有驱肠道寄生虫之效，熟食养脏腑、健脾胃），洗净后切成块；绿豆去杂质、淘洗干净后放入锅内，用清水浸泡1小时，加水至1000克左右，文火烧沸20分钟左右，加入南瓜块和洗净的藠头，再用中火煮沸20分钟即熟透，加盐调味后盛于碗中，撒上葱花，空腹或佐餐食。每日1次，15天为1个疗程，当主副食兼宜。

功效　消暑利水，清热解毒，理气消炎，辅助降脂降压。

适用人群　高血压伴糖尿病、暑热烦渴、水肿丹毒、泻痢痈疽等患者。

百变搭配　配用赤小豆50～100克，协同除湿、利尿、降压。

大蒜绿豆汤

主料　大蒜瓣50枚，绿豆200克。

辅料　冰糖或蜂蜜适量。

烹饪与服法　将大蒜去皮、洗净；绿豆淘洗干净，放入锅内用温水浸泡约1小时，加水至1000克左右，大火烧沸后改文火炖半小时，加入蒜瓣再煮15分钟即酥熟，用冰糖或蜂蜜调味，每日空腹热食。每日分1～3次食用，15天为1个疗程。

功效　清热解毒，利水消肿，消暑等。

适用人群　高血压伴有水肿、肠炎、丹毒的患者。

百变搭配　洋葱可代替大蒜；配用赤小豆100克，协同利湿降压。宜同食、常食绿色低脂菜肴。

淡菜荠菜汤

主料　淡菜50克，荠菜300克，鲜汤适量。

辅料　芝麻油5克，精盐2克。

烹饪与服法　将淡菜泡软洗净，荠菜择洗干净，一同放入滚开的鲜汤锅中，煮熟后加盐调味，盛于碗中，淋上芝麻油，空腹或佐餐食用。可常服。

功效 清热利湿，辅助降血压。

适用人群 高血压患者。

百变搭配 佐餐可同食糖醋大蒜、洋葱或绿色低脂菜肴。

番茄鸭血汤

主料 番茄（西红柿）250克，鸭血250克。

辅料 精盐、胡椒粉各1克，葱白末、姜末各5克，湿淀粉50克，鲜汤适量。

烹饪与服法 番茄洗净后在开水中烫一下，撕去表皮，切成薄片或小方丁；将鸭血洗净后切成方条；坐锅置于旺火上，倒入鲜汤，加入姜末、胡椒粉烧开，放入番茄煮沸，加入鸭血、盐，用中火煮几分钟，用湿淀粉勾薄芡后盛于碗中，撒上葱白末即成。空腹或佐餐热食。可常食。

功效 补血解毒，生津止渴，健胃消食，辅助降压，保健养生。

适用人群 高血压伴有劳伤、痢疾、慢性皮肤真菌疾患、动脉粥样硬化的患者。

百变搭配 猪、鸡、鹅血可以代替鸭血。

莲藕骨肉汤

主料 鲜莲藕500克，带骨猪肉500克。

辅料 碘盐3克，生姜片10片，独头蒜10个。

烹饪与服法 将两年生鲜莲藕（含淀粉量高，易炖酥软）刷洗干净，用刀拍成大碎块；带肉猪骨洗净后，剁成寸半段，在开水锅中氽一下去血水和腥味；共入砂锅或不锈钢锅内，放入备好的姜片和独头蒜，注入清水1500克，用大火烧沸后滗去浮沫，改为小火烧炖至骨酥肉烂、藕酥，加盐调味即成。空腹或佐餐热食，可常吃。

功效 健脾开胃，益血生肌，滋阴润燥。

适用人群 高血压伴有阴虚、血虚、肝旺兼内热者。

百变搭配 可同食绿色低脂菜肴。

荸荠带须汤

主料 去皮荸荠（马蹄）10个，水发海带100克，玉米须20克。

辅料 鲜汤适量。

烹饪与服法 将玉米须洗净，放于纱布袋中扎紧袋口；水发海带洗净后切成寸半条块；将纱布袋与海带、去皮荸荠共入锅内，加鲜汤煮至海带酥软即成。去玉米须，吃荸荠和海带，饮汤。可常服或每日1剂。

功效　利水除湿，平肝利胆，辅助降压。

适用人群　轻中度高血压、胆结石、糖尿病患者。

注释　虚寒及血虚者慎服；虚劳咳嗽者禁用。

百变搭配　宜常食低脂绿色菜肴。

第八章　心力衰竭食疗与用药

在临床上，心力衰竭可分为慢性充血性心力衰竭和急性心力衰竭两类。

慢性充血性心力衰竭（简称心衰）是以左、右心室或双心室功能障碍及神经体液调节改变为特征的一类复杂的临床综合征，表现为心肌功能障碍导致心脏泵出血液不能满足外周组织和器官代谢需要。通常伴随体能耐力下降、水液潴留和生存时间缩短。它是各种心血管疾病的终末阶段，心肌和外周循环的贮备能力、代偿机制耗竭多见于大量心肌细胞丧失（急性心肌梗死）、长时间心脏负荷过重（高血压病、瓣膜病）、毒素（毒品、酗酒）和感染等情况。

急性心力衰竭是指因急性心脏病引起的心排出量急速、显著减少，导致组织器官灌注不足及循环系统急性淤血综合征。临床以急性左心衰常见。急性右心衰少见，可由大面积急性肺栓塞引起，本书不作介绍。

一、急性心力衰竭病因

急性左心衰多在原有器质性心脏病的基础上发生，亦可先前无心脏病史。常见病因如下。

① 急性弥漫性心肌损害，如急性心肌梗死、急性心肌炎、心脏瓣膜病等。

② 急性心脏容量负荷加重，如急性心瓣膜关闭不全致大量反流，可见于感染性心内膜炎、急性心肌梗死引起的主动脉瓣或二尖瓣腱索穿孔、断裂；输液过快过多等。

③ 急性心脏压力负荷增加，如高血压危象。

④ 严重心律失常，在器质性心脏病基础上心率缓慢，每分钟少于35次；或心动过速，每分钟心率在180次以上，且持续时间较长。

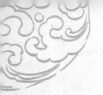

二、急性心力衰竭临床表现

① 急性肺水肿为急性左心衰的主要表现：突发呼吸困难甚至端坐呼吸，咳嗽，咳白色或粉红色泡沫痰，发绀或面色苍白伴烦躁、大汗淋漓，严重者出现休克。

② 右心衰竭时出现上腹部特别是右上腹胀痛不适，甚至黄疸，食欲不振，恶心呕吐，少尿。

③ 心脏检查有基础心脏病体征及心动过速或过缓，心尖区可闻及舒张期奔马律；肺部检查肺底有湿啰音，有时伴哮鸣音或干啰音。右心功能不全时可见颈静脉充盈或怒张，肝脏肿大和压痛，下垂部位凹陷性水肿，胸水和腹水。

三、急性心力衰竭辅助检查

① X射线检查：双肺野透光度减低，肺门影增宽，肺纹理增粗；急性肺水肿时可见浓雾状阴影自肺门伸向周围肺野，呈蝶状阴影。

② 心电图检查：可见急性心肌梗死、心律失常、左房负荷增大、ST-T段改变等。

四、急性心力衰竭诊断与鉴别诊断要点

除上述临床表现及X射线、心电图检查外，急性左心衰主要与支气管哮喘相鉴别，二者病史有根本区别，急性左心衰多有高血压、冠心病、心脏瓣膜病病史、体征，或快速大量输液史；哮喘患者则有反复支气管哮喘发作病史，并且还无相关心脏病体征。有时还要与心包填塞相鉴别。

五、急性心力衰竭西药治疗

1.吗啡

为急性肺水肿最有效的药物，通过扩张外周血管降低外周阻力，并有镇静作用。用法：3～5毫克静脉注射，3分钟内用完，必要时隔15分钟重复一次，共2～3次；亦可皮下或肌内注射。心动过缓者加用阿托品0.5毫克皮下或肌内注射。应注意观察患者呼吸和神志，备用吗啡拮抗药纳洛酮，出现呼吸抑制时可用纳洛酮0.4～0.8毫克静脉注射。对伴颅内出血、神志不清、休克、严重肺部疾

病（慢性阻塞性肺病、支气管哮喘、肺部感染）已有呼吸抑制者禁用。年老体弱者减量。

2.呋塞米（速尿）

为快速利尿药。20～40毫克静脉注射，于2分钟内推完。肾功能不全或对呋塞米反应差时可用布美他尼1～2毫克静脉注射，根据尿量及时补钾。对血压偏低者慎用。

3.血管扩张药

扩张小静脉，减少回心血量，使心脏前负荷减轻；扩张小动脉，降低周围循环阻力，降低心室后负荷，使心排出量增加，改善肺淤血。收缩压低于90毫米汞柱（11.97千帕）时不宜使用。常用血管扩张药简介如下。

（1）硝普钠　为小动脉、小静脉扩张药，起始剂量每分钟5～10微克，每5～10分钟增加5微克，维持量可达每分钟50～100微克；调整剂量以患者感觉良好为宜。用药时间连续超过48小时者，需测血清氰化物浓度，以免中毒，静滴时注意避光。

（2）硝酸甘油　为小静脉扩张药，起始剂量每分钟5～10微克，每3分钟增加剂量5微克，维持量每分钟50～100微克；调整剂量以患者感觉良好为宜，亦可先用硝酸甘油酯0.5毫克或硝酸异山梨酯（消心痛）片10毫克舌下含化，可反复3～5次，应注意观测血压。

（3）单硝酸异山梨酯　又名异乐定、安心脉、长效心痛治。在研究消心痛的体内代谢物时，发现经肝脱硝酸后可生成2-硝酸山梨酯或5-硝酸山梨酯，而5-硝酸化合物仍保持原有的作用，但无肝首过效应。本品作用与硝酸异山梨酯相同。口服后吸收迅速而良好，1小时后血药浓度达峰值，生物利用度100%，半衰期约5小时。作用时间持续有效8小时。肝肾功能低下者无需减量。本品适用于患有基础疾病的患者，如冠心病的长期治疗和预防心绞痛发作，也适用于心肌梗死后的治疗。口服一次20毫克，1日服2次，必要时可增至1日3次。饭后服，不嚼碎。若服缓释片，每片40毫克，一般1日服2次，1次服1片。

（4）酚妥拉明　10～20毫克加入5%葡萄糖注射液250～500毫升中静脉滴注，起始剂量每分钟0.1毫克，每10分钟增加0.1毫克，最大剂量可达每分钟1～2毫克，滴速以病人感觉良好为宜。主要作用为降低心脏后负荷。

4.血管紧张素转换酶抑制药

包括卡托普利、依那普利、贝那普利、培哚普利和福辛普利等，可扩张小动脉，降低血压，适用于急性心肌梗死、高血压并左心衰竭。从最小有效剂量开始，逐渐调整至安全有效、患者耐受良好时为止。本类药物与硝酸酯类联用效果好。但联用时药物剂量应酌减。

5.强心苷

毛花苷C（西地兰） 0.2～0.4毫克或毒毛花苷K 0.125～0.25毫克加入25%～50%葡萄糖注射液中缓慢静注。必要时2～4小时后再给西地兰0.2毫克或毒毛花苷K 0.125毫克。急性心肌梗死最初24小时内不宜使用；24小时后需用时，剂量酌减，为常用剂量的1/3～1/2。二尖瓣狭窄合并急性肺水肿患者为窦性心律时不宜应用；合并房颤伴快速心室率时可用于抑制房室传导，减慢心室率。

6.多巴胺与多巴酚丁胺

适用于血压偏低者。也可与血管扩张药联用。多巴胺按每分钟每千克体重5微克，多巴酚丁胺按每分钟每千克体重5～10微克剂量开始，根据血压、心率调整剂量，收缩压保持在100毫米汞柱（13.3千帕）左右。前者适用于洋地黄中毒或无效者，后者适用于急性心肌梗死引起的心力衰竭。

7.氨茶碱

具有正性肌力作用，还可同时扩张支气管和外周血管及利尿。对于难以区分支气管哮喘和心源性哮喘，甚至二者可能同时并存的情况下首选本药。用法：氨茶碱0.125克加入25%～50%葡萄糖注射液20毫升中，缓慢静脉推注10～15分钟；或0.25克加入5%葡萄糖注射液100毫升中静脉滴注。

8.肾上腺皮质激素

稳定缺氧细胞的溶酶体和线粒体，减轻细胞和机体的病理和生理反应，降低毛细血管通透性，减少渗出；解除或减轻支气管痉挛，改善通气。常用地塞米松10毫克或琥珀酸氢化可的松50～200毫克稀释后静脉推注或滴注，1天1次，一般维持3～7天。

以上药物应注意静脉滴注或推注的速度，既要保证安全有效，又要及时调整剂量，以患者感受良好为宜。

六、急性心力衰竭急救

急救原则为：迅速减轻肺淤血，增加排血泵出量，改善全身血流和氧供应。①患者取坐位，双腿下垂，减少静脉回流。②高流量氧气吸入：每分钟5～9升。但必须注意，如持续24小时吸入氧浓度60%以上，则可能发生氧中毒，诱发急性呼吸窘迫综合征（ARDS）和急性肺损伤，加重呼吸困难。严重呼吸困难，张口呼吸者，可用面罩给氧，必要时呼吸机辅助呼吸，呼气末正压通气（PEEP）。经30%～50%乙醇湿化的氧气，具有消除气道泡沫的作用。

七、慢性充血性心力衰竭临床表现

① 呼吸困难是心衰最早、最常见的症状。最初为劳力性或负荷性呼吸困难，恶化后表现为夜间阵发性呼吸困难、静息性呼吸困难，以至端坐呼吸。

② 其他症状有疲劳、虚弱、夜尿增多、总尿量减少；神经精神症状，如焦虑、记忆力减退、失眠，甚至谵妄；腹腔脏器淤血、腹胀、恶心、食欲低下，严重时出现腹水；可有不同程度的营养不良，活动后出现明显的呼吸急促及交感神经兴奋的表现（面色苍白、肢体冰凉、心动过速、出冷汗等），心衰过重或加重时可在肺部听到中小水泡音及大水泡音或哮鸣音。常伴特定的体征，即水液潴留。可出现胸腔积液的体征，下肢甚至全身凹陷性水肿，多先出现在身体的下肢和悬垂部分。可有肝脏增大。

③ 听诊心浊音界向左侧或左下扩大，早期心尖搏动增强，有第三心音奔马律、第四心音奔马律，并伴有各种类型的收缩期杂音。还可出现颈静脉怒张、交替脉。

八、慢性充血性心力衰竭辅助检查

心电图、超声心动图、X射线胸片、放射性核素心室造影、血液电解质和肝脏酶学指标检查有助于诊断。

九、慢性充血性心力衰竭预防

① 预防心衰发生及恶化　减轻心脏负荷，降低心肌耗氧量，减少神经体液激活的程度，监测并严格控制血压、血糖水平。

② 避免诱发因素　纠正心衰的可逆性病因，如内分泌异常、瓣膜异常、各种心律失常、吸烟、高血压病、心肌中毒、心肌炎等基础疾病。

③ 改善活动和饮食方式　在身体允许的范围内适度的体能训练有助于心衰治疗，超重患者减低体重，合理膳食，减少精神刺激，保持开朗乐观和心态平衡。

④ 其他　有临床指征和条件具备时，可行心肌血运重建治疗、切除病变部位的室壁瘤等。

十、慢性充血性心力衰竭西药治疗

现已逐渐明确，导致心衰发生和发展的基本机制是心室重塑，表现为心肌细胞肥大、凋亡，胚胎基因和蛋白质的再表达，心肌细胞外基质和组成的变化。临床则表现为心肌质量、心室容量增加，心室形状改变（横径增加呈球形）。初始心肌损伤后，有多种内源性神经内分泌因子和细胞因子被激活，包括去甲肾上腺素、血管紧张素（Ang Ⅱ）、醛固酮、加压素、内皮素、肿瘤坏死因子等。心衰时这些因子在循环和组织中的水平增高。神经内分泌细胞因子的长期、慢性激活可促进心室重塑，加重心肌损伤和功能恶化，形成恶性循环。因此阻断神经内分泌系统，阻断心室重塑成为目前治疗心衰的关键环节。现将临床常用西药简介如下。

1. 强心药

包括洋地黄类和非洋地黄类，后者又包括儿茶酚胺类和磷酸酯酶抑制药。

（1）地高辛 用于治疗充血性心力衰竭。成人常用量：口服快速洋地黄化，6～8小时给0.25毫克，总量0.75～1.25毫克；若缓慢洋地黄化，0.125～0.5毫克，一日服1次，共7日；以后服维持量，每日1次，每次0.125～0.5毫克。若静脉注射给药：洋地黄化0.25～0.5毫克，用5%葡萄糖注射液稀释后缓慢注射，以后可用0.25毫克，每隔4～6小时按需注射，但每日总量不超过1毫克，维持量0.125～0.5毫克，每日1次。儿童用量酌减。

（2）甲地高辛 适用于急慢性心力衰竭。成人口服1次0.1～0.2毫克，每日服2次，2～3日后改为维持量，口服1次0.1毫克，每日1～2次。必要时在有经验的专科医生指导下，可静脉给药。

（3）毛花苷C 适用于急性心力衰竭和慢性心力衰竭急性加重。成人静脉注射剂量，首次0.4～0.8毫克；维持量为每天0.2～0.4毫克，每日1次或分2次给药，间隔12小时。口服1次0.5毫克，每日1～4次，或遵医嘱。

（4）毒毛花苷K 本品作用快，维持时间短，适用于急性心功能不全和慢性心功能不全急性加重者。静脉注射成人首剂0.125～0.25毫克，用5%葡萄糖注射液稀释后缓慢注入，2小时后按需再给0.125～0.25毫克，总量不超过0.5毫克。小儿剂量酌减。

2. 利尿药

利尿药是唯一能控制心衰体液潴留的药物，可使心衰症状迅速好转（缓解）、稳定。一般利尿药应与血管紧张素转换酶抑制药（ACEI）、β-受体阻滞药或地高辛合用。噻嗪类适用于轻度体液潴留而肾功能正常者。水肿显著且有肾功能损害时，宜选用袢利尿药（如呋塞米、布美他尼、托拉塞米）。通常应从小剂量（如氢氯噻嗪1日服25毫克；或呋塞米1日20毫克）开始，可逐渐加量，氢氯噻嗪1日100毫克时则达最大效应（但并非每一个患者都需要达最大剂量的最大效应，应以患者感受良好为宜）。当出现利尿抵抗时，可改为静脉注射，或联用两种利尿药，或用增加肾血流量的药物如多巴胺小剂量静脉滴注。长期应用利尿药，应注意补钾（如10%氯化钾口服液10毫升，1日服3次；或氯化钾缓释片0.5克，1日1次）。

3.血管紧张素转换酶抑制药

常用ACEI药物参考剂量见表8-1。

表8-1　8种ACEI药物治疗心力衰竭的参考剂量

药物名称	起始剂量	目标剂量
卡托普利	6.25毫克，1日3次	25～50毫克，1日3次
依那普利	2.5毫克，1日1次	10毫克，1日2次
培哚普利	2毫克，1日1次	4毫克，1日1次
雷米普利	1.25～2.5毫克，1日1次	2.5～5毫克，1日1～2次
贝那普利	2.5毫克，1日1次	5～10毫克，1日1～2次
福辛普利	10毫克，1日1次	20～40毫克，1日1次
西拉普利	0.5毫克，1日1次	1～2.5毫克，1日1次
赖诺普利	2.5毫克，1日1次	5～10毫克，1日1次

4.β–受体阻滞药

需从小剂量开始，2～4周后酌情调整剂量。

（1）**美托洛尔**　起始剂量12.5毫克，1日2次。目标剂量50～100毫克（酒石酸盐），1日2次。可酌情调整剂量。

（2）**比索洛尔**　起始剂量1.25毫克，1日1次；目标剂量10毫克，1日1次。可酌情调整剂量。

（3）**卡维地洛**　起始剂量3.125毫克，1日1次；目标剂量25～50毫克，1日1～2次。可酌情调整剂量。

5.醛固酮拮抗药

如螺内酯（安体舒通），成人口服1次20～40毫克，1日1～3次，可酌情调整剂量。

6.血管紧张素Ⅱ受体拮抗药（沙坦类）

可用于不能耐受ACEI的患者。

7.其他药物

（1）**氨力农**　适用于各种原因引起的急慢性心力衰竭（急性加重）的短期治疗。静脉注射负荷剂量每千克体重0.75毫克，2～3分钟缓慢注射，随后每分钟每千克体重静脉滴注5～10微克，单次剂量最大不超过每千克体重2.5毫克，每日最大剂量应低于每千克体重10毫克；疗程不超过2周。

（2）米力农　为氨力农的同类药。静脉注射每千克体重25～75微克，以后以每分钟每千克体重给药0.25～1.0微克维持。每日最大剂量不超过每千克体重1.13毫克。疗程不超过2周。或口服：1次2.5～7.5毫克，1日4次。若静脉滴注，按每分钟每千克体重12.5～75微克给药。一般开始10分钟按每千克体重50微克给药，然后以每分钟每千克体重0.375～0.75微克维持。每日最大剂量不超过每千克体重1.13毫克。

应用米力农的患者少数可出现头痛、低血钾。过量时可导致低血压、心动过速，故低血压、心动过速患者慎用。心肌梗死急性期忌用。肾功能不全者宜减量。

十一、心力衰竭用中药

前述"心力衰竭病因"表明，心衰多有器质性心脏病史，因此防控心衰用中药一般着眼于防治急慢性心肌损害，如心肌梗死、心肌炎、心脏瓣膜病、感染性心内膜炎、高血压危象、严重心律失常以及减轻心脏负荷等。

（1）麝香保心丸　参见"冠心病用中成药"。注意：①该药含有麝香、蟾酥等开窍药，孕妇禁用。②蟾酥有毒性，不宜久服；有强心作用，不宜与洋地黄类药物同用。③心绞痛持续发作，服本品不能缓解时，应加服硝酸甘油等药物；如出现剧烈心绞痛、心肌梗死，应及时急诊救治。④饮食宜清淡、低盐、低脂，忌食生冷（水果除外）、辛辣、油腻之品；食勿过饱，忌烟酒。

（2）生脉注射液　其药物组成为红参、麦冬、五味子。具有益气养阴、复脉固脱的功效。现代药理研究发现它有抗心肌缺血、抗休克、抗心肌损伤、保护心功能、降低血压、抗组织缺血再灌注损伤、减轻脑水肿等作用。临床用于气阴两虚所致脱证、心悸、胸痹，症见心悸气短、四肢厥冷、面白汗出、脉微细；休克、心肌梗死、病毒性心肌炎、心力衰竭先兆等。成人肌内注射1次2～4毫升，1日1～2次。若静脉滴注，1次20～60毫升，用5%葡萄糖注射液250～500毫升稀释后使用，或遵医嘱。注意：文献报道静脉滴注生脉注射液偶见过敏反应、多发性室性心动过速、窦性停搏、低血压及过敏性休克。

（3）心可舒胶囊（片）　其药物组成为丹参、葛根、三七、山楂、木香。具有活血化瘀、行气止痛的功效。现代药理学研究发现它有抗心肌缺血、降血压、负性肌力及抗缺氧作用等。临床用于气滞血瘀引起的胸闷、心悸、头晕、头痛、颈项疼痛；冠心病心绞痛、高脂血症、高血压、心律失常、慢性心衰先兆等。胶囊剂：成人一次服4粒，1日3次。若服片剂，1次4片，1日3次，或遵医嘱。注意：①气虚血瘀、痰瘀互阻之胸痹、心悸不宜单用。②孕妇禁用；有出血性疾病、出血倾向者慎用。③饮食宜清淡、低盐、低脂；食勿过饱；忌食生冷（鲜果除外）、辛辣、油脂之品，忌烟酒、浓茶。④在治疗期间，心绞痛持续发作，宜加用硝酸甘油（酯）类药；如出现剧烈心绞痛、心肌梗死等，应及时救治。⑤脑梗死发作期应及时留观，待病情稳定后方可用药。

（4）灯盏花（素）颗粒（片、注射液）　为云南菊科植物短葶飞蓬全草（亦称灯盏细辛）提取物制剂。属化瘀通脉类中成药，具有活血化瘀、通经活络的功效。现代药理研究发现该药具有抗肺动脉高压，降低血甘油三酯和胆固醇水平及不同程度升高血高密度脂蛋白（HDL）水平的作用；可发挥抗心、脑、肝缺血再损伤作用，抑制血栓形成，抑制实验性肝纤维化。故以往临床多用于中风和胸痹，现亦试用于心衰先兆。临床应用时应在有经验的心脑血管疾病专科医师指导下，根据不同的剂型和病情设计和酌情调整剂量，对症用药。注意：①脑出血急性期及有出血倾向者不宜使用；②心痛剧烈及持续时间长者，应做心电图及心肌酶学检查，并采取相应的医疗措施。

（5）参附注射液　其主要成分为红参、附片。属回阳救逆类中药注射剂。具有回阳救逆、益气固脱的功效。现代药理研究发现它有抗休克、抗心肌缺血、抗心律失常、抗缺血再灌注损伤、改善微循环和血液流变学，以及改善免疫力等多种正效应。临床主要用于阳气暴脱的厥脱证（感染性休克、失血性休克、失液性休克等）；也可用于阳虚（气虚）所致惊悸、怔忡、喘咳、胃痛、泄泻、痹证，亦试用于心衰先兆和缓解康复期。一般肌内注射，一次2～4毫升，1日1～2次；若静脉滴注，一次20～100毫升，用5%～10%葡萄糖注射液250～500毫升稀释后使用。或静脉推注，则一次5～20毫升加入5%～10%葡萄糖注射液20毫升中稀释后使用。注意：①神昏闭证者不宜使用。②本品单独给药，不宜与其他药物同时滴注，以免发生不良反应。③孕妇慎用（含辛热药，须权衡利弊）。④过敏体质慎用。⑤附片即附子，有小毒，过量易致心血管毒性作用，不宜长期使用。⑥治疗期间，如心绞痛持续发作，宜加服硝酸甘油（硝酸酯类）。如果出现剧烈心绞痛、心肌梗死等，应急诊救治。

十二、心力衰竭药膳调养

养心芪归黄粥

主料　黄芪30克，地黄15克，当归15克，猴头蘑（干品）30克，海带30克，薏苡仁80克，糯米50克，带骨猪瘦肉100克。

辅料　盐或蜂蜜少许。

烹饪与服法　猴头蘑去根蒂，用水洗净，切成薄片；海带用水涨发，清洗干净，切成小块；带骨猪瘦肉洗净，剁成寸段，入沸水锅汆去血水；黄芪洗去浮尘后装入纱布袋中，扎紧袋口；地黄、当归、薏苡仁和糯米分别淘洗干净后，共入锅中，加清水1000克烧开，滗去浮沫，改为小火熬至骨酥肉烂时，去骨后加盐或蜂蜜调味，空腹热食（分1～2次服）。15天为1个疗程。

功效 滋养脏腑，调理气血，除湿降脂。

适用人群 心脏病、心力衰竭先兆及缓解期、康复期患者。

百变搭配 鲜蘑菇150克代干猴头蘑30克；宜同食低脂低盐绿色菜肴。

葛根钩藤山楂粥

主料 葛根25克，钩藤15克，山楂10克，粳米100克，猪棒骨1根。

辅料 盐或蜂蜜少许。

烹饪与服法 猪棒骨洗净，剁成寸半段；葛根、钩藤、山楂洗去浮尘，装入纱布袋中，扎紧袋口；粳米淘洗干净，与猪棒骨、药袋共入锅中，注入清水1000克，烧开时滗去浮沫后，改为小火炖至骨肉分离时，弃骨和纱布袋，加盐或蜂蜜调味，空腹热食。每日1剂，7～10天为1个疗程。

功效 降血压，降血脂，养血脉，调肾气。

适用人群 心脏病、肾性高血压、心力衰竭先兆及缓解期、康复期患者。

百变搭配 可配用枸杞子5～10克，用于肾性高血压诱发心力衰竭先兆及缓解期、康复期患者；宜同食低脂低盐绿色菜肴。

参芪山楂粥

主料 西洋参5～10克，鲜山楂1个（干山楂5～10克），粳米100克，黄芪15克，猪棒骨1根。

辅料 白糖或蜂蜜适量。

烹饪与服法 西洋参用清水洗去浮尘，横切成薄片；山楂洗净、去核、切成薄片（干山楂去核洗去浮尘），黄芪洗去浮尘（横切成薄片），将二者一起装入纱布袋中，扎紧袋口；粳米淘洗干净；猪棒骨洗净后在沸水中余去血水，剁成寸半段，共入锅内，注入清水约1000克，煮沸时滗去浮沫，改为小火熬至骨肉分离时，弃骨和纱布袋，用白糖或蜂蜜调味，空腹热食。每日1剂，7～10天为1个疗程。

功效 益气生津，和中润肠，降脂降压。

适用人群 心脏病、心力衰竭先兆及缓解期、康复期患者，伴有高血压、高脂血症患者。

百变搭配 可配用地黄5～10克、当归5克；糯米可代替粳米。

六味养心藕

主料 鲜藕4节，绿豆100克，赤小豆100克，胡萝卜100克，三七粉4克，玄参20克，鲜山楂1个。

辅料　蜂蜜适量。

烹饪与服法　将绿豆、赤小豆淘洗干净后，用清水泡胀，捞出沥水；山楂洗净，去核，切碎；胡萝卜、玄参洗净切碎，先后与绿豆、赤小豆一起放入搅碎（磨）机中搅成泥，加入三七粉和适量蜂蜜调匀，待用。藕刮洗干净，用刀在靠近藕节的端头切断（留作藕盖），将六味泥小心塞满藕孔，再将切下的藕节头盖上，用竹签插牢，入蒸锅或蒸笼蒸至熟透酥软（约1.5小时）即成。食前切片当点心，空腹热食。可常服。

功效　清热除湿，养阴生津，降脂活血。

适用人群　心脏病、心力衰竭先兆及缓解期、康复期患者；老年人。

百变搭配　干山楂片5～10克代替鲜山楂1个。

六合冬瓜汤

主料　海带30克，赤小豆50克，薏苡仁50克，山药（干品）50克，黄芪15克，冬瓜200克，猪棒骨1根。

辅料　白糖或蜂蜜适量。

烹饪与服法　海带涨发后用清水刷洗干净，切成小块；赤小豆、薏苡仁、山药去杂质后用清水洗去浮尘；黄芪洗去浮尘后装入纱布袋中，扎紧袋口，冬瓜去皮和瓤，洗净后切块，共入砂锅内；猪棒骨洗净后，剁成寸半段后亦放入砂锅内，注入清水约1000克，烧沸时滗去浮沫，改小火炖熬至骨肉分离时，弃骨和纱布袋中的黄芪药渣；用白糖或蜂蜜调味，分1～3次热食。每日1剂，10天为1个疗程。

功效　益气养心，清热除湿，降压降脂。

适用人群　心脏病、心力衰竭先兆及缓解期、康复期患者；老年人。

百变搭配　宜常食低脂低盐绿色菜肴和五谷杂粮主食（饭）。鲜山药150克比干品50克更佳。

魔芋术芪豆奶

主料　豆浆200毫升，白术10克，黄芪10克，魔芋粉5克。

辅料　盐少许。

烹饪与服法　将白术、黄芪洗去浮尘，横切成薄片，装入纱布袋中，扎紧袋口，入锅中与豆浆共煮，小火煮15分钟后弃纱布袋；待豆浆药汁晾凉后，缓缓撒入魔芋粉，搅匀后徐徐加热（不停搅拌）至熟，加盐调味，趁热食用。每日1剂，7～10天为1个疗程。

功效　健脾和血，益气养阴，降糖降脂。

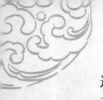

适用人群 心脏病、心力衰竭先兆及缓解期、康复期患者；老年人。

百变搭配 非糖尿病患者用蜂蜜代替食盐调味，效果更好。

六味养心枣汤

主料 茵陈15克，大麦芽20克，大枣10枚，黄芪15克，地黄10克，枸杞子10克。

辅料 白糖或蜂蜜适量。

烹饪与服法 将茵陈、大麦芽、黄芪洗去浮尘，装入纱布袋中，扎紧袋口；大枣、地黄和枸杞子洗去浮尘后，与药袋共入砂锅内，加水适量（约500克），小火煎沸2次，每次半小时，合并2次煎汁，弃纱布袋；用白糖或蜂蜜调味后分1～2次温服，吃大枣肉（去核）、地黄和枸杞子，细嚼慢咽，温汤送服。

功效 疏肝健脾，除湿滋阴，益气滋肾。

适用人群 心脏病、心力衰竭先兆及缓解期、康复期患者；伴有肝气郁结、肾功能不良患者。

回元升阳骨头汤

主料 红参5～15克，制附子8～12克（先煎半小时），麦冬8～10克，五味子5～10克，山茱萸10～15克，肉桂粉5克，猪棒骨1根。

辅料 盐少许。

烹饪与服法 制附子洗去浮尘，猪棒骨洗后剁成寸半段，在开水锅中汆去血水，与附子共入砂锅内，加水1000克大火煮沸，滗去浮沫后改为小火，放入装入纱布袋的五味子（扎紧袋口）及洗去浮尘的红参、麦冬、山茱萸，用小火继续熬至骨肉分离时，弃纱布袋和猪骨，趁热吃制附子、麦冬、山茱萸和肉，细嚼慢咽，用热汤冲服肉桂粉，分1～3次服，每日1剂。或遵医嘱食用。

功效 强心温肾，回阳救逆。

适用人群 心源性休克、心力衰竭患者。

百变搭配 尽可能吃些用鲜嫩蔬菜烹饪而成的低脂低盐菜汁（泥）。

康尔心汤

主料 人参5～10克，麦冬5～10克，三七粉3～5克（冲服），山楂（去核）10～15克，枸杞子5～10克，制何首乌8～12克，川丹参5～10克，猪心1个。可酌情调整剂量。

辅料 盐或蜂蜜少许。

烹饪与服法 猪心剖开洗净，在开水中汆去血水，捞出切成薄片，与洗去浮尘的人参、麦冬、川丹参、山楂、枸杞子、制何首乌共入砂锅，加足清水（约

1000克），煎沸时滗去浮沫，改为小火煎至猪心和主料酥软（约1小时）即成。每1～2日1剂，食前用盐或蜂蜜调味，分次服食，吃猪心和中药，宜细嚼慢咽。三七粉分2～3次用热汤送服。7天为1个疗程。

功效 益气养阴，活血止痛。

适用人群 气阴两虚、瘀血阻络所致的心脏病（胸痹、冠心病）、心绞痛、心力衰竭先兆及缓解期、康复期患者。

心荣汤

主料 黄芪15克，地黄10克，赤芍10克，麦冬10克，五味子8克，桂枝8克，猪心1个。可酌情调整剂量。

辅料 盐或蜂蜜少许。

烹饪与服法 将各中药洗去浮尘，放入纱布袋；猪心剖开洗净，在开水中汆去血水，捞出切成薄片，共入砂锅中，加足清水（约1000克），煎沸时滗去浮沫，改为小火再煎1小时即成。弃纱布袋后吃猪心，汤汁送服（可用盐或蜂蜜调味）。每1～2日1剂，7天为1个疗程。

功效 助阳，益气，滋阴，养心。

适用人群 心阳不振、气阴两虚所致心脏病（胸痹、冠心病）、心力衰竭先兆及缓解期、康复期患者。

益心汤

主料 人参5～8克，麦冬8～12克，五味子8～10克，知母8～10克，石菖蒲8～10克，猪心1个。可酌情调整剂量。

辅料 盐或蜂蜜少许。

烹饪与服法 将洗去浮尘的五味子、知母、石菖蒲装入纱布袋中，扎紧袋口。猪心剖开洗净，在开水中汆去血水，切成薄片后与洗去浮尘的人参、麦冬共入锅中，加水1000克，先煎沸半小时，再放入纱布药袋，再煎沸半小时，弃纱布袋，用盐或蜂蜜调味，吃人参和麦冬，细嚼慢咽，热汤送服（可分2次服）。每日1剂。7天为1个疗程。

功效 益气养阴，活血通脉。

适用人群 气阴两虚、瘀血阻络所致的心脏病（胸痹、冠心病心绞痛）、心力衰竭先兆及缓解期、康复期患者。

益心舒汤

主料 人参5～8克，黄芪15克，丹参10克，麦冬10克，五味子10克，川芎10克，山楂10克，鸭心3～5个。

辅料 盐或蜂蜜适量。

烹饪与服法 将黄芪、五味子、川芎、山楂洗去浮尘，装入纱布袋中，扎紧袋口；人参、丹参、麦冬洗去浮尘；鸭心剖开洗净，共入砂锅内，煎沸时滗去浮沫，改为小火煎沸1小时，弃纱布袋后用盐或蜂蜜调味，空腹食人参、丹参、麦冬及鸭心，细嚼慢咽，热汤送服。每日1剂，7天为1个疗程。

功效 益气复脉，活血化瘀，养阴生津。

适用人群 气阴两虚、瘀血阻脉所致心脏病（胸痹、冠心病心绞痛）、心力衰竭先兆及缓解期患者。

滋心阴汤

主料 麦冬10克，北沙参10克，赤芍10克，三七粉5～8克，猪心1个。可酌情调整剂量。

辅料 盐或蜂蜜少许。

烹饪与服法 将猪心剖开洗净，切成薄片，与麦冬、北沙参、赤芍共入砂锅中，小火煎沸1小时，用盐或蜂蜜调味，空腹热食猪心与麦冬、北沙参、赤芍，细嚼慢咽，热汤送服三七粉。每日1剂，5～7天为1个疗程。有血栓形成者，可将三七粉蒸半小时，分2～3次用温汤冲服。

功效 滋养心阴，活血止痛。

适用人群 肝肾阴虚引起的心脏病（胸痹、冠心病心绞痛），症见烦热、夜眠不安、心悸怔忡、五心烦热、舌红少苔、脉细数；心力衰竭先兆及缓解期、康复期患者。

十三、心力衰竭食疗

（一）饮食原则

1.低脂饮食

① 避免选用含脂肪多的食物，如肥肉、肉松、花生仁、芝麻、松子、核桃仁、蛋黄、油酥点心等。

② 选用蒸、煮、氽、炖、烩等烹调方法，尽量少用油煎、油炸、滑熘、爆炒等方法。

2.低盐饮食

每天烹调食盐2～4克，或酱油10～20毫升，忌用酱菜、咸蛋、咸（腊）肉、咸鱼。

3.无盐饮食

烹调时除不加食盐外，可用糖醋调味，忌用盐挂面、虾米、油条等碱性及咸味食品。

4.少钠饮食

除烹饪时不加食盐外，应注意选用含钠低的食物，全天钠量不超过0.5克；忌用含钠高的食物，如碱馒头（面条）、发酵粉、油菜、芹菜、皮蛋、豆腐干、猪肾等。

5.甘油三酯升高患者饮食

应严格控制脂肪的摄入，全天脂肪总量20～30克，最多不超过35克；蛋白质占总热量的18%～20%，糖类占60%左右；少用或忌用含蔗糖多的食物，如甜点或糖果等。

6.胆固醇升高患者饮食

严格限制胆固醇的摄入，每天不多于300毫克；忌用牛油、动物内脏、鱼子、蛋黄、可可、椰子等，限制饱和脂肪酸（S）的摄入，适量增加不饱和脂肪酸（P）的摄入，P/S值以1.5～2.0为宜。蛋白质和糖类不限量，总热量按每千克体重126～146千焦（30～35千卡）为宜。

7.甘油三酯和胆固醇均升高患者饮食

肥胖者应控制热量，每月降低体重2～3千克，使体重达到或维持在理想范围。限制糖类摄入，不超过总热量的50%，蛋白质占20%，脂肪占30%左右，适当增加植物油，但每天胆固醇摄入量应控制在300毫克以内。可食用的食物有脱脂奶、猪瘦肉、鱼肉、鸡肉（去皮、脂肪）、兔肉、蛋清、豆制品、蕈（菌）藻类、五谷杂粮，以及含纤维多的鲜嫩蔬菜、水果；可适量摄食核桃仁（胡桃仁）、瓜子和植物油，如豆油、玉米油、葵花籽油等（椰子油除外）。限制食物有：去掉脂肪的牛肉、羊肉、火腿、贝类、蛋黄。禁用食物有：猪肥肉、羊肥肉、肥鸭、肥鹅、剁碎肥肉馅，动物肝、肾、脑、鱼子、小虾、冰激凌、巧克力、奶油、腊肠等。心衰患者应长期坚持低脂、低盐饮食；病情危重时，应予充分营养支持。

（二）主粮食谱

枣杞桂圆粥

主料 大枣5枚，枸杞子15枚，桂圆5枚，糯米50～100克。

辅料 蜂蜜或冰糖适量。

烹饪与服法 将大枣、枸杞子用清水洗去浮尘；桂圆去壳后洗净；糯米淘洗干净后共入砂锅内，注入清水1000克左右，大火烧开后滗去浮沫，改为小火熬至米烂粥稠；用蜂蜜或冰糖调味，趁热食枣肉（去核）、桂圆肉（去核）、喝粥。以早晚空腹服用为佳。可常服，每日1～2次，15天为1个疗程。

功效　养气血，降血压，健脾胃。

适用人群　心脏病、心力衰竭先兆及缓解期、康复期患者。

百变搭配　同食低盐低脂易消化的绿色菜肴。可用粳米、珍珠米代替糯米。

红豆芋枣粥

主料　赤小豆30克，糯米70克，山芋100克，大枣5枚，鲜嫩菜叶150克，鲜骨汤1500克。

烹饪与服法　将赤小豆、糯米淘洗干净；大枣洗去浮尘；山芋刮去外皮，洗净，切成小块，共入砂锅或不锈钢锅内，加入鲜骨汤，用大火烧沸时滗去浮沫，改为小火熬30分钟，加入洗净、切碎的鲜嫩菜叶，再煮5分钟左右即成。于早、晚餐空腹热食。每日1剂，15日为1个疗程。可常服。

功效　健脾除湿，养心益血。

适用人群　心脏病、心力衰竭先兆及缓解期、康复期患者。

百变搭配　可用鲜山药代替山芋；可用粳米、珍珠米代替糯米。

薏米藕芡粥

主料　薏苡仁20克，二年生藕150克，芡实15克，糯米80克，鲜骨汤1500克。

烹饪与服法　将薏苡仁（薏米）、芡实、糯米淘洗干净；二年生藕刮洗干净，拍碎，共入沙锅或不锈钢锅中，加入鲜骨汤，大火烧沸时滗去浮沫，改为小火继续熬至米烂粥稠时即成。于早、晚餐空腹时热食，每日1剂，15天为1个疗程。可常服。

功效　除湿健脾，降血脂、降血糖，滋养强壮。

适用人群　心脏病、心力衰竭先兆及缓解期、康复期患者。

百变搭配　粳米、珍珠米代替糯米。

山楂麦芽菜粥

主料　鲜大山楂1个（50～80克），麦芽20克，糯米80～100克，鲜嫩菜叶150克，鲜猪骨200克。

辅料　独头蒜10个。

烹饪与服法　将鲜猪骨洗净，剁成寸段，入沸水锅中氽去血水，再次冲洗干净；鲜大山楂洗净，去籽后切丁；麦芽（大麦芽应去净麦壳）洗净，糯米淘洗干净后全部主料共入沙锅或不锈钢锅内，加足清水（约1500克），大火烧沸时滗去浮沫，改为小火熬至骨肉分离时，去骨后加入去皮洗净的独头蒜和洗净切碎的嫩菜叶，再煮10分钟至蒜酥熟时即可。于早、晚餐空腹时当主食，每日1剂，15天为1个疗程。

功效　强心健脾，辅助降脂降压。

适用人群　心脏病、心力衰竭先兆及缓解期、康复期患者。

百变搭配　干山楂饮片15克代替鲜大山楂1个；粳米、珍珠米、小米代替糯米。

香菇桑椹菜粥

主料　香菇100克，桑椹100克，粳米100克，嫩青菜叶100克，鲜骨汤1000克。

烹饪与服法　鲜香菇去根蒂，洗净切碎；粳米淘洗干净，与碎香菇共入锅内，加鲜骨汤小火熬沸30分钟后，加入洗净的鲜桑椹，再熬沸10分钟，随后加入洗净切碎的嫩青菜叶，煮沸5分钟即成。可用（或不用）盐（蜂蜜）调味，空腹热食，每日1剂（分1～2次服），15天为1个疗程。

功效　养心滋肾，辅助降脂抗癌。

适用人群　心脏病、心力衰竭先兆及缓解期、康复期患者。

百变搭配　桑椹干品20克代替鲜品100克。

薤白大枣粥

主料　薤白100克，大枣50克，粳米100克，鲜骨汤1200克。

辅料　盐或蜂蜜少许。

烹饪与服法　将薤白、大枣、粳米分别淘洗干净，共入锅内，加鲜骨汤熬成稠烂粥，用盐或蜂蜜（也可不用）调味即成。空腹热食薤白、枣肉（去核），喝稠烂粥。每日1剂（分1～2次服），15天为1个疗程。

功效　温通宣痹，养心益血。

适用人群　心脏病、心力衰竭先兆及缓解期、康复期患者。

百变搭配　大蒜可代替薤白（苦薏）。宜同食、常食低脂绿色菜肴。

山药葛粉粥

主料　山药片50克，葛粉20克，粳米100克，鲜骨汤1000克。

烹饪与服法　山药片洗去浮尘，粳米淘洗干净，共入锅内，加鲜骨汤用小火熬沸30分钟，加入葛粉搅匀，再用小火熬沸5分钟即成。空腹热食（分1～2次服），每日1剂，15天为1个疗程。

功效　滋养强壮，养心益血。

适用人群　心脏病、心力衰竭先兆及缓解期、康复期患者；老年人。

百变搭配 伴有心肌梗死、血栓者可配用当归10克；宜常食、同食低脂低盐绿色菜肴。

银耳粥

主料 银耳20克，粳米100克。

辅料 蜂蜜适量。

烹饪与服法 银耳洗去浮尘，粳米淘洗干净，共入砂锅内，加开水1500克浸泡1小时，大火烧开后，改为小火熬成稠烂粥（约30分钟）即成，加蜂蜜调味后空腹热食（分1～2次服）。每日1剂，15天为1个疗程。

功效 和血养心，滋肾健脾，防治动脉粥样硬化。

适用人群 心脏病、心力衰竭先兆及缓解期、康复期患者；老年人。

百变搭配 宜同食、常食低脂低盐绿色菜肴、新鲜水果。

木耳芡实洋葱粥

主料 黑木耳（干品）20克，芡实15克，洋葱50克，粳米100克，鲜骨汤1200克。

烹饪与服法 将黑木耳用清水泡发后去根蒂，洗净，撕成小朵；芡实和粳米分别淘洗干净后，与黑木耳共入砂锅内，加入鲜骨汤，小火熬沸30分钟后，加入洗净、切碎的洋葱，再煮沸10分钟即成，分1～2次空腹热食。每日1剂，15天为1个疗程。

功效 养心益脾滋肾，辅助降脂降压。

适用人群 心脏病、心力衰竭先兆及缓解期、康复期患者。

百变搭配 宜同食、常食绿色菜肴、鲜果。

（三）菜肴食谱

什锦菜卷

主料 鲜豆腐10张，芹菜、胡萝卜、草菇、青笋（莴苣嫩茎）、鲜箭竹笋各30～50克，鸡蛋1个。

辅料 花生油15～20克，葱丝、姜丝各5克，鸡精1克，酱油、料酒、淀粉各10克，芝麻油5克，鲜大蒜泥10克，鲜汤少许，盐3克。

烹饪与服法 将豆腐皮（每张大小为5厘米×10厘米）清洗干净，摊开晾干；取一小碗，将鸡蛋磕入碗内，加适量干淀粉调成糊，均匀地抹在豆腐皮上，待用。将芹菜、胡萝卜、草菇、青笋（去皮）、鲜箭竹笋（去壳）分别择洗干净，切成细丝；将油5～10克烧至五成热时，下葱丝、姜丝煸出香味，再依次放入芹菜、胡萝卜、草菇、青笋、箭竹笋煸炒，加盐翻炒至软，盛于碗中，均匀地分放在10张豆腐蛋皮上，卷成10个菜卷，复入油锅中，加少许鲜汤焖熟，盛于盘中。另锅内留余油约5克，放入料酒、酱油、鸡精、少许鲜汤，烧开后淋在菜卷上，浇上芝麻油，放上鲜蒜泥即成。空腹食用，每日1剂，可常食。

功效 养脏腑，健脾胃，益气血。

适用人群 心脏病、心力衰竭先兆及缓解期、康复期患者。

百变搭配 春卷皮代替豆腐蛋皮；香菇、平菇等食用蘑菇代替草菇。

木耳蒜薹肉片

主料 蒜薹400克，干木耳50克，猪瘦肉50克。

辅料 花生油15克，葱末、姜末各5克，生粉（淀粉）10克，盐、鸡精各少许，鲜汤50克。

烹饪与服法 将蒜薹洗净，切成寸段；木耳用水涨发后去根蒂，撕成小朵，洗净，沥干；猪瘦肉洗净，切成薄片后与少许姜末、葱末和盐、鸡精拌匀，用生粉加少许鲜汤上浆后备用；炒锅注油烧热，下葱、姜爆香，放入木耳、蒜薹和上浆肉片炒转后，加少许鲜汤焖2～3分钟，用兑入盐、鸡精的生粉浆勾芡，翻匀至熟即成。空腹热食或佐餐食用，可常服。

功效 滋养脏腑，辅助降压降脂。

适用人群 心脏病、心力衰竭先兆及缓解期、康复期患者。

百变搭配 可用蒜苗代替蒜薹；禽瘦肉代替猪瘦肉。

笋菇烧墨鱼

主料 鲜箭竹笋（去壳）250克，鲜香菇250克，鲜墨鱼150克。

辅料 泡红椒、绿椒各15克，葱末、姜末各15克，生粉20克，盐3克，鸡精1克，鲜汤适量，色拉油适量。

烹饪与服法 竹笋洗净后入开水锅内焯一下，用清水再洗一下沥干，滚刀切段；泡红椒、绿椒切成末；墨鱼清除内脏，洗净后入沸水中焯去油腻，捞出沥干待用；香菇去根蒂后洗净，每朵切成4瓣；炒锅内将油烧热，先放入泡红椒、绿椒煸香，再放入葱末、姜末爆出味，放入竹笋、香菇和墨鱼翻炒，加入鲜汤淹没主料，小火焖至酥软后，加盐和鸡精调味，用生粉调汁勾芡，翻匀至熟后盛于盘中即成。空腹或佐餐热食，每日1次，15天为1个疗程。

功效 养脏腑，健脾胃，益气血。

适用人群 心脏病、心力衰竭先兆及缓解期、康复期患者。

百变搭配 冬笋（春笋、玉竹片、毛竹笋）可代替箭竹笋；草菇、平菇可代替香菇。宜同食、常食低脂低盐绿色菜肴。

鲜鱼酸菜汤

主料 鲜活大鲫鱼1尾（约350克），泡酸菜300克，鲜汤500克。

辅料 泡红椒、绿椒各10克，泡仔姜15克，料酒3克，独头蒜10个，盐3克，葱花5克，淀粉10克，花生油15克。

烹饪与服法 将鲫鱼去鳞、鳃和内脏后洗净，沥水后用盐和料酒码味5分钟；泡酸菜切成寸段，泡红椒、绿椒剁成末。炒锅中倒入油并预热，放入泡红椒、绿椒末煸香，放入鲫鱼略煎两面后，加入酸菜节，略煎后注入鲜汤淹没鱼面，放入独头蒜、泡仔姜，小火焖至酥软时用淀料调汁勾芡，推匀至熟后撒上葱花，盛于盘中即成。空腹或佐餐食用。每日1剂，7～15天为1个疗程。

功效 养脏腑，健脾除湿。

适用人群 心脏病、心力衰竭先兆及缓解期、康复期患者。

百变搭配 大鳙鱼头1个可代替鲫鱼；可配豆腐200克烹饪；宜同食低脂低盐绿色菜肴、新鲜水果。

平菇魔芋烧牛肉

主料 平菇150克，水魔芋200克，牛腩肉150克。

辅料 花生油15克，独头蒜10个，泡椒、姜末各10克；葱花3克，白糖、料酒、酱油各5克，盐3克，鲜汤适量。

烹饪与服法 将平菇去根蒂，洗净后撕成条；水魔芋切成2厘米宽（厚）、4厘米长的小条，入开水锅中汆去碱味，放清水中透一下后沥干水分；牛腩肉洗净后入沸水中汆一下，洗净后切成与魔芋条相当的条状，用料酒和盐码味待用。油在炒锅中预热后，放入泡椒、姜末煸出香味，放入牛腩条煸至肉呈灰白色时，放入平菇条、魔芋条和独头蒜，炒匀后加入鲜汤淹没主料，小火焖至牛腩肉酥烂时，调入余下全部辅料，盛于盘中即成。空腹或佐餐热食。每日1剂，7～15天为1个疗程。

功效 滋养脏腑，调理气血。

适用人群 心脏病、心力衰竭先兆及缓解期、康复期患者。

百变搭配 豆腐可代替魔芋；洋葱可代替独头蒜；麻鸭肉可代替牛腩肉。宜同食、常食低脂、低盐绿色菜肴。香菇等食用蘑菇可代替平菇。

豆仁芹菜

主料 毛豆仁50克，酥脆熟花生仁50克，香菇50克，芹菜150克。

辅料 花生油15克，姜丝、蒜片各5克，白糖5克，盐3克，鸡精1克。

烹饪与服法 将毛豆仁洗净、煮熟；芹菜洗净，切成寸半长细丝。将油倒入炒锅中预热后，放入姜丝、蒜片煸炒出香味，放入芹菜丝翻炒断生，装盘；香菇洗净蒸熟后切成薄片（丝），放在芹菜上，加入熟毛豆仁，撒上盐、鸡精、白糖拌匀，撒上酥脆熟花生仁即成。空腹或佐餐食用。每日1剂，7～10天为1个疗程。

功效 养脏腑，益气血，辅助降压。

适用人群 心脏病、心力衰竭先兆及缓解期、康复期患者。

百变搭配 荠菜可代替芹菜。冬菇可代替香菇。

五鲜香菇

主料 胡萝卜150克，香菇50克，黄花50克，鲜青豆50克，西蓝花50克。

辅料 花生油15克，白糖3克，盐、味精各少许，鲜汤适量。

烹饪与服法 胡萝卜刮洗干净后，滚刀切块；香菇去根蒂、洗净后切片；黄花洗净后切成两段；青豆淘洗干净；西蓝花去老皮，撕切成小朵、洗净。将油倒入炒锅中预热后，放入胡萝卜、香菇、青豆翻炒，加入鲜汤淹没料面，烧至酥软时，放入西蓝花烧5分钟，再放入黄花和其余全部辅料，翻匀至熟，盛于盘中即成。空腹或佐餐食用。每日1剂，7～10天为1个疗程。

功效 除湿健脾，辅助降压降脂。

适用人群 心脏病、心肌梗死、心力衰竭先兆及缓解期、康复期患者。

百变搭配 草菇等食用蘑菇可代替香菇；白花菜可代替西蓝花。

五鲜蜇皮

主料 水发海蜇皮500克，荸荠（马蹄）10个，黄瓜50克，芹菜50克，香菜30克，海米15克。

辅料 醋15克，芝麻油10克，鸡精1克，盐3克，鲜蒜泥20克，葱花3克，酱油5克，白糖适量。

烹饪与服法 将马蹄去根蒂、胚芽，洗净后去皮，切成薄片；黄瓜去两头，洗净后切成丝；芹菜去老叶和须根，洗净后在开水锅汆一下断生，控干水后切成寸段；香菜择洗干净后用凉开水洗3次后切成寸段；海米洗净后在开水锅中焯熟，捞出晾凉，剁成粒；将水发海蜇皮洗净，切成细丝，放沸水中汆一下，入冷开水中漂一下，控干水分。主料放入大盘中，加入全部辅料拌匀码味10分钟即成。空腹或佐餐食用。每周1次，7～10天为1个疗程。

功效 滋养脏腑，调和气血，辅助降血脂、降血压。

适用人群 心脏病、心力衰竭先兆及缓解期、康复期患者。

百变搭配 宜同食、常食低盐低脂绿色菜肴、新鲜水果、五谷杂粮。

冬瓜绿豆烧凤爪

主料 冬瓜400克，绿豆100克，鸡爪200克。

辅料 葱花5克，姜末3克，料酒5克，芝麻油3克，盐、鸡精各少许。

烹饪与服法 绿豆淘洗干净；将鸡爪洗净，斩去爪尖，入沸水锅焯水后捞出，共入砂锅中，加清水1000克，大火烧开时滗去浮沫，下葱花、姜末，用文火炖1小时后，加入去皮、洗净、切成厚片的冬瓜，加盐、料酒、鸡精，用中火炖5～10分钟，淋上芝麻油，盛于大碗中即成。空腹热食，每日1次，10天为1个疗程。

功效 清热除湿，辅助降脂降压。

适用人群 心脏病、心力衰竭先兆及缓解期、康复期患者。

百变搭配 宜同食、常食低脂低盐绿色菜肴、五谷杂粮饭。

苦瓜青椒肉丝

主料 苦瓜300克，青椒250克，猪瘦肉150克。

辅料 盐3克，生姜丝10克，花生油15克，湿淀粉20克，鸡精1克，鲜汤50克。

烹饪与服法 苦瓜去两头，对剖开去瓤，洗净后斜切成薄片；青椒去蒂后洗净，切成细丝；猪瘦肉洗净后切成细丝，加盐1.5克、鸡精1克拌匀，用湿淀粉上浆；将油烧至六成热时，将生姜丝煸出香味，用大火将上浆肉丝炒成灰白色，下苦瓜片、青椒丝、余下的盐炒匀，加入少许鲜汤焖1分钟后盛于盘中即成。空腹或佐餐食用。可常食。

功效 清热健脾，辅助降血糖。

适用人群 心脏病、心力衰竭先兆及缓解期、康复期患者；伴有糖尿病患者。

百变搭配 可同食五谷杂粮饭。

第九章 心律失常食疗与用药

心律失常是指心脏活动的起源、心搏频率与节律以及激动传导异常的病理现象。目前至少有三种分类方法：①按起源分为窦性心律失常、房性心律失常、交界性心律失常、室性心律失常；②按心率快慢分为缓慢性心律失常和快速性心律失常；③按循环障碍严重程度和预后，分为良性心律失常和恶性心律失常。

心律失常可见于各种类型的器质性心脏病，其中以冠心病、心肌病、心肌炎和风湿性心脏病较多见；心力衰竭或心肌梗死时发病率更高。在健康或亚健康人群、神经功能失调者中也常出现心律失常。心律失常的预后与其病因、诱因、演变趋势、血流动力学影响程度等因素有关。无器质性心脏病的各种心律失常，如房性和室性期前收缩、室上性心动过速、心房颤动大多预后良好；低血钾、Q-T间期延长综合征出现的室性期前收缩有可能演变成多形性室性心动过速或心室颤动，预后不佳；预激综合征患者发生心房扑动或心房颤动且心室率很快时，除易引起严重血流动力学改变外，还有演变为心室颤动的可能，但大多可经直流电复律和药物治疗控制发作，因而预后良好。室性快速心律失常和心率极度缓慢的完全性房室传导阻滞、心室自主节律、重度窦房结综合征等，可迅速导致循环功能障碍而威胁患者的生命。房室结内阻滞与三分支阻滞所致的房室传导阻滞的预后有明显差别，前者预后较好，后者预后恶劣。发生在器质性心脏病基础上的心律失常，如本身不引起明显血流动力学障碍，又不演变为严重心律失常者预后一般良好，但如基础心脏病严重，尤其是伴心功能不全或急性心肌缺血者，预后一般较差。

一、心律失常的临床表现

（一）窦性心动过速、过缓和心律不齐的临床表现

1.窦性心动过速

指成人心率每分钟超过100次，儿童则超过150次。多见于运动、兴奋、紧张、激动时，也可见于器质性心脏病（如心力衰竭）及其他疾病（如贫血、甲状腺功能亢进症等）。

2.窦性心动过缓

指成人心率每分钟低于60次，见于老年人、运动员、长期体力劳动者、药物作用、迷走神经张力过高、颅内压升高、甲状腺功能低下、病态窦房结综合征、严重房室传导阻滞等。

无论心动过速还是过缓，患者均可出现头晕、疲乏、失眠、记忆力减退，严重者可有短暂的黑矇或晕厥发作。根据临床症状、体格检查和心电图可进行诊断。做24小时动态心电图、食管调搏、创伤性电生理检查和病因诊断可确诊。

3.窦性心律不齐

为节律不整齐，同一个导联上的P-P间距差异达0.12秒以上。多与窦性心动过速或过缓同时存在。其中较常见的一类为呼吸性心律不齐，心率快慢随呼吸周期性变化，多见于青年，无临床意义。临床上根据心电图特点进行诊断。

（二）期前收缩的临床表现

期前收缩又称过早搏动，简称早搏。按起源分为窦性期前收缩、房性期前收缩、交界性期前收缩和室性期前收缩四种。各种期前收缩可见于正常人、心脏神经官能症、器质性心脏病患者更易发生。可无自觉症状，也可有心悸或心搏停顿的感觉。期前收缩频繁发作可引起乏力、头晕等。听诊心律不规则，有早搏。根据临床症状和心电图可初步诊断。

（三）心房扑动的临床表现

心房扑动简称房扑，是房性心律失常的一种类型。部分房扑与器质性心脏病有关。典型的房扑心房激动频率为每分钟300次，房扑波呈锯齿状（F波）。除基础心脏病症状外，其临床表现还可能有头晕、心悸、胸闷、呼吸困难、虚弱、疲劳等。有左心功能不全的患者，房扑可能诱发明显的充血性心力衰竭。心电图呈典型的房扑表现，如P波消失，代之以大小接近、相态相同、间隔接近的"F"

波, QRS 波形正常, 多以 2 : 1 和 4 : 1 的混合比例下传。临床可根据症状、体征, 特别是心电图进行诊断。

(四) 心房颤动的临床表现

心房颤动简称房颤, 以 60 ~ 70 岁以上的老年人较常见 (4% 以上)。发病因素包括老年人的心脏退行性改变、心力衰竭、高血压病、冠心病和瓣膜病。按房颤的特点分为阵发性房颤、持续性房颤和永久性房颤; 发生缺血性脑卒中和其他重要器官栓塞的风险高。除前述的基础性心脏病症状外, 还可出现心悸、头晕、胸闷、气短、疲劳、体力和耐力下降等。左心功能不全的患者, 发生快速房颤时容易诱发充血性心力衰竭。典型体征为心律绝对不齐, 第一心音强弱不等, 脉搏短绌, 心电图示 P 波消失, 代之以大小不等、形态不一、间隔不均的 "f" 波, QRS 波形态正常。临床可根据基础疾病、临床表现和心电图改变进行诊断。

(五) 房室传导阻滞的临床表现

传导阻滞可发生于心脏传导的任何部位, 如心房、房室结、房室束及束支-浦肯野系统等, 其中心房激动向心室传导延迟或完全不能传至心室称为房室传导阻滞。常见病因有局灶性或弥漫性心肌炎症、急性心肌缺血或坏死、传导系统的退行性病变等。除基础性疾病症状外, 部分患者有心悸、胸闷、漏跳感。临床上传导障碍程度分为Ⅰ度、Ⅱ度、Ⅲ度房室传导阻滞。Ⅰ度房室传导阻滞多数与年龄、服用抗心律失常药物、心动过缓有关, 通常不反映器质性改变。Ⅱ度房室传导阻滞又分为Ⅱ度Ⅰ型、Ⅱ度Ⅱ型, 后者多为器质性病变, 见于老年心脏的退行性改变、冠心病。Ⅲ度房室传导阻滞为严重的器质性病变, 多由常见病因如严重的冠状动脉病变、心肌炎、老年心脏退行性改变、高钾血症、药物 (如阿霉素类抗癌药) 的不良反应诱发, 须及时对症处理。

此外, 还有二尖瓣狭窄、主动脉瓣狭窄、主动脉瓣关闭不全等器质性心律不齐, 从略。

二、心律失常的辅助检查

心律失常的性质大多依靠心电图检查。20 年来发展了许多有创和无创性检查, 旨在预测心肌梗死后心律失常患者的预后与指导抗心律失常药物治疗, 作为对患者猝死危险程度分类的依据。这些检查包括 24 小时连续动态心电图、心电图运动负荷试验、信号平均心电图、心率变异性、QT 间期时限、QT 间期离散度、压力反射敏感度及程序电刺激诱发心律失常等。

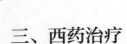

三、西药治疗

心律失常的西药治疗包括病因治疗、发作时治疗与预防发作。

病因治疗包括纠正心脏的病理改变、调整异常病理生理功能,如冠状动脉狭窄、泵功能不全、自主神经张力失衡等,以及去除心律失常发作的其他诱因,如电解质失调、药物不良反应等。

药物治疗缓慢心律失常一般选用增强心肌自律性和/或加速传导的药物,如拟交感神经药(异丙肾上腺素等)、迷走神经抑制药(阿托品)或碱化药(乳酸钠或碳酸氢钠)。药物终止与预防快速心律失常发作的药物较多,如钠通道阻滞药(美西律、利多卡因、普罗帕酮);β-受体阻滞药(普萘洛尔即心得安、阿替洛尔、卡维地洛等);动作电位时限延长药(胺碘酮、索他洛尔、多非利特等);钙通道阻滞药(维拉帕米、地尔硫草等)。临床常用抗心律失常药物(西药)举例如下。

1.盐酸胺碘酮

又名乙胺碘呋酮、可达龙、威力调心灵等。口服适用于危及生命的阵发性室性心动过速及室颤的预防,也可用于其他药物无效的阵发性室性心动过速、阵发性心房扑动、心房颤动,包括合并预激综合征者及持续性心房颤动、心房扑动电转复后的维持治疗。可用于持续房颤、房扑时心室率的控制。静脉滴注适用于利多卡因无效的室性心动过速和急诊控制房颤、房扑的心室率。

用法用量:成人口服常用量:①治疗室上性心律失常,一日0.4～0.6克,分2～3次服,1～2周后根据需要改为0.2～0.4克维持;部分患者可减至每日服0.2克,每周服5天或以更小剂量维持。②治疗严重室性心律失常,一日0.6～1.2克,分3次服,1～2周后根据需要逐渐改为每日服0.2～0.6克。若为静脉注射负荷量,每千克体重3毫克,然后以每分钟1～1.5毫克静脉注射维持,6小时后减至每分钟0.5～1毫克,每日总量1.2克。以后逐渐减量,静脉滴注胺碘酮最好不超过3～4天。

注意:甲状腺功能异常或有既往史者;碘过敏者;Ⅱ度或Ⅲ度房室传导阻滞,双束支传导阻滞(除非已安装起搏器);病态窦房结综合征者均禁用。

2.盐酸普罗帕酮

又名心律平。口服适用于阵发性心动过速、阵发性室上性心动过速及预激综合征伴室上性心动过速、心房扑动和/或心房颤动的预防;也可用于各种早搏的治疗。静脉注射适用于阵发性室性心动过速或室上性心动过速(伴预激综合征)。

用法用量:①成人口服常用量,一次100～200毫克,6～8小时1次;极量

1日900毫克，分次服。小儿每千克体重7毫克，1日3次，起效后用量减半，维持疗效。②若静脉注射，成人常用量每次每千克体重1.5毫克，静脉注射5分钟，必要时隔15分钟后可重复一次；以后可以每分钟0.5～1毫克的滴速静脉滴注维持。小儿每次每千克体重1毫克，静脉注射5分钟，必要时隔20分钟后可重复一次。

注意：窦房结功能障碍、Ⅱ度或Ⅲ度房室传导阻滞、双束支传导阻滞（除非已有起搏器）、肝功能或肾功能障碍者均禁用。

3. 盐酸美西律

又名慢心律、脉律定等。口服适用于慢性室性心律失常，包括室性早搏及室性心动过速。静脉注射适用于急性室性心律失常，如持续性室性心动过速，应避免用于无症状的室性早搏。也可用于洋地黄中毒、急性心肌梗死或心脏手术所引起的心律失常。

用法用量：①成人口服常用量首次200～300毫克，必要时隔2小时后再服100～200毫克；一般维持量每日400～800毫克，分2～3次服；成人处方1日极量1.2克。②若静脉注射，首次负荷量100～200毫克，静脉注射10～15分钟，随后以每分钟1～1.5毫克静脉滴注维持；或首次负荷量后按每千克体重1～1.5毫克静脉滴注3小时，再减为每分钟0.5～1毫克维持。③小儿常用量未确定，应根据血药浓度逐步增加，或由经验丰富的儿科医师对症用药。

4. 盐酸普鲁卡因胺

曾用于各种心律失常的治疗，但因其促心律失常的作用和其他不良反应，现仅推荐用于危及生命的室性心律失常。静脉注射适用于利多卡因治疗无效而又不宜电转复的室性心动过速。

用法用量：①成人治疗心律失常口服一次0.25～0.5克，每4小时1次；治疗肌强直，一次0.2克，1日2次。②小儿口服常用量，每次每千克体重5～12.5毫克，或按体表面积每平方米375毫克，一日4次。③成人静脉注射一次0.1克，注射时间5分钟；每千克体重总量不超过10～15毫克；或每千克体重10～15毫克静脉注射1小时，然后以每小时每千克体重1.5～2毫克维持。④小儿常用量未确定，可按每千克体重3～6毫克，静脉注射5分钟；维持量每千克体重0.025～0.05毫克。

注意：病态窦房结综合征（除非已有起搏器）、Ⅱ度或Ⅲ度房室传导阻滞（除非已有起搏器）、对本品过敏者、红斑狼疮（包括有既往史者）、低钾血症、重症肌无力者均禁用。

5. 硫酸奎尼丁

口服主要适用于心房颤动或心房扑动经电转复后的维持治疗。对房性早搏、阵发性室上性心动过速、预激综合征伴室上性心律失常、室性早搏、室性心动过速有效，并有转复心房颤动或心房扑动的作用，但由于其不良反应较多，目前已少用。肌内注射及静脉注射已不复用。

用法用量：成人用前应先试服0.2克，观察有无过敏及特异质反应。①成人常用量一次0.2～0.3克，1日3～4次。转复心房颤动或心房扑动，第1日0.2克，每2小时1次，连续5次；如无不良反应，第2日增至每次0.3克，第3日每次0.4克，每2小时1次，连续5次。1日总量不宜超过2.4克，1日3～4次。成人处方极量每日3克（一般不宜超过2.4克），应分次给予。②小儿常用量一次按每千克体重6毫克，或每平方米体表面积180毫克，1日3～5次。

注意：洋地黄中毒致Ⅱ度至Ⅲ度房室传导阻滞（除非已有起搏器）、病态窦房结综合征、心源性休克、严重肝或肾功能损害、对奎宁或其衍生物过敏者、血小板减少症患者（包括有既往史者）均禁用。

6.盐酸莫雷西嗪

又名噻吗嗪、乙吗噻嗪。主要适用于室性心律失常，包括室性早搏及室性心动过速。由于CAST实验证实该药在心肌梗死后无症状的非致命性室性心律失常患者中存在两周内死亡率增加的可能性，长期应用也未见到对改善生存有益，故心肌梗死患者慎用。

用法用量：成人口服常用量一次150～300毫克，每8小时1次；1日极量为900毫克。宜从有效小剂量开始服药；静脉给药须由经验丰富的专科医师对症用药。

7.托西溴苄铵

又名特兰新。适用于室性心律失常，如频发性室性早搏、阵发性室性心动过速、心室扑动和颤动，尤其是锑剂所致的阿-斯综合征效果较好。尚对器质性心脏病、电解质紊乱、酸碱失衡或由洋地黄、奎尼丁等药物所引起的心律失常，也有一定疗效。

用法用量：静脉注射或肌内注射，每千克体重3～5毫克，加入5%葡萄糖注射液中稀释后，在10～20分钟内注完。必要时隔4～6小时后再用。也可在静脉注射出现疗效后，改为肌内注射维持。治疗锑剂引起的阿-斯综合征，口服0.1克，1日服3次，以后递增至有效量后，即以该剂量维持，但每天最高剂量不超过1.5克。

注意：钙离子可能与本品有拮抗作用，不宜合用。低血压时禁用。

8.阿普林定

又名茚丙胺、安搏律定等。适用于室性或房性早搏、阵发性室上性心动过速、房颤等，对各种快速性心律失常有较好疗效。

用法用量：成人心律失常首次口服100毫克，必要时口服200毫克，其后每6小时50～100毫克，24小时内总量不超过300毫克；第2～3天各100～150毫克，分2～3次口服。维持量每日50～100毫克，分2次口服。若静脉滴注，首次100～200毫克，用5%～10%葡萄糖注射液100～200毫升稀释，以每分钟2～5毫克的滴速半小时滴完，24小时总量不超过300毫克；急症病例在心电监护下增加药量至每分钟10～15毫克；也可输液时将未经稀释的药液直接注入输液管，每次20毫克（2毫升），于30～60秒钟内注入静脉，每隔1～2分钟注入1次，总量达200毫克为止；如无效，1小时及6小时后可再次给药100毫克。总量不超过400毫克。奏效后改为口服维持。

注意：①本品治疗量与中毒量相当接近，常见中枢神经系统反应有眩晕、感觉异常、手颤，严重时可出现癫痫样抽搐。可有胃肠道反应。②老年、帕金森病及肝、肾功能不全者慎用；窦性心动过缓、中度房室传导阻滞及有胃肠道反应者均禁忌使用。

9. 安他唑啉

又名安他心。其作用类似于喹尼丁，还具有抗组胺、抗胆碱及局麻作用。用于房性、室性早搏及阵发性心动过速。成人一次口服100～200毫克，1日3次。不良反应偶见恶心、呕吐、嗜睡和粒细胞减少。心力衰竭患者慎用。

10. 磷酸丙吡胺

又名异脉定、达舒平、诺佩斯等。该药曾用于治疗各种心律失常，但由于其促心律失常作用，现仅推荐用于其他药物无效的危及生命的室性心律失常。

用法用量：①成人口服常用量首次0.2克，以后每次0.1～0.15克，每6小时一次，可酌情调整用量。缓释片一次2片，1日2次。②小儿用量尚未确定；可参考用量首次每千克体重3～6毫克，需根据需要及耐受程度调整；1岁以下一般每日每千克体重10～30毫克；1～4岁每日每千克体重10～20毫克；4～12岁每日每千克体重10～15毫克；12～18岁每日每千克体重6～15毫克，分3～4次口服。③静脉注射，每千克体重2毫克，最大量不宜超过0.15克；可以用0.9%氯化钠注射液、5%葡萄糖注射液或乳酸钠注射液稀释，静脉注射需5分钟；必要时给药后20分钟重复一次，最大总量不应超过0.3克，再加上口服药量，1日最大量不应超过0.8克。④成人处方极量，1日0.8克，分次给药。

注意：Ⅱ度或Ⅲ度房室传导阻滞及双束支传导阻滞（除非已有起搏器）、病态窦房结综合征、心源性休克、青光眼、尿潴留（以前列腺增生为最常见病因）、重症肌无力者均禁用。

11. 盐酸维拉帕米

又名异搏定。口服适用于控制心房扑动和心房颤动的心室率。预防阵发性室上性心动过速；各种类型心绞痛，包括稳定型或不稳定型心绞痛，以及冠状动脉痉挛所致心绞痛，如变异型心绞痛；肥厚型心肌病；高血压。静脉注射适用于快速性室上性心律失常，使阵发性室上性心动过速转为窦性，使心房扑动或心房颤动的心室率减慢。

用法用量：①成人常用量，开始口服一次40～80毫克，1日3～4次，可酌情逐日或逐周增加剂量，1日总量一般在240～480毫克；成人处方极量1日480毫克。②静脉注射，成人开始用5毫克（或每千克体重0.075～0.15毫克），静脉注射2～3分钟，如无效，则10～30分钟后再注射一次；老年患者为了减轻不良反应，上述剂量需经3～4分钟缓慢注入。若需静脉滴注，每小时5～10毫克，加入0.9%氯化钠注射液或5%葡萄糖注射液中静脉滴注，一日总量50～100毫克。③小儿常用量：2岁以下一次口服20毫克，一日2～3次；2岁以上一次40～120毫克，一日2～3次，依年龄及反应而异。若需静脉注射，新生儿至1周岁首剂按每千克体重0.1～0.2毫克；1～15岁首剂按每千克体重0.1～0.3毫克，总量不超过5毫克，2～3分钟缓慢静脉注射，心电图连续监护，必要时30分钟后可重复给药。

下列情况应慎用：明显心动过缓；轻度心力衰竭，给本品前需先用洋地黄及利尿药控制心力衰竭；肝功能损害；轻度至中度低血压，本品的周围血管扩张作用可加重低血压；肾功能损害。

12. β-受体阻滞药

如普萘洛尔（心得安）、阿替洛尔、美托洛尔、索他洛尔，以及艾司洛尔等也是临床防治心脏病、心律失常的有效药物之一，请参阅"冠心病西药治疗"和"高血压西药治疗"。

13. 其他

用于抗心律失常的西药还有阿义马林、利多卡因、苯妥英（钠）、恩卡尼、氟卡尼、伊布利特、多非利特、地尔硫䓬（恬尔心）；常用的抗缓慢心律失常的药物有强心药，如毛花苷C、地高辛；以及新斯的明、去氧肾上腺素、氯化钾、硫酸镁、腺苷等，均须遵医嘱对症用药。

四、中药治疗

（1）天王补心丸　其药物组成为地黄、天冬、麦冬、酸枣仁（炒）、柏子仁、当归、党参、五味子、茯苓、远志（制）、石菖蒲、玄参、丹参、朱砂、桔梗、甘草。具有滋阴养血、补心安神的功效。可用于因心肾阴虚，心脏失养所致心悸，症见心悸、气短、舌红少苔、脉细数或结代；病毒性心肌炎、冠心病、原发性高血压、室性早搏及甲状腺功能亢进症见上述证候者。一般成人口服水蜜丸一次6克，或大蜜丸，一次1丸，1日2次；浓缩丸一次8丸，1日3次。注意：①本品含朱砂，不宜长期服用，肝肾功能不全者禁用。②脾胃虚寒、阳虚内寒者不宜服用。③严重心律失常者、冠心病发作严重者、心肌炎发作急性期患者应该及时做心电图或动态心动图，留院观察治疗。④睡前不宜饮用浓茶、咖啡等兴奋刺激性饮品。

（2）**柏子养心丸（片）** 其药物组成为炙黄芪、党参、当归、川芎、柏子仁、酸枣仁、远志（制）、五味子（蒸）、肉桂、茯苓、半夏曲、朱砂、炙甘草。具有补气、养血、安神的功效。用于由心气虚寒、心神失养所致心悸易惊、失眠、多梦、健忘、神疲乏力，或肢冷畏寒、舌淡苔白、脉细弱或结代；心律失常、神经衰弱见上述证候者。成人饭后口服水蜜丸一次6克，或小蜜丸一次9克，或大蜜丸1丸，均1日2次。若服片剂，则一次3～4片，一日3次。注意：①阴虚火旺及肝阳上亢者禁用；②保持精神舒畅，劳逸适度，忌过度思虑，避免恼怒、抑郁、惊恐等不良情绪。失眠患者睡前不宜饮浓茶、咖啡等兴奋性饮料。

（3）**安神补心丸（胶囊颗粒）** 其药物组成为丹参、五味子（蒸）、石菖蒲、首乌藤（夜交藤）、地黄、墨旱莲、女贞子、菟丝子、合欢皮、珍珠母。具有养心安神的功效。用于阴血不足，虚火内扰，心失所养，神无所附所致心悸，症见心中动悸、烦躁易惊、头晕、耳鸣、失眠、健忘，或面色不华、唇舌色淡，或五心烦热、盗汗、口干、脉细弱或细；心律失常、心肌炎见上述证候者。成人口服丸剂一次15丸；或胶囊剂一次4粒；或冲服颗粒剂，一次1.5克；均1日3次。注意：①痰火扰心之失眠、心悸者不宜单独服用本品；②脾胃虚寒，素有痰湿者禁用。

（4）**安神胶囊** 其药物组成为酸枣仁（炒）、麦冬、制何首乌、茯苓、知母、五味子、丹参、川芎。具有补血滋阴、养血安神的功效。用于阴血不足所致心悸，症见心惊易惊、烦躁不宁、失眠多梦、烦热、盗汗、口干咽燥；心律失常、心肌炎见上述证候者。成人口服一次4粒，一日3次。注意：①痰火内盛，肝阳上亢所致不寐、心悸者慎用；②凡脾胃虚弱、食少便溏者慎用，孕妇慎用。

（5）**养心定悸膏（口服液）** 其药物组成为地黄、红参、麦冬、阿胶、炙甘草、大枣、黑芝麻、桂枝、生姜。具有养血益气、复脉定悸的功效。用于气虚血少，心失所养，脉道空虚所致心悸，症见心动悸、脉结代、气短乏力、盗汗、失眠、咽干舌燥、大便干结；心律失常见上述证候者。成人口服煎膏剂，一次15～20克；或口服液一次20毫升；均1日服2次。注意：①脾胃湿滞、腹胀、便溏、纳呆食少、舌苔腻者禁用；②阴虚内热、痰热内盛者慎用；③不宜与感冒类药同服；④进食营养丰富而易于消化吸收的食物，饮食有节，忌生冷食物、烟酒和浓茶。

（6）**安神健脑液** 其药物组成为人参、麦冬、五味子（醋炙）、枸杞子、丹参。具有益气养阴、滋阴生津、养血安神的功效。用于气血两亏、阴津不足、心失所养、心肾不交所致心悸，症见心悸不安、少寐多梦、神疲乏力、胸闷不舒、少津口渴、舌淡红、脉细数；心律失常见上述证候者。成人口服一次10毫升，1日3次。注意：①本品为益气养血滋阴之品，凡痰湿壅滞或痰火内盛者禁用；②脾胃虚寒，腹胀便溏者不宜使用；③感冒发热者禁用。

（7）**参附注射液** 其药物组成为红参、附片。具有回阳救逆、益气固脱的功效。用于心阳气虚所致心悸，症见畏寒肢冷、动则喘促、心慌不安、不能自主，或一发即止，或持续不绝，舌淡苔白，脉沉细；心律失常、冠心病、心肌炎等见上述证候者。成人肌内注射，一次2～4毫升，一日1～2次；或静脉注射，一次滴注20～100毫升（用5%～10%葡萄糖注射液或0.9%氯化钠注射液250～500毫升稀释后使用）。亦可静脉推注一次5～20毫升（用5%～10%葡萄糖注射液20毫升稀释后使用），或遵医嘱。注意：①神昏闭证者不宜使用，孕妇和过敏体质者慎用。②本品只能单独给药，不能与其他药物同时滴注。③因附子（附片）有小毒，不宜长期使用（避免心脏毒性）。④治疗期间心绞痛发作，宜加服硝酸酯类药物；如果出现剧烈心绞痛、心肌梗死，应急诊救治。

（8）**心可舒胶囊（片）** 其药物组成为丹参、葛根、三七、山楂、木香。具有活血化瘀、行气止痛的功效。用于气滞血瘀、瘀阻心脉、心所失养而致心悸，症见心悸不宁、胸闷气短、烦躁易怒、舌暗脉结代；心律失常见上述证候者。成人口服胶囊剂一次4粒；或片剂一次4片；均1日3次。或遵医嘱。注意：①气虚血瘀，痰瘀互阻之胸痹、心悸者不宜单用；孕妇禁用；有出血倾向者慎用。②饮食宜清淡、低盐、低脂，勿过饱，忌食生冷、辛辣、油腻之品，忌烟酒、浓茶。③若心绞痛持续发作，宜加用硝酸酯类药物，并及时急诊救治。④脑梗死发作期应及时留院观察，待病情稳定后方可用药。

（9）**地奥心血康胶囊** 其有效成分为薯蓣科植物黄山药或穿龙薯蓣的根茎提取物，具有活血化瘀、行气止痛、扩张冠脉血管、改善心肌缺血的功效。用于瘀血闭阻而致心悸不安、胸闷不舒、心痛时作、气短喘息，或见唇甲青紫、舌质紫暗或有瘀斑，脉涩或结代；功能性心律失常、冠心病心绞痛见上述证候者。成人口服一次1～2粒，1日3次。注意：①临床偶见药疹、肝损害、月经失调及出血倾向，故孕妇慎用，月经期妇女及出血倾向者禁用，过敏体质者慎用。②在治疗期间心绞痛持续发作，宜加用硝酸酯类药物；若出现剧烈心绞痛、心肌梗死，应及时急诊救治。

（10）**黄杨宁片** 其有效成分为环维黄杨星D。具有行气活血、通络止痛的功效。用于瘀血闭阻所致心悸，症见心悸不安、胸闷、胸痛、气短喘息、舌质紫暗或有瘀斑、脉结代；心律失常见上述证候者。成人口服一次1～2毫克（1～2

片，每片1毫克），1日2～3次。注意：①孕妇忌用，月经期妇女慎用。②在治疗期间心绞痛持续发作，宜加用硝酸酯类药，若出现心绞痛、心肌梗死，应及时急诊救治。③饮食宜清淡。

（11）**麝香心脑乐片**　其药物组成为丹参、人参茎叶总皂苷、葛根、郁金、红花、三七、淫羊藿、麝香、冰片。具有活血化瘀、理气止痛的功效。用于瘀血闭阻所致心悸，症见心悸怔忡、心胸憋闷、短气喘息、舌质紫暗或有瘀斑、脉细涩或结代；冠心病、心绞痛、心律失常见上述证候者。成人口服一次3～4片，1日3次，或遵医嘱。注意：①方中用药温通辛散，阴虚内热者忌服；且有活血化瘀之功，有碍胎气，孕妇禁用。②心绞痛持续发作者，宜加硝酸酯类药物；若出现剧烈心绞痛、心肌梗死，应及时急诊救治。③饮食宜清淡。

（12）**灵宝护心丹**　其药物组成为红参、麝香、冰片、三七、丹参、蟾酥、牛黄、苏合香、琥珀。具有强心益气、通阳复脉、芳香开窍、活血镇痛的功效。用于心气不足，血运失常，气虚血瘀，心神失养所致心悸，症见心中动悸、气短胸闷、动则益甚、倦怠乏力、易汗、舌淡暗、舌体胖边有齿痕、苔薄白、脉虚细缓或结代；心动过缓型窦房结综合征及心律失常见上述证候者。成人口服一次3～4丸，1日3～4次。饭后服用或遵医嘱。注意：①本品中蟾酥有毒，具有强心作用，不宜过量久服；忌与洋地黄类药物同用；孕妇慎用，月经期及有出血倾向者禁用。②在治疗期间心绞痛持续发作者，宜加用硝酸酯类药物；如出现剧烈心绞痛、心肌梗死，或有气促、汗出、面色苍白者，应及时急诊救治。

（13）**心通口服液**　其药物组成为黄芪、党参、葛根、麦冬、丹参、当归、何首乌、淫羊藿、海藻、昆布、牡蛎、皂角刺、枳实。具有益气活血、化瘀通络的功效。用于气阴两虚，痰瘀痹阻所致心悸，症见心悸气短、乏力、心烦少寐、口干咽痛、舌淡红；心律失常见上述证候者。现代药理研究证实本品具有抗心肌缺血、改善血流动力学及降血脂的作用。成人一次口服10～20毫升。1日2～3次。注意：①寒凝血瘀之胸痹心痛，不宜单用本品；孕妇禁用；如有服后反酸者，可于饭后服。②如心绞痛持续发作，宜加用硝酸酯类药物，若出现剧烈心绞痛、心肌梗死，或见有气促、汗出、面色苍白者，应及时急诊救治。③服药期间忌油腻、高脂、高糖食品。④过敏体质慎服。

（14）**益心复脉颗粒**　其药物组成为生晒参、黄芪、丹参、麦冬、五味子、川芎。具有益气养阴、活血复脉的功效。用于气阴两虚，瘀血阻脉（络）所致心悸，症见心悸气短，动则出汗，或胸中闷痛，神疲乏力，心烦失眠，舌淡红或暗，脉细涩或结代；心律失常见上述证候者。成人开水冲服一次15克，1日2～3次。注意：①寒凝血瘀之胸痹心痛者不宜单用本品；痰湿壅滞者、舌苔腻者慎用；孕妇及月经期妇女禁用。②在治疗期间，心绞痛持续发作，宜加用硝酸酯类药物；若出现剧烈心绞痛、心肌梗死，或见有气促、汗出、面色苍白者，应及时急诊救治。

（15）**益心胶囊（口服液）** 其药物组成为人参、麦冬、五味子、当归、知母、石菖蒲。具有益气养阴、活血通脉的功效。用于气阴两虚，瘀血阻脉所致心悸，症见心悸气短、心胸隐痛、动则汗出、心烦口干、舌淡红胖嫩或有齿痕、脉细涩或结代；心律失常见上述证候者。成人口服一次4粒，1日3次，或遵医嘱。注意：①寒凝血瘀之胸痹心痛者不宜单用本品。②忌辛辣、油腻食物。③若心绞痛持续发作，宜加用硝酸酯类药物；若出现心绞痛、心肌梗死，或见有气促、汗出、面色苍白者，应及时急诊救治。

（16）**益心舒胶囊** 其药物组成为人参、黄芪、丹参、麦冬、五味子、川芎、山楂。具有益气复脉、活血化瘀、养阴生津的功效。用于气阴两虚，瘀血阻脉而致心悸，症见心悸不宁、胸闷气短、头晕乏力、少气懒言、头晕乏力、口干咽燥、失眠多汗、面色无华、舌淡红或暗或有瘀斑、苔少、脉细数或结代；心律失常见上述证候者。成人口服一次4粒，1日3次。注意事项参见"益心胶囊（口服液）"。

（17）**益心通脉颗粒** 其药物组成为黄芪、人参、丹参、川芎、郁金、北沙参、玄参、甘草（蜜炙）。具有益气养阴、活血通络的功效。用于气阴两虚，瘀血阻络而致心悸，症见心悸怔忡、胸闷气短、头晕乏力、少气懒言、口干咽燥、心烦不寐、面色无华、舌淡红或暗或有瘀斑、苔少、脉细数或结代；心律失常见上述证候者。成人开水冲服，一次10克，1日3次，4周为一个疗程，或遵医嘱。

（18）**芪冬颐心口服液** 其药物组成为黄芪、麦冬、生晒参、茯苓、地黄、龟甲（烫）、丹参、郁金、桂枝、紫石英（煅）、淫羊藿、金银花、枳壳（炒）。具有益气养心、安神止悸的功效。用于气阴两虚，心神失常所致心悸，症见心悸怔忡、胸闷胸痛、气短乏力、自汗或盗汗、心烦失眠、多寐易惊、眩晕耳鸣、舌淡红少津、脉细弱；病毒性心肌炎、冠心病、心绞痛、心律失常见上述证候者。

（19）**稳心颗粒** 其药物组成为黄精、党参、三七、琥珀、甘松。具有益气养阴、活血化瘀的功效。用于气阴两虚，心脉瘀阻，心神失养所致心悸，症见心悸不宁、怔忡、短气喘息、胸闷不舒、胸痛时作、神疲乏力、心烦少寐、舌暗有瘀点瘀斑、脉虚或结代；室性早搏、房性早搏见上述证候者。成人开水冲服一次9克，1日3次。或遵医嘱。

（20）**参麦注射液** 其药物组成为红参、麦冬。具有益气固脱、养阴生津、生脉的功效。用于心气亏耗，心阴受损而致的心中悸动不安、气短、自汗、胸闷、心烦不寐、耳鸣、口干、烘热、舌红、脉细数；病毒性心肌炎、其他各种原因引起的心律失常见上述证候者。成人肌内注射，一次2～4毫升，1日1次；或静脉滴注，一次10～60毫升（用5%葡萄糖注射液250～500毫升稀释后应用）；或遵医嘱。注意：①本品含有皂苷，不要与其他药物同时滴注；②抢救危急重症患者每日用量不宜低于200毫升，剂量大小可能影响疗效；③使用前应对光检查，药液出现浑浊、沉淀、变色、漏气等现象则不能使用。

（21）宁心宝胶囊　其有效成分为虫草头孢菌粉。具有提高心律，改善窦房结、房室传导功能的作用。用于心肾阳虚，精血不足之心悸，症见心中动悸、胸闷气短、动则尤甚、倦怠乏力、神疲懒言、体虚易汗、食欲不振、舌质淡、苔薄白、脉虚缓或结代；房室传导阻滞、缓慢性心律失常见上述证候者。成人口服一次2粒，1日3次；或遵医嘱。

（22）冠心生脉口服液　其药物组成为人参、麦冬、五味子（醋炙）、丹参、郁金、赤芍、三七。具有益气生津、活血通脉的功效。用于气阴不足，心脉瘀阻，心失所养所致心悸，症见心悸、胸闷不舒、自汗、乏力、咽干、虚烦、舌淡红暗或有瘀斑、苔少、脉微结代；心律不齐见上述证候者。成人口服一次10～20毫升，1日2次。注意：①寒凝血瘀之心悸、胸痹不宜应用。②服药期间如有口干苦、咽痛者，可加服少量清火药或停药数日。③冠心病心绞痛持续发作应加用硝酸酯类药物；重危患者应及时急诊救治。

（23）人参归脾丸　其药物组成为人参、炙黄芪、当归、龙眼肉、白术（麸炒）、茯苓、远志（去心后甘草炙）、酸枣仁（炒）、木香、炙甘草。具有益气补血、健脾养心的功效。用于思虑过度，劳伤心脾，或脾胃虚弱，气血生化之源不足，心失所养所致心悸，症见心悸、怔忡、头晕目眩、面色不华、倦怠乏力、舌质淡、脉细弱；心律失常、心肌炎见上述证候者。成人口服一次1丸（每丸9克），1日2次。注意：本品温补气血，若热邪内扰，阴虚脉数以及痰湿壅盛者禁用。应保持心情舒畅。

（24）田七补丸　其药物组成为乌鸡（去毛、爪、肠）、熟地黄、当归、三七（香油炸黄）、党参、白术（麸炒）、山药、女贞子（酒炙）、墨旱莲、香附（醋炙）。具有补肝益肾、益气养血的功效。用于因肝肾不足，气血亏虚所致心悸，症见心慌不能自主、神疲倦怠、遇劳则发、稍劳尤甚、头晕、腰酸、舌淡少津、脉沉细或结代；心律失常、心肌炎恢复期见上述证候者。成人口服小蜜丸，一次45丸（每100丸重21克），1日3次；若服大蜜丸，一次2丸（每丸9克），1日2次。注意：①血热引起的失血者，脾虚腹胀、便溏、咳嗽痰多者禁用。②不宜和感冒类药物同服。

（25）益气养血口服液　其药物组成为人参、黄芪、当归、制何首乌、党参、白术（炒）、鹿茸、地黄、麦冬、五味子、淫羊藿、地骨皮、陈皮。具有益气养血的功效。用于脾胃虚弱，气血化生不足，使心失所养，神无所附所致心悸，症见气短、心悸、面色不华、倦怠乏力、舌淡苔薄脉细弱；心律失常见上述证候者。成人口服一次15～20毫升，1日3次。注意：①湿热内蕴、痰火壅盛者，妇女月经期及有出血倾向者均禁用；孕妇慎用。②合理饮食。③保持心情舒畅。

（26）**复方扶芳藤合剂** 其药物组成为红参、黄芪、扶芳藤。用于心脾两虚，生化乏源，气血不足，心失所养所致心悸，症见心悸气短、胸闷不舒、面色不华、神疲乏力、失眠健忘、纳谷不馨、脘腹胀满、舌淡胖或有齿痕、脉细弱；神经衰弱、白细胞减少症及心律失常见上述证候者。注意：①阴虚内热，肝阳上亢，痰火内盛之心悸不寐者禁用。②忌浓茶、咖啡。③保持心情舒畅、劳逸结合，忌过度思虑，避免恼怒、抑郁等不良情绪。

（27）**十全大补丸（口服液）** 其药物组成为熟地黄、党参、炒白术、茯苓、炙黄芪、当归、白芍（酒炒）、肉桂、川芎、炙甘草。用于因久病不愈，虚而不复，或失血过多，血亏气耗，或劳思伤脾，生化无权，气血两虚，脑失濡养而见头晕目眩，心失所养，心神不宁而见心慌不安，气短乏力，面色无华；贫血、功能性心律失常见上述证候者。尚可用于眩晕、自汗、月经过多等症。成人服口服液，一次1～2毫升；若服浓缩丸，一次8～10丸；若服水蜜丸，一次6克，若服大蜜丸，一次1丸；均一日2～3次。注意：①本品为气血两虚证而设，体实有热者忌服，孕妇慎用。②感冒者慎用，以免表邪不解。③宜食清淡易消化之品，忌食辛辣、油腻、生冷之品（鲜水果除外）。

（28）**消疲灵颗粒** 其药物组成为人参、当归、黄芪、茯苓、龙眼肉、阿胶、麦冬、五味子、灵芝、鸡血藤、丹参、酸枣仁、肉桂、山楂。具有益气健脾、养血活血、宁心安神的功效。用于禀赋不足，或饮食劳倦，或思虑过度，或高龄体弱，气血亏虚，心失所养所致心慌不安、气短少言、倦怠乏力、精神不振、失眠；贫血、功能性心律失常见上述证候者。成人开水冲服一次10～20克，1日3～6次，6天为一个疗程。注意事项与"十全大补丸"相同，从略。

（29）**生血宝颗粒** 其药物组成为制何首乌、黄芪、女贞子、桑椹、墨旱莲、白芍、狗脊。具有滋补肝肾、益气生血的功效。用于因禀赋不足，或饮食劳倦，或思虑过度，或年迈体弱，以致肝肾不足，气血亏虚，心失所养而见心慌不安、气短、头晕、乏力、腰膝酸软；贫血、功能性心律失常见上述证候者。成人开水冲服一次8克，1日2～3次。注意：①体实及阳虚者忌服，感冒者慎用，脘腹胀（痞）满、痰多湿盛者慎用。②忌辛辣、油腻、生冷饮食。③戒烟酒、浓茶和咖啡。

（30）**心脑舒口服液** 其药物组成为人参、麦冬、党参、黄芪、五味子。具有补气养阴的功效。用于禀赋不足，素体阴虚，或劳思伤脾，或热邪耗伤，气阴两亏，心失所养而见心慌不安，不能自主，神疲乏力，口舌干燥，少寐多梦；功能性心律失常见上述证候者。成人口服一次10毫升，1日2次；短期突击用药：一次20毫升，1日2～3次，竞技或工作前服。注意：①本品为气阴两虚证而设，体实者忌服。②感冒者慎用，以免表邪不解。③宜食清淡、易消化饮食，忌辛辣、油腻、生冷饮食；禁酒戒烟、浓茶和咖啡。

（31）**补肾益脑片**　其药物组成为鹿茸（去毛）、红参、熟地黄、当归、茯苓、山药（炒）、枸杞子、补骨脂（盐炙）、麦冬、酸枣仁（炒）、远志（蜜炙）、牛膝、玄参、五味子、川芎、朱砂。具有补肾生精、益血养阴的功效。用于因禀赋不足，精血亏虚，或思虑过度，劳伤心脾，或年迈气血亏虚，肾精不足，心失所养而致心慌不安、失眠、耳鸣、精神疲惫、腰腿酸软；功能性心律失常见上述证候者。成人口服一次4～6片，1日2次。注意：①本品为肾虚精亏，气血两虚证而设，体实及阴虚火旺者忌服。②感冒者慎服，以免表邪不解。③本品含朱砂（有毒），应在医生指导下服用，不可过量、久服。④宜食清淡、易消化饮食，忌辛辣、油腻、生冷之品；戒烟禁酒，忌浓茶、咖啡。

（32）**心宝丸**　其药物组成为附子（制）、鹿茸、人参、肉桂、洋金花、三七、麝香、蟾酥、冰片。具有温补心肾、活血通脉的功效。用于心肾阳虚，无力运血，心脉瘀阻所致畏寒肢冷、动则喘促、心悸气短、下肢肿胀、脉结代；冠心病、心功能不全、病态窦房结综合征、心肌梗死并发传导障碍见上述证候者。成人心律失常（期外收缩）及房颤，心肌缺血或心绞痛患者口服一次120～240毫克，1日3次，1～2个月为一个疗程。注意：①本品含有洋金花，有毒，不宜过量服，不能久服；青光眼患者禁用；孕妇和月经期妇女均禁用；②阴虚内热、肝阳上亢、痰火内盛者忌用；③本品中的蟾酥有强心作用，正在服用洋地黄类药物者慎用。

五、心律失常药膳调养

五仁养心粥

主料　柏子仁5克，酸枣仁5克，五味子5克，薏苡仁15克，莲子（莲米）20克，粳米100克，猪棒骨1根（带肉少许）。

辅料　蜂蜜5～10克。

烹饪与服法　柏子仁、酸枣仁、五味子装入双层纱布袋中，用清水洗去尘埃，扎紧袋口；薏苡仁、莲子（莲米）、粳米淘洗干净；猪棒骨洗净，入沸水中汆去血水，捞出剁成寸半节后共入砂锅中，加水约1500克，熬成稠烂粥时，弃纱布袋中药渣，吃肉（吸骨髓，吃肉），用蜂蜜调味后空腹食热粥，吃薏苡仁和莲子（莲米），每日1剂，直至心律失常恢复或接近正常。10天为一个疗程。

功效　调理气血，滋养五脏，辅助治疗心脏病、心律失常。

适用人群　心脏病、心律失常、肾病等患者。

百变搭配　宜同食、常食或交替食用香蕉、草莓、红葡萄、桑椹、核桃仁及绿色菜肴。

五仁粉蒸排骨

主料　柏子仁5克，酸枣仁5克，五味子5克，薏苡仁10克，芡实10克，猪排骨250克。

辅料　食盐2克，白糖5克，葱白末5克，姜末5克。

烹饪与服法　将五仁（柏子仁、酸枣仁、五味子、薏苡仁、芡实）去杂质、焙干打成细粉；猪排骨洗净，剁切成寸段，放在蒸碗中，与五仁粉拌匀，再与辅料拌匀，盖上碟子，放入蒸笼或蒸锅中蒸至酥烂即成。空腹热食，每日1剂，5～10天为一个疗程。

功效　调理气血，滋养五脏，保健强身。

适用人群　心脏病、心律失常、肾病患者等。

百变搭配　可用甘薯、马铃薯、鲜山药、芋头及莲藕等洗净、切块后放在碗底，五仁排骨放在上面一起蒸熟，当主食食用。

五仁乌鸡汤

主料　核桃仁1个，五味子8克，酸枣仁5克，莲子20克，芡实20克，乌鸡肉100克，猪脊椎骨（带肉）250克。

辅料　蜂蜜少许。

烹饪与服法　乌鸡肉洗净，猪脊椎骨洗净，共入开水锅中氽去血水，捞出分剁成小块；前五味主料洗去浮尘，与乌鸡肉、猪骨共入砂锅中，加水1500克，煮沸时滗去浮沫，改为小火熬至骨酥肉烂。空腹热食主料，细嚼慢咽，热汤送服（饮前现用蜂蜜调味）。每1～2日1剂，10天为1个疗程。

功效　补虚益肾，养心安神。

适用人群　心脏病伴神经衰弱、心律失常者。

百变搭配　小便不爽、血压偏高者加薏苡仁（薏米）20～50克；常食鲜菜肴、鲜水果。

柏子养心汤

主料　柏子仁6克，黄芪15克，川芎10克，酸枣仁5克，远志5克，五味子5克，党参10克，当归5克，猪心1个。

辅料　盐2克，芝麻油5克，蜂蜜少许。

烹饪与服法　将柏子仁、黄芪、川芎、酸枣仁、远志、五味子装入双层纱布袋中，用水洗去浮尘；猪心剖开洗净；党参、当归洗去浮尘，共入砂锅内，加入清水约800克，大火煮开时滗去浮沫，改为小火熬炖1小时，弃纱布袋药渣，捞出猪心切成薄片，放于小盘中用盐和芝麻油拌匀，药汁用蜂蜜调味；空腹热食猪心、党参和当归，细嚼慢咽，温药汁送服。每日1剂，5～10天为一个疗程。

功效 补气养血，益脉安神。

适用人群 心气虚寒、心失所养所致心悸怔忡、心律失常者。

百变搭配 可将8味主药焙干打成粉，猪心洗净切成薄片，拌匀蒸熟（加少量调料）后空腹热食，效果亦佳。宜常食、交替食用绿色菜肴。

参麦莲子汤

主料 红参5克，麦冬10克，莲子15克。

辅料 蜂蜜5～10克。

烹饪与服法 将主料洗去浮尘后，加水500克，小火熬沸1小时，蜂蜜调味后，空腹热食红参、麦冬、莲子，细嚼慢咽，温药汁送服。5～10天为一个疗程。

功效 益气固脱，养阴生津，安神养心。

适用人群 心气亏耗、心阴受损的心悸失眠、心律失常患者。

百变搭配 宜常食、交替食用绿色菜肴。

生脉枣仁汤

主料 人参5克，麦冬10克，五味子8克，酸枣仁8克，猪棒骨1根。

辅料 蜂蜜少许。

烹饪与服法 猪棒骨洗净后，入沸水中氽去血水，捞出剁成寸半节，与洗去浮尘的主药共入锅内，加水约1000克，文火熬至骨酥肉烂时，用蜂蜜调味，空腹热食人参、麦冬、五味子、酸枣仁、猪肉和骨髓，细嚼慢咽，温药汁送服。每日1剂，7天为一个疗程。

功效 益气生津，安神定悸。

适用人群 心脏病伴心律失常者。

百变搭配 宜常食、交替食用低脂低盐绿色菜肴。

木耳枣仁骨汤

主料 黑木耳20克，酸枣仁6克，猪棒骨1根。

辅料 蜂蜜少许。

烹饪与服法 黑木耳去根蒂，洗净、涨发后撕成小朵；酸枣仁洗去浮尘；猪棒骨洗净，入沸水中氽去血水，捞出剁成寸半节，共入锅内，加清水约1000克，小火熬至骨酥肉烂时，用蜂蜜调味，空腹热食木耳、酸枣仁、猪肉和骨髓，细嚼慢咽，温药汁送服。7天为一个疗程。

功效 养心益胃，和血安神。

适用人群 高血压、动脉粥样硬化、心律失常伴失眠者、神经衰弱、高龄保健养生者。

百变搭配 白木耳可代替黑木耳，常食新鲜蔬菜。

香菇枣仁骨汤

主料 香菇250克，酸枣仁8克，猪棒骨1根。

辅料 蜂蜜少许。

烹饪与服法 将香菇去根蒂，洗净；酸枣仁洗去浮尘，猪棒骨洗净，入沸水中氽去血水，捞出剁成寸半节，共入锅内，加水约1000克，小火熬至骨酥肉烂时，用蜂蜜调味，食香菇、酸枣仁、猪肉和骨髓，细嚼慢咽，温药汁送服。7天为一个疗程。

功效 养心健脾，保肝滋肾，降压安神。

适用人群 心脏病伴高血压、高血脂、心律失常者及老年人。

百变搭配 牛排骨可代替猪棒骨，松茸50克可代替香菇250克。宜常食绿色菜肴。气血双虚者配党参、当归各5克。

灵芝枣仁山药汤

主料 灵芝20克，酸枣仁8克，山药20克，猪棒骨1根。

辅料 蜂蜜适量。

烹饪与服法 将灵芝、酸枣仁、山药洗去浮尘；猪棒骨洗净后入沸水中氽去血水，捞出剁成寸半节，共入锅中，加水约1000克，小火熬至骨酥肉烂时，用蜂蜜调味，空腹热食，吃灵芝、酸枣仁、山药、猪肉和骨髓，细嚼慢咽，温药汁送服。7天为一个疗程。

功效 安神镇痛，养心健脾，辅助降压。

适用人群 心脏病伴心律失常、高血压、动脉粥样硬化、慢性胃肠病患者及老年人。

百变搭配 猪脊椎骨（龙骨）可代替猪棒骨；肾功能不全者可配枸杞子、地黄各5克。

香菇枸杞枣仁汤

主料 鲜香菇500克，枸杞子10克，酸枣仁8克，猪脊椎骨250克。

辅料 蜂蜜适量。

烹饪与服法 鲜香菇去根蒂、洗净；枸杞子、酸枣仁洗去浮尘；猪脊椎骨洗净，入沸水中氽去血水，捞出剁成小块，共入锅中，加水1000克，文火熬炖至骨酥肉烂时，加蜜调味，空腹热食香菇、酸枣仁、枸杞子、猪肉和脊髓，细嚼慢咽，温药汁送服。7天为一个疗程。

功效　养心益髓，和血补肾，安神定悸。

适用人群　心脏病伴心律失常患者及老年人。

百变搭配　脾胃虚弱者可配鲜山药250克（干品饮片50克）；常食绿色低盐、低脂菜肴。

山楂枣仁肉片汤

主料　鲜山楂1个，酸枣仁5克，猪瘦肉片100克。

辅料　料酒10克，精盐3克，姜片5克，葱段8克，鸡精2克，胡椒粉1克，湿淀粉8克。

烹饪与服法　鲜山楂洗净，剖开去核、切片；猪瘦肉片用盐1克和料酒拌匀，湿淀粉上浆；将山楂片、酸枣仁（去浮尘）放入锅内，加水约500克煮沸15分钟，放入姜片、葱段稍煮，放入上浆肉片划散，煮沸5分钟，用盐2克和鸡精2克、胡椒粉调味，湿淀粉勾成熟薄芡。空腹或佐餐食用，每日1剂，10天为1个疗程。

功效　健脾消食，降脂降压，安神定悸。

适用人群　心脏病伴高血压、高脂血症、心律失常的肥胖患者。

百变搭配　干山楂片15克代鲜山楂1个，可配酸枣1个，吃枣肉，增强安神定悸之效。

生脉桑椹汤

主料　人参、麦冬、五味子各5克，鲜桑椹50克（干品10克）。

辅料　蜂蜜适量。

烹饪与服法　将主料清洗干净，入锅加水500克，小火煎沸1小时，用蜂蜜调味，空腹细嚼慢咽主料，温药汁送服。每日1剂，7天为一个疗程。

功效　益气养阴，益脉固脱，理血定悸。

适用人群　气阴两虚所致心悸怔忡、心律失常者及慢性心肾功能减退者。

百变搭配　失眠、神经衰弱者可配用酸枣仁5～8克。

参附乌鸡汤

主料　人参5克，制附片10克，带骨乌鸡肉200克。

辅料　蜂蜜或白糖少许，或盐2克。

烹饪与服法　将人参、制附片、带骨乌鸡肉分别洗净，加水约1500克，用小火熬炖至骨酥肉烂时，用蜂蜜或白糖调味（亦可不调），亦可用盐调味。空腹热食，细嚼慢咽，温药汁送服。

功效　回阳救逆，益气固脱，调养五脏。

适用人群 心阳气虚所致心脏病伴心律失常、畏寒肢冷、动则喘促、心慌不安、不能自主者；风湿性心脏病伴心律失常者。

三七葛丹骨头汤

主料 三七5克，葛根8克，川丹参10克，山楂15克，木香8克，猪脊椎骨（龙骨）500克。

辅料 盐2克。

烹饪与服法 将猪脊椎骨洗净，入沸水中汆去血水，捞出剁成小块；三七、川丹参洗去浮尘；葛根、山楂、木香装入纱布袋中，洗去尘埃，扎紧袋口，全部主料共入锅中，加水1000克，煮开时滗去浮沫，改为文火熬1小时，弃纱布袋中药渣，用盐调味。空腹热食猪肉、猪脊髓及三七和川丹参，细嚼慢咽，温药汁送服。每日1剂，7天为1个疗程。

功效 活血化瘀，行气止痛，复脉定悸。

适用人群 由气滞血瘀、瘀阻心脉、心失所养所致心脏病、心律失常症见心悸不宁者。

百变搭配 猪心1个可代替猪脊椎骨。

十味地黄乌鸡汤

主料 乌鸡肉（带骨）100克，熟地黄10克，当归7克，三七5克，党参10克，白术10克，山药10克，女贞子（酒炙）7克，墨旱莲7克，香附（醋炙）10克。

辅料 食盐或蜂蜜少许。

烹饪与服法 将白术、女贞子、墨旱莲、香附洗去浮尘后装入纱布袋中，扎紧袋口；与洗净的乌鸡肉和其余五味主药共入锅内，加水1500克，煮沸时滗去浮沫，改为小火熬1小时，去纱布袋中药渣，空腹热食乌鸡肉、熟地黄、当归、三七、党参、山药，细嚼慢咽；用食盐或蜂蜜调味的温药汁送服。每2日1剂，10天为1个疗程。主药剂量可酌情加减。

功效 补肝益肾，理气养血，生津定悸。

适用人群 肝肾不足、气血亏虚之心脏病伴心律失常患者。

百变搭配 宜常食、交替食用绿色菜肴。

参芪柏子仁汤

主料 党参7克，黄芪15克，当归7克，川芎5克，柏子仁10克，酸枣仁7克，猪脊椎骨（龙骨）250克。

辅料 盐或蜂蜜少许。

烹饪与服法 将黄芪、柏子仁、酸枣仁、川芎装入双层纱布袋中，在清水中透洗去浮尘；猪骨洗净后在沸水中氽去血水，捞出剁成小块，与洗去浮尘的党参、当归共入锅内，加水约1000克，煮沸时滗去浮沫，改小火熬炖至骨酥肉烂时，弃纱布袋中药渣，用盐或蜂蜜调味（也可不调味），空腹热食，细嚼慢咽，吃党参、当归、猪肉和猪脊髓，温药汁送服。每日1剂，7天为一个疗程。

功效 补气养血，宁心定悸。

适用人群 心脏病伴心悸易惊、心律失常者及神经衰弱患者等。

百变搭配 宜常食、交替食用五谷杂粮和绿色菜肴等易消化吸收的普食。

灵芝煲猪心

主料 灵芝10克，党参10克，猪心1个，鲜汤700克。

辅料 料酒10克，葱白末5克，精盐3克，生姜末5克，芝麻油5克，鸡精2克。

烹饪与服法 将党参洗净，润透切片；灵芝润透切片；猪心剖开洗净、切片，入沸水锅中氽一下。将灵芝、党参、猪心片放入碗内，与料酒、精盐1克拌匀，腌渍30分钟，共入砂锅内煮沸，后小火煲1小时，调入精盐、鸡精、生姜末、葱白末即成。食前加入芝麻油，空腹或佐餐食用。每日1剂，10天为1个疗程。

功效 滋阴养心，补气益血，顺脉定悸。

适用人群 心律失常、心悸怔忡等患者及老年人。

百变搭配 失眠、神经衰弱者可用首乌藤10克煎汤配合饮用。或采集鲜嫩何首乌的嫩芽（叶）50克，洗净，于出锅前5分钟加入煲熟食用。

桃仁五味心

主料 核桃仁1个，北五味子10克，猪心1个。

辅料 蜂蜜适量，湿淀粉少许。

烹饪与服法 猪心剖开洗净，切成薄片，放入蒸碗中；将核桃仁、北五味子分别洗去浮尘，切成细粒研成泥；与猪心片拌匀，再用湿淀粉上浆，盖好后放入蒸锅（笼）中蒸熟透，取出待温（约30℃），用蜂蜜调味（以免降低蜂蜜活性），空腹细嚼慢咽，徐徐服食。每日1剂，10天为1个疗程。

功效 益心肾，镇怔忡，定神志。

适用人群 心脏病伴心律失常、肾虚耳鸣及神经衰弱、失眠者。

百变搭配 同食、常食绿色菜肴、鲜果。

生脉杞丹蒸猪心

主料 人参3克，麦冬10克，五味子7克，枸杞子10克，川丹参10克，猪心1个，鲜山药200克。

辅料 盐1克，姜末5克，特级酱油5克，葱白末5克。

烹饪与服法 将鲜山药去须根后刮洗干净，切成小块，置于蒸碗中底层；将前五味主药去杂后烘焙干，研磨成细粉，与洗净并切成薄片的猪心、盐、姜末和酱油拌匀后，放在山药块上面，盖上碟子，入蒸锅猛火蒸熟透，取出去碟子后撒上葱白末，空腹热食，吃主药、猪心、鲜山药，细嚼慢咽。每日1剂，10天为一个疗程。

功效 益气养阴，滋阴生津，养血安神。

适用人群 气血两亏、阴津不足、脾胃虚弱所致心脏病伴心律失常者。

百变搭配 常食低脂低盐绿色菜肴。

黄精白果仁心汤

主料 黄精10克，白果10个，薤白10个，猪心1个。

辅料 盐或蜂蜜少许。

烹饪与服法 将白果去壳取仁；黄精洗去浮尘；猪心剖开洗净后切片；将白果仁、黄精、猪心片与洗净的薤白共入锅内，加水约1000克，煮沸时滗去浮沫，改为小火熬沸1小时；食前加盐或蜂蜜调味（也可不加），空腹热食黄精、白果、猪心和薤白，细嚼慢咽，温药汁送服。每日1剂，7天为1个疗程。

功效 养心润肺，散结宣痹。

适用人群 心脏病（慢性心绞痛、高血压等）伴心律失常、神经衰弱、肺心病（咳嗽、喘息）患者。

百变搭配 肾虚者可配胡桃肉（核桃仁）1个。

酸枣仁葡萄酒

主料 酸枣仁5~8克，干红葡萄酒50克。

辅料 蜂蜜10克。

烹饪与服法 将干净的酸枣仁放入50克的干红葡萄酒中，加入蜂蜜调味后加盖，隔水温酒（40~50℃），晨起或睡前细嚼慢咽酸枣仁，温酒送服。每日1剂，15日为一个疗程。

功效 养心定悸，安神降脂，通脉宣痹。

适用人群 心脏病伴高脂血症、高血压、心律失常、神经衰弱患者。

生脉稳心汤

主料 红参5克，黄芪15克，麦冬10克，五味子6克，川丹参10克，川芎10克，薤白10个，猪心1个。

辅料 盐或蜂蜜少许。

烹饪与服法 拣取干净的黄芪、五味子、川芎装入双层纱布袋中，扎紧袋口；红参、川丹参、麦冬洗去浮尘；猪心剖开洗净，切成薄片，薤白洗净；全部主料共入锅内，加水1500克，煮沸时滗去浮沫，改为小火煎沸1小时，去纱布袋中药渣；食前用盐或蜂蜜调味，空腹热食猪心、红参、麦冬、川丹参、薤白，细嚼慢咽，温药汁送服。每日1剂，7天为1个疗程。

功效 益气养阴，活血复脉，稳心定悸。

适用人群 气阴两虚，瘀血阻络所致心脏病伴心律失常者。

百变搭配 5个鸡心可代替1个猪心。

生脉益肺稳心汤

主料 党参10克，麦冬10克，五味子7克，白果仁5枚，百合5克，百部5克，雄鸡心、肺各1具。

辅料 芝麻油2克，盐1克，姜末、蒜泥各2克，葱白末1克，蜂蜜或冰糖少许。

烹饪与服法 将六味主药洗去浮尘；雄鸡心、肺清洗干净后共入砂锅内，加水1000克，烧开后滗去浮沫，改小火煎沸1小时，取出鸡心肺切片，与芝麻油、盐、姜末、蒜泥、葱白末拌匀；药汁用蜂蜜或冰糖调味（也可不调味）。空腹热食主药和雄鸡心、肺，细嚼慢咽，温药汁送服。每日1剂，10天为1个疗程。

功效 益气养阴，生津润肺，定悸保心。

适用人群 肺心病伴心律不齐、喘息、咳嗽等患者。

百变搭配 常食低脂低盐绿色菜肴；鸭、鹅、兔心、肺可代替鸡心、肺。

莲杞枣仁粥

主料 莲子20克，枸杞子10克，酸枣仁5克，粳米100克。

辅料 冰糖或蜂蜜适量。

烹饪与服法 将四味主料分别淘洗干净，加清水1500克于砂锅中泡约1小时，大火烧沸时滗去浮沫，改小火熬成稠粥。空腹食时现用冰糖或蜂蜜调味。每日1剂，15天为1个疗程。

功效 健脾胃，益肝肾，调气血，定怔忡。

适用人群 心脏病伴高血压、心律失常患者及老年体虚者。

百变搭配 松子仁换酸枣仁；身体虚弱者宜用鲜骨（汤）熬粥；常食低脂低盐绿色菜肴。

莲子桂圆养心汤

主料 莲子20枚，桂圆（去壳）20个，薤白10个，猪心1个，猪脊椎骨

250～500克。

辅料 蜂蜜少许。

烹饪与服法 将莲子、桂圆（去壳）、薤白分别洗净；猪心剖开洗净，切成条状小块；猪脊椎骨洗净，剁成小块，入沸水中汆去血水，捞出再冲洗干净；全部主料共入砂锅内，加清水1500克煮沸，滗去浮沫后改为小火熬至骨酥肉烂时即成。空腹热食桂圆肉（去核）、莲子、猪心（改切成小薄片）及带骨肉、薤白，细嚼慢咽，热汤送服（饮前现用蜂蜜调味）。每日1剂，10天为1个疗程。

功效 补中益气，养心安神，补肾填髓。

适用人群 心脏病伴心律失常、神经衰弱患者。

百变搭配 常食新鲜蔬菜、新鲜水果。

莲子南瓜枣仁汤

主料 老熟南瓜500克，莲子20枚，酸枣仁7～10克，猪脊椎骨（龙骨）500克。

辅料 蜂蜜少许。

烹饪与服法 将莲子、酸枣仁洗去浮尘；猪骨洗净，入沸水中汆去血水后再洗净，剁成小块，共入砂锅内，加水约1000克煮沸，滗去浮沫后改为小火煮沸40分钟，加入去皮和瓤、洗净切成小块的南瓜，再熬沸半小时至骨酥肉烂、莲子酥软。去骨后空腹热食，现用蜂蜜调味，细嚼慢咽莲子、酸枣仁和南瓜、猪肉，温汤汁送服。每日1剂，15天为1个疗程。

功效 滋肾养心，和血填髓，安神定悸；促胰岛素分泌，防治消渴。

适用人群 心脏病伴冠心病、高血压、高脂血症、心律失常、糖尿病、便秘者。

百变搭配 可同食粗粮、杂粮当主食。

莲杞枣仁山药汤

主料 莲子20枚，枸杞子10克，酸枣仁10克，山药15克，猪脊椎骨500克。

辅料 蜂蜜少许。

烹饪与服法 将猪骨洗净，在开水锅中汆去血水，洗净后剁成小块；与去浮尘的四味主药共入砂锅内，加水1000克煮沸，滗去浮沫后改为小火煮沸1小时。空腹热食，现用蜂蜜调味，细嚼慢咽主药、猪肉（骨髓），温汤送服。每日1剂，10～15天为1个疗程。

功效 养心安神，保肾益寿，防治怔忡。

适用人群 心脏病伴心律失常、肾功能低下者。

百变搭配 猪心可代替脊椎骨，养心效果更好。

六、心律失常食疗

（一）神经功能性心律失常宜用食物

（1）**香蕉、草莓** 香蕉含钾，有润肠通便和降血压的作用；草莓含钾和镁的量也都较高，均有助眠、调节心律失常的作用。

（2）**龙眼** 具有补心益脑、养血安神的作用。临睡前或晨起饮用龙眼茶或取龙眼加糖煎汤饮服，同吃龙眼肉，均有改善心脑功能、调节心律失常之效。

（3）**苹果** 苹果中含有果糖、苹果酸，还含有浓郁的芳香成分，可诱发机体产生血清素，有助于调节心脑功能，改善紧张状态，纠正心律失常。

（4）**莲子** 莲子有安神养心的功效。莲子中含有莲心碱、芸香苷等成分，具有镇静和调节心律失常的作用。睡前和晨起饮用莲子汤（羹）或粥效果较好。

（5）**桑椹** 桑椹可滋肾养心、补虚益气，对阴虚阳亢引起的眩晕、心律失常和失眠均有效，生食、煎汤熬膏（用蜂蜜调味）皆宜。

（6）**核桃仁** 核桃仁是一种很好的养心健脑和防治结石病的滋补营养食品（干果），能防治神经衰弱、健忘、失眠、多梦、心律失常。生食或与粳米、黑芝麻共熬成稠粥（可用白糖、蜂蜜调味）食用均可。

（7）**大枣** 大枣可养心补血，生食、煎汤或熬成稠粥服食（可用冰糖或蜂蜜调味），对气血虚弱引起的多梦、失眠、精神恍惚、心律失常颇有效。

（8）**苦瓜** 性味苦寒，可清心明目，凉拌或熟食均有辅助降血糖、降血脂、降血压和缓解心律失常的作用。

（9）**紫葡萄、红葡萄** 紫葡萄、红葡萄含糖类、蛋白质、维生素B_1、维生素B_2、维生素C、烟酸及钾等矿物质，适量常食或每日饮用20～100毫升干红葡萄酒有营养强壮作用，对心动过缓、老年性心脑血管疾病（包括心律失常）有辅助性防治作用。

（10）**淡菜** 淡菜含蛋白质、脂肪、糖类、烟酸及维生素A、B族维生素。有补虚，去胸中烦热，辅助防治高血压、动脉粥样硬化和心律失常之效。

（11）**蜂蜜** 蜂蜜含糖类、蛋白质、矿物质、酶、各种维生素，有补中益气、安五脏、和百药、解百毒的功能。临床观察有营养心肌、保护肝脏、润肠胃、降血压、防治血管硬化的效果，是多种食疗药膳配方佳品。尚有强力杀菌作用，在试管内能杀灭伤寒杆菌、副伤寒杆菌、大肠杆菌和痢疾杆菌等。

（12）**海参** 海参含蛋白质、ω-脂肪酸及钙、磷、铁及碘等矿物质和微量元素；海参蛋白质中所含的氨基酸为精氨酸、胱氨酸、组氨酸、赖氨酸等；具有补虚损，养心肾，辅助防治高血压、血管硬化、心律失常等作用。

（13）海蜇　海蜇又名水母。渔民捕捞加工后，称其帽状伞体为海蜇皮、白皮子，称其口腕及触手为海蜇头。海蜇含蛋白质、糖类及钙、磷、铁、碘等矿物质和微量元素，以及烟酸、维生素A、B族维生素等。可辅助防治心脏病、高血压、心律不齐等。

（14）各种粗粮　吃粗粮有很多好处。粗粮中含有丰富的膳食纤维，会对大肠产生机械性刺激，加速肠蠕动，促进食物残渣和肠毒素尽早排出体外，保持消化系统正常运转。同时，粗粮中的糖类含量较低，膳食纤维含量相对较高，食后容易产生饱腹感，可减少热量摄取，达到减肥的功效。粗粮中的膳食纤维有吸附作用，可延迟葡萄糖的吸收，对高血压、动脉粥样硬化、高脂血症、心律失常、糖尿病和心脑血管疾病均有较好的防治作用。《中国居民膳食指南》要求健康人每日常规饮食中至少含有25～35克纤维。在日常生活中应做到粗细搭配，粗粮细吃，如把粗粮熬成粥或者粗细粮混合烹饪成佳肴，并搭配蛋白质（瘦肉、蛋和鱼类等）、矿物质和微量元素含量丰富的食物以促进吸收和利用。此外，吃粗粮时要注意多喝水，因为粗粮中的纤维素需要有充足的水分保障，胃肠才能正常蠕动。

（15）各种无公害绿色蔬菜　如胡萝卜、水萝卜（脆萝卜）、番茄（西红柿）、茄子、南瓜、西葫芦、大蒜和蒜苗、韭菜和韭黄、蒜薹和韭菜薹、白菜、油菜、花菜（花椰菜）、芥菜、菠菜、冬寒菜、芹菜、生菜、莴笋、各种竹笋和食用蘑菇等均可经常交替食用。

（二）食疗方举例

海参葡萄酒

主料　海参1个，干红葡萄酒50克。

辅料　鲜蒜泥20克，姜末5克，芝麻油5克，葱白末2克，盐1克，冰糖5～10克。

烹饪与服法　海参剖开去腔内物，用清水涨发、洗净，放入锅煮（蒸）熟透，切成薄片后用辅料拌匀；煮（蒸）熟海参后的汤汁与干红葡萄酒混匀，加冰糖调味。空腹细嚼慢咽拌好的海参，用调好味的葡萄酒送服。每日1剂，10天为一个疗程。

功效　补虚损，养心肾，辅助降血脂、降血压，抗动脉粥样硬化，安神定悸。

适用人群　心脏病伴高血压、高脂血症、心律失常患者及老年人。

百变搭配　海蜇皮可代替海参；同时食用低脂（盐）绿色菜肴。

注释　患有风湿性骨关节疾病和免疫性疾病的患者不宜吃海鲜、饮葡萄酒，以免疼痛等症状加重。

海蜇荸荠葡萄酒

主料　海蜇皮1张，荸荠10个，干红葡萄酒50克。

辅料　鲜蒜泥20克，姜末、芝麻油各5克，葱白末2克，食盐1克，冰糖5～10克。

烹饪与服法　荸荠去蒂脐，洗净去皮；海蜇皮涨发，洗净，入开水锅中焯熟，捞出切成条形小块，置于盘中，加全部辅料拌匀，去皮后的荸荠排放在拌好的蜇皮四周；焯海蜇用水与干红葡萄酒混匀，加入冰糖调味。空腹细嚼慢咽海蜇皮、荸荠，用调味后的稀葡萄酒送服。

功效　养心益肾，安神定悸，除湿利尿，辅助降脂降压。

适用人群　心脏病伴高血压、高脂血症及心律失常者。

注释　参考"海参葡萄酒"。

淡紫葡萄酒

主料　淡菜100克（去壳），紫菜250～500克，葡萄酒50克。

辅料　芝麻油5克，蜂蜜少许。

烹饪与服法　淡菜（蚌类）去壳，焙干研细末。紫菜每日取25克用清水涨发，漂洗干净，加水500克，煮沸15分钟，盛于碗中，滴入芝麻油几滴，每日空腹服用。取淡菜末1～6克置于小碗中，加入干红葡萄酒50克和蜂蜜少许搅匀，饮用后再服食紫菜汤，1日服1～2次。10天为一个疗程。

功效　行气解郁定悸。

适用人群　高血压、动脉粥样硬化、甲状腺肿大伴心律失常患者。

百变搭配　颈项瘰疬瘿瘤（包括甲状腺肿大、淋巴结肿大等）有时可加用海蜇皮。可连吃1月余。

注释　参考"海参葡萄酒"。

银耳莲子羹

主料　银耳50克，莲子50克。

辅料　蜂蜜适量。

烹饪与服法　将银耳、莲子洗去浮尘，置于砂锅内，加开水1500克泡约1小时，再用小火熬沸1小时成羹。空腹热食，食时现用蜂蜜调味。每1～2日1剂，15天为1个疗程。

功效　益气和血，养心补肾，宁心定悸，健胃减肥。

适用人群　心脏病伴高血压、高脂血症、心律失常患者及老年体虚者。

百变搭配　黑木耳可代替银耳。

第九章　心律失常食疗与用药

165

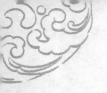

竹笋魔芋烧仔鸭

主料　鲜春笋500克，水魔芋500克，仔鸭肉500克，鲜汤50～100克。

辅料　生姜片、葱白节、大蒜瓣各20克，五香豆瓣酱10克，精盐5克，湿淀粉10克。

烹饪与服法　春笋切薄片，水魔芋切成3厘米见方小块；将鸭肉的皮和油脂撕下，切成小块，放在预热的炒锅中炼成液化油，下生姜片、葱白节、大蒜瓣、五香豆瓣酱爆香，放入剁成小块的鸭肉，翻炒入味，放入在沸水中焯去碱味的魔芋块、春笋片，翻炒均匀后加入鲜汤，加盖后烧熟，加盐调味，最后用湿淀粉勾成熟芡。空腹或佐餐热食，细嚼慢咽，徐徐服食。为大众家常菜肴，可常食。

功效　养脏腑，促肠道蠕动；辅助降脂降压，清除体内自由基和内毒素，提高机体免疫力。

适用人群　心脏病伴高血压、高脂血症、糖尿病、心律失常患者。

百变搭配　同食绿色菜肴和五谷杂粮。

注释　魔芋中对心脏病患者有益的钙、磷、铁、镁、锌等矿物质的含量相当丰富，尤其是硒含量，适量常食对人体健康非常有益。

黑豆柿子龙骨汤

主料　大黑豆100克，猪脊椎骨（龙骨）500克，鲜红柿子（或柿饼）2个。

辅料　蜂蜜或精盐少许。

烹饪与服法　将大黑豆洗净后放入砂锅中加清水1000克泡涨2小时；猪骨洗净后剁成小块；柿子洗净（可空腹先生吃浆果内瓤）；共入砂锅内，大火煮沸时滗去浮沫，改为小火后加盖，熬炖至骨酥肉烂，用蜂蜜或盐调味。空腹或佐餐食用，细嚼慢咽，徐徐服下。每日1剂，10天为1个疗程。

功效　清热解毒，生津润肺，除烦降压。

适用人群　心脏病伴高血压、心律失常者。

百变搭配　同食绿色菜肴和五谷杂粮。

莴笋蒜苗鸡肉丝

主料　莴笋500克，蒜苗250克，鸡脯肉150克，鲜汤50克。

辅料　生姜丝10克，花生油25克，湿淀粉20克，盐3克。

烹饪与服法　将莴笋去皮、洗净，切成细长丝；蒜苗去老黄残叶和须根，洗净后对剖开，切成寸半短节；鸡脯肉洗净，切成细长丝，加1克盐拌匀后用湿淀粉上浆。油在炒锅中预热至六七成时，下生姜丝炒出香味，放入上浆鸡肉丝炒至变色，放入莴笋丝和蒜苗节翻炒均匀，放入鲜汤焖1分钟，加盐2克调味，最后用剩余湿淀粉勾成熟芡。空腹或佐餐食用。每日1剂。为家常菜肴可常食。

功效 滋养脏腑，顺气通脉，明目洁齿。

适用人群 心脏病伴高血压、心律失常者。

百变搭配 其他禽畜瘦肉可代替鸡脯肉，莴笋嫩茎与叶等效。

芋头桂圆蒸猪心

主料 芋头200克，桂圆20个，猪心1个。

辅料 生姜末、葱花各5克，黄酒6克，精盐4克，鸡精2克，鲜汤少许，酱油10克。

烹饪与服法 将芋头去皮后洗净，滚刀切成小块，加盐1克、酱油5克放在蒸碗底层；桂圆去壳后冲洗净，放在芋头块上面；猪心剖开洗净，切成片，与精盐、黄酒、酱油、鸡精、葱花、生姜末拌匀后放在桂圆上面，再加入少许鲜汤，盖上碟子入蒸锅，（笼）蒸至酥熟。空腹或佐餐食用，吃桂圆肉、猪心、芋头和蒸汁。

功效 补气益血，养心安神，复脉定悸。

适用人群 心脏病伴心律失常、体虚贫血者及老年人。

百变搭配 洋姜（姜芋）、土豆（马铃薯）、鲜山药、红薯（甘薯）可代替芋头。

注释 芋头和洋姜均为碱性食品，富含钾，对缺钾、低钾血症所致心律失常有良效。

莲子慈姑蒸糯米

主料 莲子50枚，糯米150克，豆沙馅（炒好）50克，慈姑10个。

辅料 芝麻油5克，冰糖5克，桂花酱3克，食用碱少许，白糖适量。

烹饪与服法 将慈姑洗净，去皮；莲子用温水稍泡，放入烧沸的水中，加少许食用碱，把莲子反复搓去子皮，然后用温水洗去碱味后捞出，用竹签捅去莲子心（另煎汤饮用去心火），用沸水焯煮后捞出，和慈姑一起放碗内，加少许白糖和沸水，蒸至六成熟取出，冷却备用；糯米先用沸水略煮（米汤与莲子心煎汤饮用清热养心），捞出后再用大火蒸熟，取出备用。取扣碗一只，内抹上芝麻油，慈姑放在扣碗底层，莲子放在慈姑上面（每个莲子孔向上），冰糖研碎撒在莲子上；糯米饭中加入芝麻油、白糖、桂花酱、豆沙馅拌匀后放在莲子上，摊平，放入蒸锅（笼）蒸熟透后取出，反扣在盘内即成。当甜点空腹热食，每日1剂，15天为1个疗程。

功效 补益心脾，养心安神。

适用人群 心脏病伴心律失常者。

百变搭配 同食、常食绿色低脂低盐菜肴。

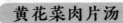

黄花菜肉片汤

主料 干黄花菜50克，鸡脯肉片100克。

辅料 湿淀粉10克，芝麻油5克，盐3克，鲜汤500克，鸡精1克。

烹饪与服法 将黄花菜（金针菜、萱花）择洗干净泡发；鸡脯肉片与盐2克拌匀，用湿淀粉5克上浆后，放入滚开的鲜汤锅中稍煮沸后，再放入黄花菜，大火煮沸3分钟，用鸡精调味，然后用剩下的5克湿淀粉勾成熟薄芡，加盐、芝麻油即成。空腹或佐餐食用。每日1剂，可常食。

功效 滋阴补肾，益气养血，顺脉定悸。

适用人群 心脏病伴心律失常、虚热患者。

百变搭配 同食、常食绿色菜肴、五谷杂粮。

香菇鲜笋烧鸡

主料 香菇500克，鲜春竹笋250克（去壳），带骨鸡肉150克，鲜汤约150克。

辅料 独头蒜20个，葱节20克，姜片20克，精盐3克，豆瓣酱10克，花生油15克。

烹饪与服法 将鲜香菇去根蒂，洗净；净春笋切成薄片；鸡肉剁成小块；油在锅内烧至六七成热时，下姜片、葱节、独头蒜爆出香味时放入豆瓣酱炒几下，放入鸡块翻炒至变色，加入香菇和竹笋片，炒转后注入鲜汤，小火加盖烧至骨酥软，汤汁剩少许时加盐调味即成。空腹或佐餐食用。每日1剂，15天为1个疗程。

功效 健胃益气，养心填髓，顺脉定悸。

适用人群 心脏病伴心律失常、慢性肝炎、糖尿病及身体虚弱者。

百变搭配 同食、常食绿色菜肴、五谷杂粮；其他食用蘑菇可代替香菇；春笋、冬笋可互换。

鲫淡冬瓜木耳汤

主料 活鲫鱼1尾（约200克），淡菜50克，冬瓜500克，木耳50克。

辅料 泡姜丝20克，泡红椒末10克，独头蒜10个，精盐5克，味精1克，泡酸菜50克，花生油15克，葱花5克。

烹饪与服法 鲫鱼去鳃、鳞和内脏，洗净；淡菜（贻贝的贝肉）用清水涨发、洗净；冬瓜去皮和瓤，洗净后切成小块；独头蒜去皮、洗净；酸菜切成寸段小节；木耳涨发、洗净，撕成小朵。油在锅中烧至六七成热时，下泡姜丝、泡红椒末、独头蒜爆出香味时，放入酸菜节，翻炒几下，加入清水1000克煮沸。放入鲫鱼、淡菜、冬瓜、木耳煮沸，以文火煮至独头蒜酥烂（30～40分钟）、汤

心脏病 食疗用药看这本就够了

汁乳白色微稠时，放精盐、味精调味后盛于大碗中，撒上葱花即成。空腹佐餐热食。每日1剂，10天为1个疗程。

功效　滋养脏腑，温中补虚，除热消肿，降脂降压，安神定悸。

适用人群　心脏病伴高血压、高脂血症、心律失常患者及中老年体质虚弱、气血不足者。血管硬化者也可常食。

百变搭配　其他贝肉、螺肉可代替淡菜。

第十章 慢性肺源性心脏病食疗与用药

慢性肺源性心脏病简称肺心病，是指由肺组织、肺动脉血管或胸廓的慢性病变引起的肺循环阻力增高，导致肺动脉高压和右心肥大，伴或不伴有右心衰竭的一类心脏病，是我国常见病、多发病。

临床常见的肺动脉高压是由各种疾病引起的继发性肺动脉高压，以慢性阻塞性肺病（COPD）所致者多见。少数原因不明者称为原发性肺动脉高压。肺动脉高压是引起肺心病的重要阶段，其始动因子是缺氧，改善供氧则可缓解肺心病临床症状。

肺心病归属于中医"肺胀"，分寒饮射肺、阳虚邪留、痰浊蒙心等型。

一、发病原因

各种引起肺循环阻力增高的肺部、胸部或肺动脉的慢性疾病均可能是本病的发病原因，以慢性支气管炎并发肺气肿最为常见，占80%～90%，次为支气管哮喘、支气管扩张、重症肺结核等。

此外，随着年龄增加，肺心病患病率也随之上升；吸烟者比不吸烟者的发病率高；气候骤变也是肺心病急性发作的重要因素。慢性肺心病占住院心脏病患者总数的38.5%～46%。

二、临床表现

本病由慢性广泛性肺-胸疾病发展而来，呼吸系统和循环系统症状常混杂出现。

临床表现分为代偿期和失代偿期。代偿期（包括缓解期）以慢性阻塞性肺气肿为主要表现，如慢性咳嗽、咳痰、气促、反复发作、活动后加重等，逐渐出现心悸、胸闷、乏力、厌食、呼吸困难和劳动力下降，下肢可有轻微水肿。常有营养不良的表现。失代偿期（包括急性加重期）以呼吸衰竭为主要表现，或伴心力衰竭。其并发症有肺性脑病、酸碱平衡失调和电解质紊乱、心律失常、休克、消化道出血、慢性肾功能不全、弥散性血管内凝血等。

肺心病肺功能代偿期可出现低氧血症，或合并高碳酸血症，当血氧分压（PaO_2）低于60毫米汞柱（8.0千帕）、血二氧化碳分压（$PaCO_2$）超过50毫米汞柱（6.6千帕），表示有呼吸衰竭。肺动脉压测定、肺功能检查对早期或缓解期肺心病患者症状有临床意义。

三、辅助检查

1.血液检查

红细胞计数和血红蛋白常增高，血细胞比容正常或偏高，血浆黏度和血小板聚集常增高，红细胞电泳时间延长，血沉一般偏快；动脉血氧饱和度常低于正常，血二氧化碳分压高于正常，呼吸衰竭时更为显著。

2.痰细菌培养

以甲型链球菌、流感杆菌、肺炎球菌、葡萄球菌、奈瑟球菌、草绿色链球菌等多见；尚可查出铜绿假单胞菌、大肠杆菌等。

3.X射线检查

① 肺气肿最常见。

② 肺动脉高压症：肺动脉第1下分支横径≥15毫米，或右下肺动脉横径与气管横径比值≥0.17；或动态观察右肺下动脉干增宽2毫米以上，可认为支气管扩张。

③ 心脏呈垂直位，故早期心脏不见增大。右心室流出道增大时，表现为肺动脉圆锥部显著凸出。此后右心室流出道也肥厚增大，心尖上翘。有时还可见右心房扩大。心力衰竭时可有全心扩大，但控制心衰后可使心脏恢复原来的大小。偶见左心室增大。

4.其他

心电图、心电向量图、肺动脉压、肺功能检查等可能出现异常。

四、诊断标准

根据1977年全国肺心病专业会议修订的《慢性肺心病诊断标准》，患者有慢

第十章　慢性肺源性心脏病食疗与用药

171

性支气管炎、肺气肿、其他肺胸病变或肺血管病变，因而引起肺动脉高压、右心室增大或右心室功能不全表现，如颈静脉怒张、肝大压痛、肝-颈静脉反流征阳性、下肢水肿及静脉高压等，并有心电图、X射线表现，再参考心电向量图、超声心动图、肺阻抗血流图、肺功能或其他检查，可作出诊断。

五、西药治疗

1.氨力农

又名氨双吡酮、氨吡酮。能直接扩张肺动脉，使慢性肺心病患者肺动脉压迅速下降，肺血管阻力降低，对体循环的作用远远小于对肺循环（肺血管）的作用。成人口服100～200毫克，1日服3次，每日最大量600毫克。静脉给药需遵医嘱。少数口服后有食欲减退、恶心、呕吐等反应；静脉注射后有心律失常、血小板减少等反应。其余参见"米力农"。

2.米力农

又名甲氰吡酮、米利酮。为氨力农的同系物，兼有正性肌力作用和血管扩张作用，但其作用较强，为氨力农的10～30倍，且无减少血小板的副作用。耐受性较好。临床用于慢性肺心病的急、慢性心力衰竭，均有满意疗效，其增加心脏指数优于氨力农，对动脉压和心律（率）无明显影响。成人一次口服2.5～7.5毫克，每日服4次。少数服药后有头痛、低血钾；过量服用时可发生低血压、心动过速，故心动过速患者慎用，心肌梗死急性期忌用；肾功能不全者宜减量。

3.氨茶碱类

为磷酸二酯酶抑制药，能直接松弛支气管平滑肌，抑制组胺等过敏递质的释放，缓解支气管黏膜的充血水肿；慢性阻塞性肺疾病患者应用本类药物后，能改善膈肌收缩力；尚能松弛胆道平滑肌，扩张冠状动脉，并具有轻度利尿强心和中枢兴奋作用。常用氨茶碱类药物简介如下。

（1）**氨茶碱** 缓释片或控释胶囊（舒氟美） 成人1日口服1～2次，每次1片或1粒，可达稳态浓度，对夜间发作有较好疗效。普通片剂，成人口服一次0.1～0.2克，1日3次。注射给药应遵医嘱。

（2）**茶碱片** 成人口服一次0.1～0.2克，1日3次。或口服缓释片，成人一次1片，1日1～2次。

（3）**无水茶碱微粒剂、长效剂、缓释剂（茶喘平）** 17岁以上及成人一次口服250～500毫克；13～16岁一次服250毫克；9～12岁一次服125毫克；6～8岁一次服125毫克。每12小时服1次。饭后服，勿嚼碎。

（4）**二羟丙茶碱** 又名喘啶、甘油茶碱。药理作用与氨茶碱相似。pH值近中性，对胃刺激性较小，口服易耐受，可用较大剂量。口服生物利用度72%。心脏兴奋作用仅为氨茶碱的1/20～1/10，故尤适用于伴有心动过速的哮喘患者。成人口服一次0.2克，1日3次。或肌内注射一次0.25～0.5克；肺心病严重哮喘发作，每日1～2克加于5%葡萄糖注射液2000～4000毫升中静脉滴注，注意调整滴速，以患者感觉舒适为宜。其不良反应偶有口干、恶心、心悸、多尿等；不宜与氨茶碱同用；大剂量可致中枢兴奋，可服镇静药预防。

（5）**胆茶碱**　口服一次0.2克，1日3次。偶有口干、恶心、心悸、多尿等不良反应。

（6）**甘氨茶碱钠**　口服一次1片（内含茶碱165毫克），1日3次。

（7）**赖氨酸茶碱**　儿科用药。6个月以下小儿每千克体重服2～3毫克；6个月～4岁者每千克体重服3～4毫克；4岁以上者每千克体重服4～5毫克。均每6小时服1次。

（8）**复方茶碱片**　成人口服一次1片，1日2次。

4.酚妥拉明

对部分顽固性心力衰竭患者可降低肺动脉压，改善心力衰竭症状（但不能改善重度血液高凝状态）；可解除外周血管痉挛性收缩，降低外周阻力，改善内脏血流灌注，并能降低肺血管阻力（防止肺水肿），改善微循环。用于充血性心衰或心肌梗死伴左室输出量减少，可用本品15～30毫克加入5%葡萄糖注射液100～200毫升中输注，开始每分钟0.1毫克，如效应不显，可加量至每分钟0.2～0.5毫克；常用量为每分钟0.2～2毫克，最高剂量不超过每分钟2毫克。对于重症患者，开始可用5毫升进行冲击，然后缓慢输注。应注意的是，本品起效快（2～3分钟），但持续时间短，停药后10～15分钟疗效即消失。治疗肺水肿，可先以本品10～20毫克加入25%葡萄糖注射液40毫升中缓慢静脉注射，再以稀释后的本品按每分钟0.3毫克速度输注。如血压偏低，可用本品和羟间胺各10毫克加入25%葡萄糖注射液中缓慢静脉注射。

5.盐酸氨溴索（氨溴索）

又名氨溴醇，为黏痰溶解药，为溴己新的活性代谢产物。其作用类似溴己新（必嗽平），但比溴己新强，可显著增加排痰量，降低痰液黏度，刺激肺表面活性物质的产生和分泌。其镇咳作用相当于可待因的1/2，能明显减轻咳嗽反应。雾化吸入或口服用药后4小时内生效，作用维持3～6小时。临床用于包括肺心病在内的急慢性支气管炎、哮喘、肺气肿、肺尘埃沉着病、支气管扩张等有白色黏痰不易咳出的患者。成人吸入或口服15～30毫克，1日3次。同类药尚有溴己新（溴己铵、必嗽平），乙酰半胱氨酸（易咳净、痰易净）、美司钠（巯乙磺酸钠）、美司坦（半胱甲酯）、羧甲司坦（羧甲半胱氨酸、强利痰灵）等，从略。

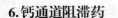
6.钙通道阻滞药

（1）硝苯地平（缓释控释片）　为外周和冠状血管扩张药，亦为钙通道阻滞药之一。

本品主要作用是扩张血管，降低外周阻力、血压和后负荷，促使冠脉血流和心率反射性加快，继而心肌氧供增加，心输出量增加。成人口服控释片1片（20毫克），用于慢性阻塞性肺病的急性期。

（2）尼群地平　为常用于高血压的钙拮抗药，有安全、有效、价廉的特点。成人口服一次20毫克，1日2次，连服6周后肺动脉压和肺血管阻力下降，而体循环血量、血氧分压均无明显变化，其效优于前述的硝苯地平。

同类药尚有尼索地平、非洛地平、拉西地平、乐卡地平、氨氯地平和左旋氨氯地平、尼卡地平、维拉帕米等（从略），其中以氨氯地平（络活喜、压士达）、左旋氨氯地平（施慧达）疗效较好，不良反应较少，临床应用较广泛，成人一般1日服1次，一次2.5～5毫克，可酌情调整剂量。

本类钙拮抗药可引起头痛、头晕、面红、心悸、心动过速或心律失常、下肢踝关节以上水肿和水潴留；肝功能不全者慎用或禁用。

7.阿米三嗪/萝巴新（都可喜）

为两药组合制剂。阿米三嗪为呼吸兴奋药，可用于慢性阻塞性肺疾病的急性呼吸衰竭；萝巴新的作用与降压药利血平（利舍平）接近，属血管扩张药，对脑血管和周围血管均有扩张作用。两药合用能增加动脉血氧含量。成人一般口服一次1片，一日2次。

8.血管紧张素转换酶抑制药

如卡托普利（甲巯丙脯酸、开搏通）、贝拉普利、福辛普利、赖诺普利、雷米普利、咪达普利、培哚普利、西拉普利、依那普利等均为降压药，能降低肺动脉压和肺血管阻力，通常1日只需口服1片（粒）单剂量，对体循环影响不大，目前已较常用于高血压伴有慢性阻塞性肺疾病的患者。若用药后发生瘙痒、咳嗽不能耐受者，则应停用本类药物，选用其他药物治疗。

9.血管紧张素Ⅱ受体拮抗药

如厄贝沙坦、厄贝沙坦氢氯噻嗪、氯沙坦钾、替米沙坦缬沙坦等，俗称"沙坦类"，为较新的抗高血压药，对肾脏影响较小。有不少临床报道每日服用1个单剂量对肺心病肺动脉高压有确切疗效。须遵医嘱对症选用。

10.硝普钠

为慢性肺心病肺动脉高压显著时及其他降压药无效的高血压危象时暂时用药，疗效可靠，且由于其作用持续时间较短，易于掌握；能使衰竭的左心室排出量增加，心力衰竭症状得以缓解。临床先以5%葡萄糖注射液溶解，然后稀释至250～1000毫升，混匀静滴，参考滴速为每分钟每千克体重1～3毫克。开始滴速可略快，血压下降后可渐减慢，以患者感觉耐受良好或1秒钟约10滴为宜。用药不宜超过72小时。应同时提高吸入氧的浓度，以克服其动脉氧分压降低的副作用。

11.抗过敏药、支气管扩张药

具有抗过敏反应、平喘的曲尼司特、扎鲁司特、普仑司特等药物，对肺心病以过敏性哮喘为主要症状者有良效。选择性β_2受体激动药、扩张肺支气管并呈剂量（有效范围）依赖性的沙丁胺醇（舒喘灵）、福莫特罗、班布特罗、丙卡特罗、克仑特罗、沙美特罗、妥洛特罗、吡布特罗、环仑特罗、利米特罗、比托特罗、瑞普特罗、马布特罗、非诺特罗、特布他林等对控制肺心病支气管痉挛、哮喘症状有良好效果。

12.激素类

（1）倍氯米松气雾剂 又名必可酮、安得新，为人工合成的局部用糖皮质激素类药物，气雾吸入能有效控制支气管炎症和水肿，适用于肺心病哮喘症状明显的患者。成人用气雾剂1次量本品后，有10%～25%进入呼吸道，其余被吞下。吞下的药物90%自胃肠道吸收，3～5小时达血药浓度峰值，平喘作用可维持4～6小时。成人口腔吸入，一次喷雾2喷，1日喷雾3～4次。哮喘症状严重者增加剂量，但每日剂量不超过20喷。小儿1次喷雾1～2喷，1日2～4次。

（2）异丙托溴铵气雾剂、异丙托溴铵沙丁胺醇气雾剂 又名爱喘乐气雾剂。前者为阿托品类衍生物，后者为阿托品类衍生物与沙丁胺醇的复合制剂，适用于不能耐受β_2受体激动药（如前述福莫特罗等药物）的肺心病哮喘患者，成人一次揿1～2喷（40～80微克），1日3～4次，或遵医嘱。

（3）布地奈德气雾剂 又名普米克，亦为激素类平喘药，肺心病哮喘者1次揿1喷（200微克），早晚各1次。重症患者可酌情增量。

13.其他

在临床推广选用一氧化氮（NO）疗法，能兴奋呼吸，增加肺泡、毛细血管的气体交换效益，增加动脉氧分压和血氧饱和度；尚有抗缺氧、改善脑代谢和微循环的作用。

六、中成药治疗

（1）参茸黑锡丸 其药物组成为鹿茸、附子（制）、肉桂、红参、胡芦巴、益智（盐炒）、阳起石（煅）、补骨脂（盐炒）、黑锡、硫黄（制）、荜澄茄、丁香、小茴香（盐炒）、肉豆蔻（制霜）、木香、沉香、橘红、半夏（制）、赭石（煅）、川楝子。具有回阳固脱、坠痰定喘的功效，临床用于"肺胀"，即肺病日久及肾，肺失敛降，肾失摄纳所致胸部膨满、憋闷气短、喘促不得安卧、汗出肢冷、舌淡暗苔灰滑、脉微细欲绝；阻塞性肺气肿、肺心病见上述证候者。亦用于"虚喘"，即肾阳亏虚，痰浊壅肺的喘息型支气管炎、充血性心力衰竭见下述证候者：喘促气短、气怯声低、咳声低弱、自汗畏风，甚则张口抬肩、鼻翼扇动、喘息不得平卧、心悸、大汗、舌淡少苔、脉沉细无力。成人口服一次1.5～3克，1日服1～2次。

（2）**祛痰止咳颗粒**　其药物组成为党参、芫花（醋制）、甘遂（醋制）、水半夏、紫花杜鹃、白矾。具有健脾燥湿，祛痰止咳的功效。临床用于慢性支气管炎（脾胃虚弱、水饮内停、痰浊上犯、肺失宣肃所致）、阻塞性肺气肿、肺心病见下述证候者：呼吸困难，甚则张口抬肩、鼻翼扇动，呕吐痰涎、胸腔憋闷、舌淡苔滑、脉弦滑。成人温开水冲服一次12克，一日服2次；小儿酌减。

（3）**如意定喘片**　其药物组成为麻黄、苦杏仁、石膏、炙甘草、百部、枳实、紫菀、地龙、白果、远志、葶苈子、洋金花、蟾酥（制）、黄芪、党参、熟地黄、天冬、麦冬、枸杞子、蛤蚧、五味子（酒蒸）。具有补肺平喘的功效。临床用于治疗"哮病""喘证"，支气管哮喘、肺气肿、肺心病因久咳不愈、肺肾气虚、痰浊阻肺所致咳嗽、气喘、动则喘甚、咳痰、偶有咯血、神疲乏力、自汗、盗汗，或见腹胀、便溏，舌质红嫩、苔薄、脉弱而数的患者。成人口服2～4片，一日服3次。

（4）**补金片**　其药物组成为鹿角胶、紫河车、龟甲胶、蛤蚧（去头，足）、蛤蟆油、鸡蛋黄油、乌梢蛇（去头，炒）、红参、当归、核桃仁、黄精（蒸）、麦冬、茯苓、陈皮、浙贝母、百部（蜜炙）、桔梗、白及。具有补肺平喘的功效。临床用于肺脾两虚，肾不纳气所致的久病咳喘、神疲乏力；肺结核、慢性支气管炎、肺气肿、肺心病缓解期见上述证候者。成人一次口服5～6片，1日2次。

（5）**补肾防喘片**　其药物组成为制附片、补骨脂（盐炙）、淫羊藿（羊油炙）、菟丝子（盐炙）、生地黄、熟地黄、山药、陈皮。具有温阳补肾的功效，临床用于防治肺肾气虚，肾阳亏损，肾不纳气，症见咳嗽气喘、动则喘甚，呼多吸少，气不得续，咳声低弱，咳痰稀薄，形瘦神疲，汗出肢冷，水肿，口唇紫暗，舌质暗苔白，脉沉弱或微细；慢性支气管炎、阻塞性肺气肿、肺心病见上述证候者。成人口服一次4～6片，一日3次，3个月为一个疗程，或遵医嘱。

（6）**参附注射液**　其药物组成为红参、制附片。具有回阳救逆、益气固脱的功效。临床用于治疗心气不足，阳虚欲脱，症见呼吸困难，甚则张口抬肩、鼻翼扇动、不得平卧、口唇发绀、而成喘脱，舌暗淡、脉细数或微弱；支气管哮喘、慢性阻塞性肺病、肺心病、心力衰竭见上述证候者。现代药理研究证实本品有抗休克、抗心肌缺血、抗心律失常、抗缺血再灌注损伤和免疫增强等作用。成人肌内注射一次2～4毫升，1日1～2次。或静脉滴注，一次20～100毫升（用5%～10%葡萄糖注射液或0.9%氯化钠注射液250～500毫升稀释后使用）。或静脉推注，一次5～20毫升（用5%～10%葡萄糖注射液20毫升稀释后使用）。或遵医嘱使用。

（7）**参苓白术散**　其药物组成为人参、炒白术、茯苓、山药、莲子、炒白扁豆、炒薏苡仁、砂仁、桔梗、甘草。具有补脾胃、益肺气的功效，用于脾胃虚弱、食少便溏、气短咳嗽、肢倦乏力的泄泻、厌食、水肿、咳嗽。对于肺心病、支气管哮喘、肺气肿、老年慢性上呼吸道感染多因脾肺气虚，夹湿生痰引起的咳嗽，症见咳嗽气短、痰白量多、咳声重浊、因痰而咳、痰出咳平、进甜腻食物加重、胸闷脘痞、呕恶食少、体倦乏力、大便时溏、舌苔白腻、脉濡滑者，开水冲服，一次6～9克，1日服2～3次。或遵医嘱服用。

七、药膳调养方

虫草炖老雄鸭

主料　冬虫夏草1～5个，老雄鸭1只，党参10克，麦冬8克，白果5～10枚。

辅料　精盐3克，姜片10片。

烹饪与服法　将老雄鸭宰杀后，去毛、内脏（内脏去粪便、污物后处理干净，烹制成"鸭杂菜肴"），洗净备用；冬虫夏草洗净塞入鸭嘴内；党参、麦冬、白果去浮尘后塞入鸭腹内，放入砂锅内，加姜片和水约1500克；先用旺火烧开，滗去浮沫；改为小火炖1～1.5小时，待鸭肉酥烂时，用盐调味，分次温热服用，细嚼慢咽虫草、鸭肉、党参、麦冬、白果仁，药汁送服。每周2剂，10剂为1个疗程。

功效　补肺益肾，祛痰止喘，理气宽胸。

适用人群　肺心病患者及老年人。

百变搭配　同食绿色菜肴、五谷杂粮主食。

蛤蚧红参

主料　蛤蚧1只（15～20克），东北红参15～20克。

辅料　蜜酒适量。

烹饪与服法　蛤蚧连尾涂以蜜酒，火上烤（烘、焙）脆，研成细末，加东北红参等量（切成细粒再磨成粉），共研匀、制成如豆大的蜜丸，每次服3克，1日服2～3次。

功效 益肺养心，助阳平喘，理血顺气。

适用人群 肺心病、肺气肿、高龄体弱伴咳喘面目、四肢水肿患者。

百变搭配 常食蔬菜、水果，以杂粮作为主食。

白果鸡汤

主料 白果10粒，银杏叶（鲜品）50克，麦冬10克，雄鸡肉150克（含心、肺各1具）。

辅料 精盐3克，姜片10克。

烹饪与服法 将六七月份采集的鲜银杏叶洗净，垂直于叶脉切成细条，装入纱布袋中，扎紧袋口；白果、麦冬去浮尘；鸡肉洗净，切成小块，与心、肺在开水锅中汆去血水后共入砂锅中，加入姜片和水1000克，小火熬炖1～1.5小时至鸡肉熟烂，弃纱布袋中药渣，加盐调味。空腹热食，吃鸡肉、心、肺及白果仁、麦冬，细嚼慢咽，热药汁送服。每日1剂，10天为1个疗程。

功效 养心益肺，生津顺气，固肾平喘。

适用人群 冠心病、肺心病患者。

注释 银杏叶含银杏黄酮、异银杏黄酮、黄酮醇苷、银杏萜内酯等，有抗心肌缺血、抗脑缺血、抗动脉粥样硬化、抗心律失常及改善血液流变学的作用。白果不仅可敛肺定喘止咳，还对肺癌、胃癌有一定防治效果。此外，应避免与阿司匹林、噻氯匹定、华法林之类抗凝药同时服用，以免发生内出血反应。

百变搭配 常食或同食绿色菜肴、杂粮主食。鸡肉、心、肺可配生蒜泥、芝麻油凉拌食用。

川贝螵蛸田蛙

主料 川贝母30克，海螵蛸（乌贼骨）30克，大田蛙1只。

辅料 荷叶一张。

烹饪与服法 将川贝母、海螵蛸抹去浮尘后研成细粉；田蛙去腹腔内肠杂后洗净，将川贝母粉、海螵蛸粉均匀放入蛙腹内，用棉线缝合好，外裹鲜荷叶以绳扎牢，再以干净的黄泥封固长方形（泥厚2厘米），入柴火余烬中煨至黄泥干裂为止。去泥和荷叶，将田蛙和药粉研成细末混匀。饭后服3～6克，米汤或温开水送服，1日服3次，7～10天为1个疗程。

功效 止咳定喘，敛肺益心。

适用人群 肺心病伴哮喘患者。

百变搭配 牛蛙可代替田蛙。

参附肺心汤

主料 北沙参15克，制附片10克，雄鸡心、肺各1具。

辅料　生蒜泥20克，姜片10克，精盐3克，芝麻油3克。

烹饪与服法　将主料分别洗净，共入砂锅内，加入姜片和水800克煮沸，滗去浮沫，以小火煎至主料酥软熟烂（1～1.5小时），加入盐2克调味；取出鸡心肺，切片，加盐1克和蒜泥、芝麻油拌匀。空腹细嚼慢咽北沙参、制附片及鸡心、肺，温药汁送服。每日1剂，10天为1个疗程。

功效　回阳救逆，益气固脱，养心益肺。

适用人群　肺心病、心力衰竭等心气不足、阳虚欲脱患者缓解期、康复期。

百变搭配　重症患者宜以红参代替北沙参。

葛根参麦肺心汤

主料　鲜葛根15～18克，北沙参10克，麦冬10克，雄鸡心、肺各1具。

辅料　生蒜泥20克，姜片10克，精盐3克，芝麻油3克。

烹饪与服法　将鲜葛根洗净，横切成薄饮片，装入纱布袋中扎紧袋口，与洗净的其余主料共入砂锅中，加入姜片和800克水，煮沸时滗去浮沫，以小火煮沸1～1.5小时，弃葛根，加盐2克调味。取出鸡心、肺切片，用生蒜泥和芝麻油及1克盐拌匀。空腹细嚼慢咽北沙参、麦冬和鸡心、肺，温药汁送服。每日1剂，10天为1个疗程。

功效　益肺养心。

适用人群　肺心病、冠心病缓解期、康复期患者。

注释　葛根含葛根素，为黄酮类化合物，包括黄豆苷元等，能扩张冠状动脉，增加冠状动脉血流量，降低冠状动脉循环阻力；扩张脑动脉、外周血管、微血管，增加其血流量，降低血管阻力，改善血液循环，能增强心收缩力，减慢心率，减少心肌耗氧量，增加心肌血供；降低胆固醇和血液黏度，抑制血小板聚集，双向调节体内雌激素水平，尚能平稳降压和消除高血压伴随症状。中医认为葛根有发汗解表、治消渴症等功效。

百变搭配　重症患者可用红参或党参代替北沙参。葛根干饮片5～10克可代替鲜品15～18克。

葛根生脉肺心汤

主料　鲜葛根15～18克，红参5～8克，麦冬8～10克，五味子8～10克，雄鸡心、肺各1具。

辅料　生姜片10克，生蒜泥20克，芝麻油3克，盐1.3克。

烹饪与服法　鲜葛根洗净后横切成薄片，装入纱布药袋中，与洗净的其余主料共入砂锅内，加入姜片和清水800克煮沸，滗去浮沫，改小火煮沸1小时，弃葛根。取出鸡心、肺切成薄片，用盐、生蒜泥和芝麻油拌匀。空腹细嚼慢咽红参、麦冬、五味子和鸡心、肺，温药汁送服。每日1剂，10天为1个疗程。

功效　益肺养心，生脉定喘，顺气理血。

适用人群　肺心病、冠心病患者（缓解期）。

百变搭配　药汁可用蜂蜜调味。

明党参炖鸡

主料　明党参30克，乌骨鸡肉（带骨）150克。

辅料　生姜片10克，精盐2克。

烹饪与服法　将主料洗净，与生姜片共入砂锅内，加水1000克煮沸，滗去浮沫，以小火煮沸1小时，加盐调味。空腹热食，细嚼慢咽明党参和鸡肉，温药汁送服。每日1剂，10天为1个疗程。

功效　补气生津，润肺化痰，益气补血。

适用人群　肺心病缓解期患者及老年人。

百变搭配　药汁可用蜂蜜代替盐调味，对便秘者效果更好；食少纳差，血脉瘀阻者可配山楂、丹参各10克，兼有降压降脂活血之效；若配鸡心、肺各1具更好。

百合白果鸡汤

主料　百合15克，白果10枚，乌骨鸡肉400克（带心、肺）。

辅料　生蒜泥20克，盐2克，芝麻油5克。

烹饪与服法　将主料洗净入砂锅，加水1500克煮沸，滗去浮沫后，用小火煮沸1～1.5小时熬炖至主料熟烂。取出鸡肉和鸡心、肺，切成薄片，用辅料拌匀。空腹细嚼慢咽百合、白果、鸡肉和鸡心、肺，温药汁送服。每1～2日1剂，7剂为1个疗程。

功效　养阴润肺，敛肺定喘，清心安神。

适用人群　肺心病、冠心病患者及老年心肺功能低下者。

百变搭配　气滞血瘀患者可配用川丹参10克。

华山参肺心汤

主料　华山参5～15克，雄鸡心、肺各1具。

辅料　盐或蜂蜜少许，生姜片10克。

烹饪与服法　将主料分别洗净，共入砂锅内，加姜片和清水500克，小火熬炖1小时后用盐或蜂蜜调味，空腹细嚼慢咽华山参及雄鸡心、肺，温药汁送服。每日1剂，10天为1个疗程。

功效　养心益肺，温肺平喘，止咳祛痰。

适用人群　肺心病属寒痰停饮犯肺患者，症见气喘、咳痰清稀、苔白或滑苔、脉弦或弦滑。

百变搭配　出锅前可将鸡心、肺捞出，切成薄片，用盐1克、生蒜泥20克、芝麻油5克拌匀食用。

八、肺心病食疗

百合核桃蜜

主料　百合100克，核桃仁500克，蜂蜜150克。

辅料　白糖60克，红樱桃30克，橘瓣30克。

烹饪与服法　将百合、核桃仁洗去浮尘，放在碗内加水泡涨，加入白糖拌匀，扣上碟子入蒸锅（笼），上汽后蒸15分钟；取出核桃仁放在盘中，百合摆在核桃仁四周；再将洁净的红樱桃、橘瓣摆在核桃仁上面。净锅置火上，将蜂蜜用小火烧开，兑入泡蒸百合核桃仁糖水原汁，调匀再沸后，淋在盛有百合、核桃仁、红樱桃和橘瓣的最上层即成。5人1日用量，空腹食用。10天为1个疗程。若为1人独食，宜置有盖的食品盒中，放入冰箱存放。

功效　补中定喘，养肺益肾，清心安神。

适用人群　肺心病、中老年支气管哮喘、肾虚哮喘、虚烦惊悸、精神恍惚等症患者。

百变搭配　核桃仁可配猪肾、鸡丁烹饪，可补肺肾、定虚喘；与草鱼头烹饪，可补肾、平肝、祛风；与糯米熬粥，可补肾、益肺、润肠。

核桃芹菜焖鱼头

主料　草鱼头1个（约750克），核桃仁100克，芹菜150克，何首乌15克，天麻片6克。

辅料　生姜片10克，葱段10克，精盐3克，泡椒10克，胡椒粉、鸡精各1克，料酒20克，花生油15克，冬笋50克。

烹饪与服法　将核桃仁、何首乌、天麻片洗去浮尘，加水适量泡涨；草鱼头去鳞、鳃和残存肠杂，洗净后劈开下颚，顶部不劈（以免脑髓溢出），用料酒码匀去腥味。冬笋剖成两半，顺切成2毫米薄片，泡椒切成粗粒；芹菜择洗干净后切成寸段。油在锅中烧至六七成热时，下姜片、葱段、泡椒煸出香味，加入清水约1000克（鲜汤更好），煮开后放入鱼头、核桃仁、何首乌、天麻片、冬笋片、精盐、胡椒粉大火煮沸，转入砂锅内，改用文火慢炖至鱼头酥软熟透时，放入芹菜段，加鸡精调味再沸后即成。空腹热食鱼头、核桃仁，细嚼慢咽芹菜、何首乌、天麻、冬笋片，温汤汁送服。1 ～ 2日1剂，10剂为1个疗程。

功效 益肺养心，健脑平肝，顺气理血，辅助降血脂降血压。

适用人群 肺心病肺动脉高压、高血压患者及从事脑力劳动者。

百变搭配 鳙鱼头可代替草鱼头。荠菜可代替芹菜。

杜鹃花蜜

主料 鲜杜鹃花500克，蜂蜜100克。

辅料 淘米水适量。

烹饪与服法 将新鲜干净的紫色杜鹃花（俗称满山红、映山红）切碎，放入砂锅内，加淘米水适量，小火煎沸半小时，加入蜂蜜再熬成稠汁，放至微温时转存于有盖的食品盒或瓶内冰箱保存。分5 ～ 7日服用。10剂为1个疗程。

功效 止咳祛痰，益气润肠。

适用人群 寒痰犯肺引起的肺心病伴便秘患者。

百变搭配 可同食枇杷或芒果，有协同之效。

罗汉果肺心汤

主料 罗汉果1 ～ 2个，雄鸡心、肺各1 ～ 2具。

辅料 蜂蜜适量。

烹饪与服法 将罗汉果洗净，切成薄片，鸡心、肺洗净，共入砂锅中，加水约500克，小火慢炖至主料酥软熟烂，加蜂蜜调味即成。空腹热食，细嚼慢咽，温汤汁送服。每日1剂，10天为1个疗程。

功效 清肺润肠。

适用人群 肺心病伴咳嗽、便秘者。

百变搭配 也可不用蜂蜜，出锅前取出鸡心、肺，切成薄片，与生蒜泥20克、芝麻油5克、精盐1克及姜末、葱花各2克拌匀食用。

柚子蜜

主料 老熟纯甜柚1个。

辅料 白糖或蜂蜜适量。

烹饪与服法 ①削去柚青黄表皮，剥离内层白髓并切成四大块，每块中间再纵向划四刀，放入砂锅，加白糖或蜂蜜适量，用清水淹没后以小火慢熬至糖汁呈糊状（中间需翻匀3 ～ 5次）、柚髓入口酥软化渣为止，装入带盖食品盒中，放冷后冰箱保存。②柚瓣去种子（核）后切碎，放置于有盖碗中，加适量白糖或蜂蜜，隔水蒸至熟烂，放至室温后于冰箱保存。每日早晚可分别食1匙柚髓蜜、1匙柚瓣蜜，温开水或少许黄酒送服。10天为1个疗程。

功效　下气，快膈，化痰，健胃，解酒。

适用人群　肺心病、老年咳嗽气喘、脾胃虚弱患者。

百变搭配　气滞血瘀者可配用川丹参10克。

佛手香橼茶（膏）

主料　鲜佛手15克，香橼1个。

辅料　饴糖或白糖适量。

烹饪与服法　将鲜佛手、香橼分别洗净，切成薄片，加水500克煎汤，用糖调味后当茶饮。饮毕后可用开水重复冲泡2～3次，加糖调味后再饮用。也可将鲜佛手、香橼洗净后切碎，放于有盖的碗中，加入等量的饴糖或白糖，隔水蒸数小时至稀烂酥软如泥为止。取出晾至室温时转入冰箱保存。每次服1匙，早晚各服1次，10日为1个疗程。

功效　化痰，止咳，平喘，健胃，养心。

适用人群　肺心病伴咳嗽气喘患者。

百变搭配　金橘代香橼，有理气、解郁、化痰、醒酒的功效，治胸膈郁结、胸脘痞闷作痛、心悸、食欲不佳和醒酒效果好。

金橘蜜

主料　金橘2000克，柑橘园产蜂蜜100克。

辅料　红糖、白糖各适量。

烹饪与服法　选择铜钱大小、橘皮完好无破损的成熟金橘并清洗干净，放入不锈钢锅内，加入红糖、白糖和适量清水煮沸后，用文火慢熬至糖水黏稠，再加入柑橘园产蜂蜜翻匀，稍沸片刻（防止粘锅焦煳），盛于有盖食品盒内，微温至凉后冰箱保存。空腹一次细嚼慢咽1～2匙，1日服3次，1个月为1个疗程。

功效　理气化痰，快膈解郁，醒酒辟臭。

适用人群　肺气肿、肺心病、脾胃虚弱患者。

百变搭配　同食、常食绿色菜肴、杂粮。

柚皮葡萄酒

主料　上等柚皮1000克，干红葡萄酒5000克。

辅料　红糖、白糖各适量。

烹饪与服法　将上等柚皮（亦称橙皮）清洗干净后，切碎放入不锈钢锅内，加入红糖、白糖和适量清水煮沸，文火慢熬反复翻匀，至糖汁一滴成珠（不粘锅焦煳）为止，盛于有盖食品盒内，晾至室温后冰箱保存。空腹1次服1～2匙，干红葡萄酒50克送服。服后温开水净口，1日服2～3次，15天为1个疗程。

功效 快膈下气，益肺理血。

适用人群 肺心病、年老咳嗽气喘、脾胃虚弱患者。

百变搭配 金橘、枳壳有协同之效。

荔枝甜杏

主料 甜荔枝5～10枚，甜杏3～5个，带皮杏仁100克。

辅料 冰糖100克。

烹饪与服法 成熟鲜荔枝、甜杏分别清洗干净，分3次空腹食用（生食）。取带皮杏仁洗净后与等量冰糖研碎混合后，入笼（锅），上汽后蒸4小时（高压锅1小时），制成杏仁糖，取出晾凉后入冰箱密闭保存。早晚各服10克，10天为1个疗程。

功效 补肺宁心，平喘润肠，和脾开胃，祛痰止咳。

适用人群 肺心病、老年慢性支气管炎、哮喘等患者。

百变搭配 常食绿色菜肴、五谷杂粮主食。

杏仁核桃蜜（粥）

主料 杏仁10克，核桃仁1个，糯米100克。

辅料 红糖、白糖各5克，蜂蜜10克。

烹饪与服法 将主料分别淘洗干净，加水1000克，用小火熬至烂稠，加糖调味后空腹热食，每日1剂，10天为1个疗程。也可取10倍量处方中的杏仁、核桃仁分别清洗干净，与10倍量的红糖、白糖研碎混匀，盛于有盖的碗中，入高压锅隔水上汽后蒸1小时，取出趁热调入蜂蜜，盖好晾凉，入冰箱保存。空腹1次服1匙，1日服3次，10天为1个疗程。

功效 养心润肺，化痰止咳，理血顺气。

适用人群 肺心病、冠心病患者及老年人。

第十一章　风湿性心脏病食疗与用药

风湿性心脏病简称风心病（RHD），是风湿性炎症过程所致瓣膜损害，主要累及40岁以下人群。临床风心病常见瓣膜损害主要累及心内膜、心包、心肌。慢性风湿性瓣膜病中至少有95%以上累及二尖瓣，其中单纯二尖瓣病变占75%～90%，而表现为狭窄者占二尖瓣病变的半数以上。风心病迄今仍是主动脉关闭不全最主要的病因，在我国占主动脉关闭不全的60%～80%，常伴有不同程度的主动脉瓣狭窄；单纯累及三尖瓣或肺动脉瓣者很少见。临床上最常见的为二尖瓣和主动脉瓣或其他瓣膜病变。瓣膜黏液样变性和老年人的瓣膜钙化在我国日渐增多。风心病是目前病因明确且可有效预防的一种心脏病，同时又是目前危害青少年和壮年最常见的心脏瓣膜病。据估计，我国现有风心病患者200万～300万人。

一、发病原因

风心病与链球菌感染有关。当青少年感染链球菌后，常常出现咽喉痛等表现，机体内会产生对抗链球菌的抗体，这些抗体在攻击链球菌的同时也攻击人体自身的某些组织，导致"风湿热"，表现为发热、关节肿痛、心脏增大等，常发生于链球菌感染后2～3周。

风湿热主要危害心脏和大关节，引起心脏瓣膜炎性损害和关节炎，并引起炎症反复发作。骨关节炎治愈后不会遗留任何后遗症，但心瓣膜发炎后会肿胀，炎症消退后瓣膜变厚，甚至粘连变形，引起瓣膜狭窄或关闭不全，即风心病。

此外，尚有人认为病毒感染也是风心病的病因之一。

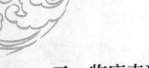

二、临床表现

（一）常见症状

患者活动能力会逐渐受到限制，轻者劳动、跑步、上楼、爬山后会感到心慌、气短，重者还会出现咯血，以致发展到卧床时仍感气短，或在夜间睡眠中被憋醒，不能平卧，下肢水肿，甚至会发展为心力衰竭。患者多数在幼儿时有链球菌感染病史，由于病情反复发作而导致，好发于5～8岁的学龄期儿童。初期反复出现上呼吸道感染，然后扁桃体反复出现炎症，甚至出现化脓性扁桃体炎。若治疗不及时，不能完全控制感染，可在2～3周后发展成为风湿热。患儿发热，关节疼痛和肿胀，出现心脏及肾脏炎性损害，分别导致风心病及肾小球肾炎，不同程度的心肌、心内膜、心包膜损伤。由于心内膜的急性炎症、充血、肿胀、增厚，使心脏瓣膜周围组织发生粘连、变形及变窄，为慢性风心病埋下隐患，当再次受凉感冒，机体抵抗力下降时就容易发病。

（二）心脏瓣膜损害情况

慢性风心病各瓣膜病理解剖受损率分别为：二尖瓣100%，主动脉瓣48.5%，三尖瓣12.2%，肺动脉瓣6.5%。临床上以单纯二尖瓣病变最为常见，占70%～80%；二尖瓣合并主动脉瓣病变次之，占20%～30%；单纯主动脉瓣病变占2%～5%。

1.二尖瓣狭窄

分为隔膜型和漏斗型两大类。按病理生理改变分期有下列相应症状。

① 代偿期　无或有轻微症状，但有明显体征。

② 左心房衰竭期　表现为呼吸困难和发绀。前者多在劳累后发生，呈阵发性，端坐呼吸，甚至出现急性肺水肿（急性心功能不全症状）。发绀见于颧部和口唇，即"二尖瓣面容"。咳嗽常见，夜间及劳动后加重，多为干咳，易并发支气管、肺部感染。咯血，痰中带血丝，急性肺水肿时咳粉色泡沫样痰。其他症状如声音嘶哑、吞咽困难等少见。

③ 右心衰竭期　出现体循环静脉淤血、肝脏肿大压痛、皮下水肿和腹水等。患者两颧紫红，口唇发绀，心前区可隆起，收缩期抬举性冲动，心界扩大。隔膜型患者心尖第一心音亢进，呈拍击样，舒张中、晚期呈隆隆样杂音，以左侧卧位或活动后最明显，可伴有舒张期震颤。多数患者在胸骨左缘第3～4肋间可闻及一高调的二尖瓣开瓣音。漏斗型患者心尖第一心音减弱，常伴有关闭不全的收缩期杂音。肺动脉瓣区第二心音亢进，轻度分裂，或有舒张早、中期吹风样杂音。

在胸骨左缘第2～3肋间也可闻及收缩期喀喇音。

2.二尖瓣关闭不全

轻者可无自觉症状，较重患者可出现左心功能不全，感到疲乏、心悸、呼吸困难等。患者脉搏较细小，心尖向下移位，可以听到一响亮、粗糙、音调高的全收缩期杂音，向左腋或背部传导，可伴有震颤，心尖常有第三心音出现，肺动脉瓣区第二心音略亢进、分裂。

3.主动脉瓣关闭不全

早期常无症状，晚期可出现心绞痛或昏厥，最后发生心力衰竭。患者颈动脉搏动显著，心尖向左下移位，听诊在胸骨左缘第3～4肋间有音调高、递减型吹风样舒张早期杂音，主动脉瓣区第二心音减弱或消失。尚可产生周围血管征，如舒张压降低和脉压增宽、水冲脉、毛细血管搏动、动脉枪击音等。

4.主动脉瓣狭窄

轻者多无症状，重者可有疲乏感、呼吸困难、心绞痛、眩晕或昏厥。在患者主动脉瓣区可闻及一响亮粗糙的收缩期杂音，向颈动脉传导，或可触及收缩期震颤，第二心音减弱。收缩压降低，脉压变小，心率常缓慢。

5.三尖瓣病变

三尖瓣关闭不全多为因严重二尖瓣病变或肺动脉高压时右心室扩大引起的功能性改变，表现为右心房、心室扩大，在胸骨左缘第3～5肋间有高调的全收缩期杂音，吸气时增强；颈部静脉显示收缩期搏动，肝脏常肿大。三尖瓣狭窄以器质性瓣膜损害为主，常与二尖瓣或主动脉瓣病变合并存在；患者感疲乏和呼吸困难；检查见右心房扩大，胸骨左缘第3～5肋间有低调的舒张中、后期隆隆样杂音，可伴舒张期震颤，颈静脉过度充盈，肝大显著，常有腹水及水肿。

6.联合瓣膜病变

二尖瓣狭窄和主动脉瓣关闭不全为常见的联合病变；也曾查见到二尖瓣、三尖瓣及主动脉瓣同时受累，其临床表现为不同损害之综合症状。

7.并发症

如充血性心力衰竭、心房颤动、亚急性细菌性心内膜炎、动脉栓塞、急性肺水肿、肺部感染等。

三、相关辅助检查

（一）X射线检查

① 二尖瓣狭窄　X射线可查见左心房增大，食管向后移位，右心室增大，

肺动脉干突出，主动脉弓缩小，肺门阴影加重，重症患者肺野可见散在点状阴影（为含铁血黄素沉积）。

② 二尖瓣关闭不全　X射线可查见左心室扩大，肺动脉段突出，左心房扩张。

③ 主动脉瓣关闭不全　X射线可查见左心室扩大，心影呈靴形，左动脉弓突出。

④ 主动脉瓣狭窄　X射线查见左心室扩大，主动脉扩张。

（二）心电图检查

① 二尖瓣狭窄　心电图P波增宽且有切迹，电轴右偏，右室肥大。

② 二尖瓣关闭不全　心电图呈左心室肥厚和劳损。

③ 主动脉瓣关闭不全　心电图电轴左偏，左心室肥大及劳损。

④ 主动脉瓣狭窄　心电图左心室肥厚及劳损。

（三）多普勒超声心动图

已作为风湿性反流性瓣膜病测定血反流量最常用的半定量方法。二尖瓣关闭不全的量化标准如下。

① 轻度：反流信号局限于二尖瓣环水平。

② 中度：反流信号达左房腔中部。

③ 重度：反流信号贯穿整个心房达左房顶部。

通常轻度反流无症状，中度反流有症状，重度反流出现左心衰。主动脉瓣关闭不全反流量的大小取决于反流口的面积、主动脉瓣跨瓣压差和反流时间，其中最主要的是跨瓣压差。最常见的方法是脉冲多普勒、连续多普勒或彩色多普勒半定量法。其标准是：反流信号在瓣环周围为微度反流，至二尖瓣前叶水平为轻度反流，达腱索水平为中度反流，达乳头肌水平为重度反流，这一方法基本上可代替主动脉造影。

（四）其他检查

此外，有条件时进行超声心动图（M型）检查、心导管检查、放射性核素造影、左心室造影及相关生化检测（如红细胞沉降率、抗"O"、C反应蛋白等）等有助于风心病（特别对瓣膜损伤程度判定）的诊断和治疗。

四、风心病西药治疗

（一）青霉素的应用

经健康检查发现，或出现症状而确诊者，应查红细胞沉降率、抗"O"、C反应蛋白，结合临床了解有无风湿活动，若有风湿活动，应给予正规抗风湿治疗，同时给予青霉素以清除链球菌感染。每天肌内注射青霉素80万～160万单位，疗程至少2周，称Ⅰ级预防。以后每月一次长效青霉素120万单位肌内注射，至少5～10年，称Ⅱ级预防。若首次就诊无风湿活动证据，只需要给予Ⅱ级预防。若病程中出现新的链球菌感染，则应及时给予Ⅰ级预防。青霉素的预防治疗可以减少风湿活动，避免病情加重，防止多瓣膜损害的发生。目前，临床应用的新青霉素制剂约有40种，均须遵医嘱对症选用。对青霉素类过敏的患者，应改用新型大环内酯类药物，如红霉素、阿奇霉素、罗红霉素等，亦可选用克林霉素或米诺环素等对症治疗。选用林可霉素的患者应警惕血尿和肾功能损害。

（二）反流性瓣膜病用药

由于血液反流量决定了病情严重度，反流量越大，心输出量越小，肺淤血越重，亦表示跨瓣压差愈大。因此降低后负荷、避免增加前负荷可以减轻反流量。一旦确诊反流性瓣膜病，就应该给予以减轻后负荷为主的血管扩张药，包括钙通道阻滞药如维拉帕米（用于心动过速，不宜用于心动过缓）、加洛帕米（同维拉帕米）、尼群地平、硝苯地平、氨氯地平、左旋氨氯地平、地尔硫䓬、非洛地平、拉西地平、乐卡地平、尼卡地平、依那地平、尼伐地平、贝尼地平等；或血管紧张素转换酶抑制药，如厄贝沙坦、厄贝沙坦氢氯噻嗪、坎地沙坦（康得沙坦）、氯沙坦（洛沙坦）、替米沙坦、缬沙坦；或作用于α受体的药物，如酚妥拉明（瑞支亭、利其丁）、利血平、酚苄明、甲基多巴、降压灵、可乐定、乌拉地尔等，由于患者存在个体差异，必须由有经验的专科医师对症选用。并定期随访，及时调整药物及其用法和用量。

（三）严重主动脉瓣狭窄用药

为了预防晕厥、心绞痛和心力衰竭，必须适当限制体力活动。注意避免应用过强的利尿药和扩张血管的药物治疗，以免导致急性失代偿应激反应。预防感染性心内膜炎，在拔牙等非心脏手术前后应选用敏感有效的抗菌药物，宜选用青霉素配合庆大霉素（链霉素）、依替米星（萘替米星）等氨基糖苷类；可选用苯唑西林＋庆大霉素等氨基糖苷类；或头孢噻吩（头孢唑啉）＋庆大霉素等氨基糖苷类。有青霉素过敏性休克者，不可用青霉素，必要时可慎用头孢菌素类。

（四）风心病心绞痛用药

可选用硝酸甘油或硝酸异山梨酯颇有效；风心病房颤应用美托洛尔（倍他乐克）或地高辛可抑制心率过快；若发生心衰，应使用洋地黄，尤其适用于气紧、心悸、心脏扩大、水肿明显者，对症给予强心、利尿和扩张血管药物。

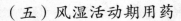

（五）风湿活动期用药

可选用糖皮质激素和免疫抑制药等抗风湿药。常用抗风湿药举例如下。

1. 氨甲蝶呤

数十年临床实践证明氨甲蝶呤治疗类风湿炎性疾病疗效好且费用低廉，推荐剂量为每周7.5～20毫克。其主要不良反应有胃肠道反应、肝功能异常及骨髓抑制等，合用叶酸可减少其不良反应的发生。

2. 来氟米特

为人工合成的异噁唑衍生物类抗炎及免疫抑制药，可改善风湿性关节炎、类风湿关节炎等自身免疫性疾病症状，延缓关节病变进展。成人口服负荷剂量为每天100毫克，服用3天后改为维持剂量，每天服10～20毫克。其不良反应有剂量依赖性皮疹、可逆性脱发、转氨酶升高；较常见胃肠道反应有厌食、腹痛、腹泻、恶心、呕吐、胃炎、肠炎等；其他尚有高血压、头昏、瘙痒、消瘦、贫血、致畸胎及可逆性脱发等不良反应。部分患者还会出现胆道梗阻性疾病、肝病、免疫缺陷。孕妇应忌用，或权衡利弊后慎用。

3. 羟氯喹

本品主要用于防治疟疾，也可用于类风湿关节炎和青少年类风湿关节炎，以及盘状红斑狼疮和系统性红斑狼疮。治疗风湿性关节炎和红斑狼疮，成人开始每次服200毫克，1日服2次，维持量每日200～400毫克，每日剂量不超过每千克体重6.5毫克。青少年患者治疗6个月无效即应停药。偶见胃肠道反应、皮疹、头晕等。由于可能引起眼损伤，故服药者心存疑虑；然而据临床观察，常规治疗剂量引发眼损害者少见，为此在治疗期间应进行眼科检查。合用地高辛、西咪替丁、抗酸药时应咨询医生，调整用法用量。

4. 柳氮磺吡啶

为溃疡性结肠炎用药，可减缓关节破坏，是风心病伴有溃疡性结肠炎、类风湿关节炎常用药物之一。成人目前推荐从0.25克开始应用，可酌情逐渐增加至0.75克，1日服3次；维持量则一次只需服0.5克。儿童则按每千克体重5～10毫克，每日服6次；维持量每千克体重服7.5毫克，每日服4次。对磺胺过敏者及2岁以下儿童禁用；肝肾功能不全者慎用；用药期间定期查血、尿常规、磺胺结晶、定期进行直肠镜检查。少数患者服药后可出现胃肠道反应、转氨酶升高等不良反应，偶有血象异常。

5. 米诺环素

为四环素类抗生素，近年来发现可抑制基质金属蛋白酶及磷脂酶A_2的功能，抑制前列腺素的合成，并具有清除氧自由基的作用，可显著改善类风湿关节炎患者的临床症状。成人一般首次服200毫克，以后每12小时服100毫克；或在首次量后，每6小时服用50毫克。服用米诺环素后可引起前庭功能失调（眩晕、共济失调），但停药后可恢复；较易引起光敏性皮炎，用药后避免日晒；肾肝功能不全者慎用；8岁以下儿童及孕妇、哺乳期妇女一般应禁用。一般用药不宜超过7日。

6. 环磷酰胺

为治疗血管炎的经典药物，分为每日使用和冲击治疗。成人按每日每千克体重1.5～2毫克口服；也可用200毫克，隔日1次。其不良反应有继发感染、骨髓抑制、出血性膀胱炎、肿瘤，须权衡利弊后使用。

7. 硫唑嘌呤

为嘌呤类似物，有抗炎和免疫抑制双重作用。成人用量为每日每千克体重1～4毫克，1日总剂量不超过200毫克。一般认为硫唑嘌呤在病情缓解后替代环磷酰胺作为缓解期的治疗，其副作用较环磷酰胺轻，主要为骨髓抑制和肝脏损害，须定期健康体检复查。

8. 白芍总苷胶囊

为抗炎免疫调节药，能调节患者的免疫功能，减轻类风湿患者的症状和体征，改善患者病情，用于风心病伴类风湿关节炎。成人一次服用0.6克，1日服用2～3次。或遵医嘱。少数患者用药后偶见大便稀或大便次数增多，以及轻度腹痛、纳差，可自行缓解。

9. 其他

用于缓解风湿症状的药物还有雷公藤制剂、青霉胺、环孢素A、霉酚酸酯（吗替麦考酚酯）、咪唑立宾、他克莫司、西罗莫司等，限于篇幅，从略。

改善病情、缓解症状的药物使用原则是：早期、联合（不是重复）、个体化。早期指在发病后3个月之内使用。早期诊断后明确用药患者，其预后明显优于延迟3～6个月的用药者。值得注意的是，改善病情的药物起效时间多在4～6周，甚至6周以上，过早放弃治疗可能导致治疗延误，影响疗效。

联合用药指联合应用改善病情药物以尽快控制症状，待完全缓解后，可减量或改为一种有效药并规范治疗用量，个体化用药。

五、风心病中药治疗

风心病属中医"心悸""胸痹"等范畴。多为风、寒、湿邪侵入机体，由表入里，侵及血脉，累及心脏所致。心脉受侵则气血失调，血循失度，致使心脉瘀阻，久之累及肺、脾、肾，产生复杂的症状。现将风心病中医辨证论治简介如下。

1.风心病合并上呼吸道感染

宜祛邪化瘀调营卫，选方如下。

金银花10～30克，黄芩10～15克，石膏20～30克，桂枝10克，白芍10克，防风8～10克，茯苓10～20克，泽泻10～15克，桃仁7～10克，红花7～10克，牡丹皮10克，栀子10克，白茅根15～30克。水煎服，每日1剂。7天为1个疗程。可随证加减剂量，服2～3个疗程，至发热及咽喉肿痛、关节肿痛等症状消除，红细胞沉降率、抗"O"正常，风湿活动得到控制。本方具有扶正祛邪、散风活络、清热利湿、调和营卫的功效，适用于肺心病因天气变化、不慎受凉而突发高热，咽喉肿痛，继则关节红肿，双下肢尤甚，心悸气喘，呼吸迫促，舌红苔黄，脉滑数且时呈结代者；风心病、风湿活动、二尖瓣狭窄合并轻度关闭不全、主动脉瓣轻度关闭不全、心功能Ⅱ级合并上呼吸道感染患者。本方控制风湿活动、维护心脏功能的效果是比较确切的。

2.风心病合并肺瘀血

宜肃肺化瘀调血脉，选方如下。

葶苈子15～30克，桔梗10～15克，紫苏子15～20克，丹参15～30克，白茅根20～50克，三七7～10克，茯苓15～20克，厚朴15～20克。水煎服，每日1剂，7天为1个疗程。可随证加减。服药3剂，可止轻度咯血，心悸、喘咳减轻；经治2周，可使心率接近正常，喘咳症状消失。本方具有宣肺平喘、活血化瘀、通调血脉之效。适用于风心病因劳累过度诱发呼吸困难，心悸喘咳，时有咯血，心下痞硬，脘闷纳呆，两颧紫暗，唇甲青紫，舌质暗有瘀点，脉细数兼结代者；风心病、二尖瓣狭窄合并关闭不全、心房颤动、心源性肝硬化、心功能Ⅲ～Ⅳ级、肺淤血、心界扩大等患者。本方肃肺化瘀调血脉的效果良好。

3.风心病合并心力衰竭

宜行水化瘀通阳，选方如下。

制附片10克，桂枝10～15克，丹参15～30克，桃仁7～10克，红花7～10克，赤芍10～15克，茯苓15～30克，白术10克，泽泻15～20克，猪苓15～20克，厚朴15～20克。水煎服，每日服1剂。可随证加减。服药3剂水肿逐渐消退，尿量增多，服药3周，水肿减轻，心率接近正常，口唇青紫明显改善，能轻微活动。本方具有温阳化瘀、利水消肿的功效，适用于风心病患者过劳而心悸怔忡，喘咳倚息，动则加重，进而全身水肿，双下肢尤甚，面唇青紫，畏寒肢冷，腹水肝大，舌质淡嫩，或见瘀斑，脉沉细兼结代者；风心病、二尖瓣狭窄合并关闭不全、主动脉瓣关闭不全、肺淤血、心房颤动、心功能Ⅲ～Ⅳ级患者。本方行水化瘀通阳效果良好。

4.风心病合并心肌缺血

宜养血化瘀通心脉,选方如下。

三七10~15克,延胡索10~15克,丹参20~30克,川芎7~10克,当归10克,桂枝10克,甘草10克,薤白15~20克。水煎服,每日1剂,可随证加减剂量。服药3剂,心绞痛明显减轻,可连服2周,使心肌缺血、心绞痛明显改善。本方具有养血活血、通调心脉的功效,适用于风心病心脉瘀阻,络脉不充所致心肌缺血,引起心胸刺痛,甚则累及肩背,烦躁不安,唇甲青紫,舌紫暗或有瘀斑,脉细涩或结代者;风心病、二尖瓣狭窄、心功能Ⅱ级合并心绞痛、心肌缺血患者。本方养血活血、通调心脉效果良好。

5.风心病合并脑梗死

宜息风化瘀、平冲降逆,选方如下。

水牛角粉(薄片)20~30克,白芍15~20克,丹参20~30克,赤芍15克,桃仁10克,红花7~10克,怀牛膝15~20克,当归15~20克,黄芪15克,胆南星10~15克,石菖蒲15~20克,竹茹15~20克,枳壳10克。每日1剂,水煎服,可随证加减。服药1周,神志逐渐清醒,言语渐清明;服药2周,偏瘫功能改善。本方有息风涤痰、活血化瘀的功效。适用于风心病、二尖瓣狭窄、心房颤动、心功能Ⅲ级合并脑梗死患者,症见突然昏迷,不省人事,肢体偏瘫、言语謇涩,舌暗或有瘀点,口眼㖞斜,脉弦滑而结代者。本方可纠正阴阳失衡,调理气血,恢复神志,缓解偏瘫。

6.风心病合并痹病、胸痹

宜祛风散寒、除湿化痰、活络止痛,选方如下。

大活络丸:其药物组成为蕲蛇、乌梢蛇、全蝎、地龙、天麻、威灵仙、制草乌、肉桂、细辛、麻黄、羌活、防风、松香、广藿香、豆蔻、僵蚕(炒)、天南星(制)、牛黄、乌药、木香、沉香、丁香、青皮、香附(醋制)、麝香、安息香、冰片、两头尖、赤芍、没药(制)、乳香(制)、血竭、黄连、黄芩、贯众、葛根、水牛角、大黄、玄参、红参、白术(麸炒)、甘草、熟地黄、当归、何首乌、骨碎补(烫、去毛)、龟甲(醋淬)、狗骨(油酥)。具有祛风散寒、除湿化痰、活络止痛的功效;药理学研究证明本方有抗动脉粥样硬化、增加脑血流量、抗凝血和抗风湿炎症等作用。适用于风痰瘀阻而致胸痹,症见心胸憋闷不舒,或心胸作痛,心悸神疲,喘息气短,舌暗淡或有瘀点,脉弱或涩;风心病、冠心病心绞痛见上述证候者。亦适用于由寒湿痹阻所致风心病伴痹病,症见肢体关节疼痛,屈伸不利,筋脉拘急,麻木不仁,畏寒喜暖,腰腿沉重,行走不便,舌暗淡,苔白腻,脉沉弦或沉缓;风湿性关节炎、骨关节炎、坐骨神经痛见上述证候者。成人用温黄酒或温开水送服,一次1丸(每丸重3.5克),每日服1~2次。

7.注意事项

① 治疗风心病的中药多偏燥烈，阴虚火旺者慎用；出血性脑卒中初期、神志不清者忌用。

② 治疗风心病的中药多含活血通络之品，有碍胎气，孕妇忌服；或须权衡利弊后遵医嘱用。

③ 对方剂中的药物有过敏反应史的患者禁用（就诊时应主动告诉医生，医生亦须仔细问诊）。

六、风心病药膳调养方

风心病源于风湿病，因风湿而导致心瓣膜受损，从而形成瓣膜口狭窄或关闭不全，或二者同时并存，可累及主动脉瓣，也可能累及肺动脉瓣，导致血流动力学改变，就容易使心功能代偿不全，形成充血性心力衰竭。风心病属"心痹""心悸""胸痹"等病范畴，表现为心悸、气短、头晕、喘咳等，严重者出现肢体水肿、心悸喘促而不能安卧。下述的药膳调养分心血虚损型、心血瘀阻型、心肾阳虚型及其他型辨证加减调养介绍，供参考。

（一）心血虚损型

此型多因久病体虚，外邪内扰，损伤心脾，既耗心血，又伤生化之源，表现为心悸气短，头晕目眩，面色无华，舌质淡红，苔白，脉细弱或结代。治法宜养血，安心神。选方如下。

风心病养心粥

主料　人参5～10克（或党参15～30克），麦冬10克，茯苓10克（布包），大枣10枚（去核），糯米或粳米各150克。

辅料　红糖适量。

烹饪与服法　将四味中药和米洗净后共入砂锅，加清水1500克，小火熬成稠粥，弃茯苓后用红糖调味。空腹早、晚餐热食，吃人参（党参）、麦冬、大枣，细嚼慢咽，热粥送服。10天为1个疗程。

参珀炖猪心

主料　党参粉、琥珀粉各5克，猪心1个。

辅料　盐适量。

烹饪与服法　先将猪心剖开洗净，切成薄片，砂锅内加入清水500克，用小火熬炖至熟烂，再加入党参粉、琥珀粉调匀，加盐调味即可。空腹热食，隔天1

次。5～7天为1个疗程。

龙眼枸杞子粥

主料　龙眼肉15克，枸杞子10克，大枣4枚（去核），糯米或粳米100～150克。

烹饪与服法　将主料分别洗净后放入砂锅内，加水1000克，用小火熬成稠粥，空腹热食，每天1剂。10天为1个疗程。

（二）心血瘀阻型

此型多因风寒湿邪搏于血脉，内犯于心，致心脉痹阻，营卫运行不畅而成；表现为心悸不安，胸闷不舒，气短气喘，两颧紫红，唇甲青灰，心痛时发，舌紫暗或有瘀斑，脉细涩或结代。治法宜活血化瘀，理气通络。选方如下。

朱砂根炖猪心粥

主料　猪心1个，糯米100克，朱砂根10克，活血莲10克，皂角刺5克，川芎9克，白胡椒7粒。

辅料　蜂蜜或冰糖适量。

烹饪与服法　将猪心剖开洗净，切成薄片；其余几味中药洗净浮尘后，装入纱布袋中，扎紧袋口，与洗净的糯米100克共入砂锅中，大火烧开时撇去浮沫，改用小火熬成烂稠粥，弃纱布袋中药渣，加少许蜂蜜或冰糖调味。空腹细嚼慢咽猪心片，热粥送服。

昆布苡仁蛋汤

主料　昆布（发涨）50克，薏苡仁50克，鹌鹑蛋3～5个。

辅料　蜂蜜或冰糖适量。

烹饪与服法　先将昆布刷洗干净，切成小块；将薏苡仁淘洗干净；鹌鹑蛋煮熟去壳，共入砂锅内加水800克，小火煮至鹌鹑蛋开裂、薏苡仁熟烂时，加蜂蜜或冰糖适量调味，空腹热食，每天1剂。10天为1个疗程。

（三）心肾阳虚型

此型多因久病体虚，心阳不足，损及肾阳所致；表现为心悸气短，气喘，不能平卧，面色苍白，肢体水肿，尿少色白，舌质淡，脉沉细无力或结代。治法宜补益心肾，温阳利水。选方如下。

桂参粥

主料　人参3～5克（或党参15～30克），桂枝6克，大枣或大黑枣各10枚

（去核），糯米或粳米100克。

辅料　糖适量。

烹饪与服法　桂枝去浮尘后用布包好；与洗净的人参（党参）、枣（去核）和米共入砂锅中，煮沸时撇去浮沫，改用小火熬成烂稠粥，弃布包中的桂枝后用糖调味。空腹细嚼慢咽党参（人参）、大枣，热粥送服。7～10天为1个疗程。

党参红茶饮

主料　党参30克，大枣10～15枚。

烹饪与服法　取党参、大枣（去核）洗去浮尘，加水煮沸2次，每次煮沸15分钟。吃党参、大枣，细嚼慢咽，温药汁送服。

百变搭配　体质虚弱者，尚可配用黄芪（布包）煎服，可提高免疫力，提升中气。

补肾养心核桃仁膏

主料　核桃仁300克，黑芝麻、女贞子（炙）、生地黄各250克，柏子仁、龟甲各100克。

辅料　黄酒4匙，冰糖、蜂蜜各500克。

烹饪与服法　女贞子、生地黄、柏子仁、龟甲倒入砂锅内，加冷水浸泡1小时，中火烧开后撇去浮沫，改小火煎沸半小时，滤取药汁，重复二煎再取药汁并浓缩至药汁约600克；核桃仁保留种皮，切成细粒；黑芝麻放入绸布袋中拣去杂质，淘洗干净，滤干后用中火炒至爆出小响声后离火出锅，冷却后与核桃仁细粒共研成细末（泥），与浓缩药汁共入砂锅，加入冰糖、蜂蜜搅匀溶化烧开后，再淋入黄酒搅匀，用小火熬至滴汁成珠，倒入有盖的食品盒或耐高温的瓶中，晾凉后置冰箱存放。砂锅中残留物用温开水冲洗并服用，外加刚熬好的膏1匙；以后每次空腹服1～2匙，用米汤或温开水送服，每1～2个月为1个疗程，以冬季或高寒地区患者服用效果较好。

（四）其他型

南杏桑白煲心肺

主料　南杏15～20克，桑白皮15克，猪心和猪肺各1副。

辅料　鲜蒜泥20克，精盐3克，葱白末10克，鸡精1克，芝麻油5克，姜末10克，蜂蜜适量。

烹饪与服法　将南杏与桑白皮洗去浮尘，装入纱布袋中，扎紧袋口；猪心剖开洗净，切成薄片；猪肺切成片状，用手搓去猪肺气泡中的泡沫。共入砂锅内，加清水约1000克，大火烧沸时撇去浮沫，改为小火煲至猪心、猪肺酥软熟透，弃纱布袋中药渣；捞出猪心、猪肺片，分成2份，每日空腹服1份（另1份冰箱存放），食前现用半份辅料拌匀，细嚼慢咽，用蜂蜜调味后的温药汁送服。每2～3天1剂，7～10剂为1个疗程。

功效 养心肺，祛虚热，除湿毒；止咳化痰，滋阴润燥。

适用人群 肺心病伴阴虚潮热、大便燥结、咽干咳嗽或咯血等症者。

百变搭配 心肺有瘀血证患者可配用三七3～5克或川芎5克。宜常食蔬菜、五谷杂粮烹饪而成的佳肴；交替常食富含钾、钙、磷、铁、锌、硒等的食物。

乌梢蛇薤白汤

主料 饲养乌梢蛇肉100克，薤白50克。

辅料 蜂蜜适量，生姜末、料酒各5克。

烹饪与服法 将蛇肉洗净，剁切成短节，置于砂锅中用姜末、料酒拌匀，码味10分钟后，加入洗净的薤白和足量清水煮沸，用文火慢炖至蛇骨肉易分离时，去蛇骨，用蜂蜜调味，细嚼慢咽，热食蛇肉、薤白，热汤送服，每2天1剂，15天为1个疗程。

功效 祛风通络，除湿解毒，散结通阳，行气导滞。

适用人群 风心病、风湿病患者。

百变搭配 饲养南蛇肉、蕲蛇肉可代替乌梢蛇肉。

莲楂骨苓汤

主料 莲子15克，山楂15克，茯苓10克，猪骨500克，薤白10个。

辅料 料酒、生姜末各20克，蜂蜜适量。

烹饪与服法 猪骨剁成小块（节），入沸水中汆一下洗净；捞出沥干放入砂锅中，用料酒、生姜末拌匀，码味20分钟，放入洗去浮尘的莲子、山楂、茯苓，加水约800克煮沸，撇去浮沫后加入洗净的薤白，改为文火慢炖至骨肉易分离时，用蜂蜜调味即可。空腹热食，细嚼慢咽主料，热汤送服。15天为1个疗程。

功效 补脾养心，除湿利尿，调理气血。

适用人群 风心病、风湿病伴轻度血瘀、小便不畅者。

百变搭配 可用牛、羊骨代替猪骨。

银海丹猪心汤

主料 银杏叶（鲜）50克，海风藤12克，丹参15克，猪心1个。

辅料 鲜蒜泥20克，生姜、葱末各5克，味精1克，酱油5克，食醋2克，白糖3克，芝麻油5克，盐2克，蜂蜜适量。

烹饪与服法 将三味主药洗去浮尘，装入纱布袋中，扎紧袋口，与洗净的猪心共入砂锅中，加水约600克，煮沸1小时，弃纱布袋中药渣；捞出猪心切成薄片，盛于盘中，用鲜蒜泥、生姜、葱末、味精、酱油、食醋、盐、白糖拌匀，淋上芝麻油食用；汤汁用蜂蜜调味后送服。每1～2天1剂，10～15天为1个疗程。

功效 祛风湿，通经络，化瘀血，止痹痛，养心肺。

适用人群 风心病、冠心病等患者。

百变搭配 宜常食胡萝卜、南瓜及绿色蔬菜等菜肴。

参麦骨豆汤

主料 党参10克，麦冬100克，赤小豆50克，猪骨500克，薤白10个。

辅料 姜末、料酒各10克，盐3克。

烹饪与服法 猪骨剁成小块（节），入沸水锅中汆一下洗净，放入砂锅中，用姜末、料酒拌匀，码味20分钟，放入洗净的党参、麦冬、赤小豆和薤白，加水约800克煮沸，撇去浮沫，改文火加盖炖至骨酥肉烂时，加盐调味后细嚼慢咽，热汤送服。每1～2天1剂，10～15剂为1个疗程。

功效 除湿利尿，补中益气，润肺养心。

适用人群 气阴两虚的风心病患者。

百变搭配 出锅前10分钟可放入洗净、切碎的绿色菜叶，蘸味汁食用。

七、风心病食疗

风心病为慢性疾病，患者由于瓣膜病变，导致右心衰竭，可引起消化道出血，出现食欲减退、纳差、消化不良等现象。故宜选择营养丰富、易消化、低盐、低脂肪、高维生素、高钾的食物，如米饭（粉）、果酱、柑橘、香蕉、桂圆、椰子、尖果仁、食用蘑菇、苹果、番茄、新鲜蔬菜等；有水肿（浮肿）或心功能不全者应限制钠盐（碱馒头，碱面条等及咸味食品）的摄入，少食腌腊肉、咸菜等。伴有痛风、高尿酸血症患者，则选用低嘌呤饮食。

（一）风心病饮食原则

① 总热量应较平时摄入量低10%～15%，蛋白质摄入量每天每千克体重0.8～1.0克，脂肪摄入量每天25～50克，以糖类（五谷杂粮食品）作为热量的主要来源。

② 选用易消化的食物，烹调方法宜多用蒸煮、汆、熬、烩等，少用煎、炸等烹饪方法。

③ 如对心血管系统和肾脏无不利影响，可给足液体量，每天1.5～2.0升

（千克）。

④ 多选用嘌呤含量较低，以及富含B族维生素和维生素C的食物。

⑤ 选用含钾、钙、磷、镁、铁、锌、硒等矿物质和微量元素相对较丰富的食物烹饪佳肴，交替常食，有助于风心病和风湿性疾病的治疗。

⑥ 应少食或忌食钠含量较高的食品，如含碳酸氢钠（小苏打）的馒头、面条、油条、油饼、龙虾、虾米、海虾、虾皮、贝类、牡蛎、蛤蜊、墨鱼、西瓜等。

（二）风心病患者饮食注意事项

① 风心病患者有发热症状时，应多饮水，并给予高蛋白、高维生素饮食，以维持足够的营养，满足机体需要；进食不宜过量，不可太甜油腻；应注意卧床休息，以减少因体力活动造成心脏负荷加重，并在发热和有明显症状时将机体代谢需要降至最低程度，有利于控制冠心病、风心病症状。

② 如果有严重的心肌炎或心力衰竭者，应进食低盐、高维生素饮食，少量多餐，多食新鲜蔬菜，保持大便通畅，禁烟，限酒，忌浓茶，咖啡及其他刺激性食物。严重水肿者应限制饮水量，限制钠盐及含钠量丰富的食物。对钠盐的摄入，Ⅰ度心功能不全者每天食盐应限制在5克以下，Ⅱ度心功能不全者每天食盐应限制在2.5克以下，Ⅲ度心功能不全者每天食盐应限制在1克以下。对于应用利尿药和伴有持久心力衰竭的患者，可适当放宽钠盐的摄入，以免发生稀释性低钠血症。

③ 在食疗中，某些食物如生大蒜泥、生洋葱、鱼腥草、刺苋菜、蒲公英幼苗、马兰头（泥鳅串幼苗）、黄花菜（金针菜）、马齿苋、台湾莴苣、薤白、藠头等均有一定的抗菌、抗病毒作用，制作成菜肴食用，对链球菌感染有辅助防治作用。

（三）风心病食疗方

小米龙眼心肺粥

主料 龙眼（桂圆）肉10～30克，猪心、肺各100克，小米100克。

辅料 红糖或蜂蜜适量。

烹饪与服法 将猪心剖开洗净，猪肺充分洗净，挤掉肺泡中的泡沫，均分别切成薄片；龙眼（桂圆）肉洗去浮尘；小米淘洗干净。主料共入砂锅内，加入清水约1000克，大火煮沸时滗去浮沫，改为小火熬炖至熟烂稠粥，加红糖或蜂蜜调味即成。空腹热食，每日1剂，7～10天为1个疗程。

功效 养心血，安心神。

适用人群　心血虚损型风心病患者，症见心悸气短，头晕目眩，面色无华，舌质淡红，苔白，脉细弱或结代。

百变搭配　糯米、粳米可代替小米；鸡、鸭心、肺各2具可代替猪心、肺各100克；常食新鲜蔬菜。

黑枣猪心糯米粥

主料　黑枣10枚，猪心1具，糯米100克，薤白10个。

辅料　红糖或蜂蜜少许。

烹饪与服法　将黑枣洗去浮尘，去核；猪心剖开洗净，切成薄片；糯米淘洗干净；薤白洗净；共入砂锅内，加水约1000克，大火煮沸时滗去浮沫，改为小火熬成熟烂稠粥，加红糖或蜂蜜调味即成。空腹热食，每日1剂，7～10天为1个疗程。

功效　养心血，安心神，祛风湿。

适用人群　心血虚损型风心病患者，症见心悸气短，头晕目眩，面色无华，舌质淡红，苔白，脉细弱或结代。

百变搭配　粳米、小米等可代替糯米；鸡、鸭心、肺各2具可代替猪心1具。常食绿色菜肴、水果。

赤豆龙眼黑枣心肺汤

主料　赤小豆50～100克，黑枣10枚，龙眼20枚，鸡心、肺各2具。

辅料　独头蒜10个，红糖或蜂蜜各适量。

烹饪与服法　将赤小豆淘洗干净；黑枣洗去浮尘，去核；龙眼（桂圆）去壳后再去核；鸡心、肺洗净后均切成薄片；独头蒜去皮后洗净。上述原料共入砂锅内，加水小火熬沸1小时，加红糖或蜂蜜调味。空腹热食心、肺、赤小豆、黑枣、龙眼，热汤送服，每日1剂，10天为1个疗程。

功效　活血化瘀，理气通络，祛风除湿。

适用人群　心血瘀阻型风心病患者。症见心悸不安，胸闷不舒，短气喘息，两颧紫红，唇甲青灰，心痛时发，舌质紫暗或有瘀斑，脉细涩或结代。

百变搭配　黑豆、白扁豆、黄豆、芸豆等代替赤小豆，交替烹饪服食；猪心、肺各50～100克代替鸡（鸭）心、肺。

栗子桂圆心肺汤

主料　栗子10个，桂圆10个，雄鸡心、肺各1具，薤白10个。

辅料　红糖或蜂蜜适量。

烹饪与服法　将栗子去壳、洗净；桂圆去壳、去核；雄鸡心肺充分清洗干净，薤白洗净；共入砂锅内，注入清水约500克，大火煮沸时滗去浮沫，改为小火熬至酥软熟烂，盛于大碗中。微温时加红糖或蜂蜜调味，空腹热食栗子、桂圆肉（去核）、雄鸡心、肺和薤白，温药汁送服。每日1剂，10天为1个疗程。

功效 补益心肺，温肾利水，祛风除湿。

适用人群 心肾阳虚型风心病患者，症见心悸气短，喘息不能平卧，面色苍白，肢体水肿，尿少色白，舌质淡，脉沉细无力或结代。

百变搭配 鸭、鹅心、肺可代替鸡心、肺。常食新鲜绿叶蔬菜和鲜果。

白果橘络炖猪心

主料 白果10枚，橘络10克，猪心1个。

辅料 蜂蜜适量，鲜大葱泥10克，葱白末5克，鸡精1克，芝麻油5克，生姜末5克。

烹饪与服法 将猪心剖开洗净，切成薄片，与白果、橘络共入砂锅内，加水约500克，小火熬炖至酥软熟透；捞出猪心片盛于盘中，加入鲜蒜泥、葱末、姜末、鸡精、芝麻油拌匀后空腹细嚼慢咽猪心片，同时吃白果和橘络，用蜂蜜调味的汤汁送服。每日1剂，10天为1个疗程。

功效 理气通络，养心益肺，定悸平喘。

适用人群 风心病患者。

百变搭配 有轻度水肿者配用薏苡仁（薏米）30～50克，共熬成薏苡仁粥食用，其效颇佳。

黄豆煲猪心

主料 黄花菜（金针菜）150克（鲜品），黄豆60克，猪心1具。

辅料 生蒜泥10克，生姜末5克，葱白末5克，鸡精1克，芝麻油3克，盐1克。

烹饪与服法 黄豆淘洗干净，放入砂锅中，加水500克，泡涨1小时；猪心剖开洗净，切成薄片，放入砂锅中，用小火煲沸1小时，加入洗净的黄花菜，再煲沸10分钟即成。取出猪心片盛于盘中，加入生姜末、葱白末、生蒜泥、鸡精、芝麻油和盐拌匀；空腹热食猪心、黄花菜、黄豆，细嚼慢咽，热汤送服。每1～2日1剂，每10剂为1个疗程。

功效 养心益血，调中下气，利水除湿。

适用人群 风心病、肺心病、冠心病患者。

百变搭配 黑豆可代替黄豆，尚可用白扁豆、赤小豆代替黄豆，交替烹饪服食。

大枣煲鲜蚶

主料 大枣10枚，鲜毛蚶500克（带壳），薤白20个。

辅料 生蒜泥10克，葱白末、生姜末各3克，芝麻油、酱油各3克，鸡精、食盐各1克。

烹饪与服法 将大枣洗净，放入砂锅中煮沸半小时；鲜毛蚶（或银蚶）洗净，连壳放入煮沸半小时的大枣汁中烫熟；将辅料放入盘中拌匀调成味汁。细嚼慢咽食大枣（去核），以蚶肉蘸味汁服食，热汤送服。每日1剂，10天为1个疗程。有条件者可常服。

功效 养心益血，温中利关节。

适用人群 风心病患者及高龄体虚者。

百变搭配 黑枣代替大枣；秋蛤蜊代替鲜蚶；宜同食、常食新鲜蔬菜水果、五谷杂粮。

枣芪煲蛇肉

主料 大枣10枚，北黄芪20克，饲养南蛇肉（蟒蛇肉）200克。

辅料 生姜片10克，盐3克。

烹饪与服法 将饲养南蛇肉洗净，切成小块；大枣洗去浮尘；北黄芪饮片装入纱布袋中，扎紧袋口。上述主料与生姜片共入砂锅中，加水约800克，煮沸时滗去浮沫，改用小火煲至南蛇肉酥软熟透，弃纱布袋中黄芪后，加盐调味即成。空腹热食大枣（去核）、南蛇肉，细嚼慢咽，热汤送服。每日1剂，10天为1个疗程。

功效 补气养血，益心舒脉，祛风除湿。

适用人群 风心病患者。

百变搭配 饲养乌梢蛇肉、饲养菜花蛇肉等可代替南蛇（蟒蛇）肉。

大枣桃仁炖羊心

主料 大枣10枚，核桃仁2个，羊心1具。

辅料 薤白20个，盐2克，葱花少许。

烹饪与服法 将大枣、核桃仁、薤白分别洗净；羊心剖开洗净，切成薄片，共入砂锅中，加水约800克，大火煮沸时滗去浮沫，改为小火炖至羊心酥软熟透后盛于碗中，加盐调味，撒上葱花即成。空腹热食大枣（去核）、核桃仁、薤白和羊心片，细嚼慢咽，热汤送服。每1～2日1剂，10剂为1个疗程。

功效 补血养心，温肾壮阳，安神定悸，祛风除湿。

适用人群 风心病患者及伴有血虚、肾虚的神经衰弱患者。

百变搭配 宜同食绿色菜肴，以五谷杂粮为主食。

生牡蛎猪心汤

主料　新鲜牡蛎肉50～100克，猪心1具。

辅料　薤白20个，盐2克，葱花少许。

烹饪与服法　将新鲜牡蛎肉洗净；猪心剖开洗净，切成小块；薤白洗净；共入砂锅内，加水约800克，中火煮沸时滗去浮沫，改文火熬炖至酥软熟透时，盛于碗中，加盐调味，撒上葱花，空腹热食牡蛎肉、猪心，细嚼慢咽，热汤送服。每1～2日1剂，10剂为1个疗程。

功效　养心益血，温中散结，宁心定悸。

适用人群　风心病、慢性冠心病心绞痛患者。

百变搭配　河蚌肉、田螺肉、蛤蜊肉、毛蚶肉可代替牡蛎肉。缺钙者每日可冲服海螵蛸（乌贼骨）粉或牡蛎壳细粉1克。